Dr. med. Berndt Rieger

Das Heilwissen der Mönche und Kräuterhexen

Dr. med. Berndt Rieger

Das Heilwissen *der* Mönche *und* Kräuterhexen

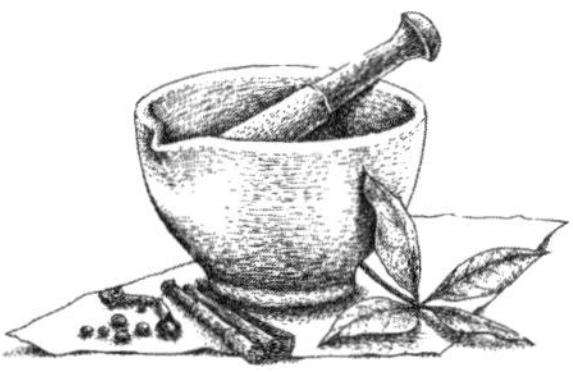

Rezepte und Anwendungen
traditioneller Naturheilkunde

NIKOL
VERLAG

Alle Angaben in diesem Buch erfolgen nach bestem Wissen und Gewissen. Sorgfalt bei der Umsetzung ist indes dennoch geboten. Der Verlag und der Autor übernehmen keinerlei Haftung für Personen-, Sach- oder Vermögensschäden, die aus der Anwendung der vorgestellten Materialien, Methoden oder Informationen entstehen könnten.

FSC
www.fsc.org
MIX
Papier | Fördert gute Waldnutzung
FSC® C083411

5. Auflage 2026

Genehmigte Lizenzausgabe 2023 für
Nikol Verlagsgesellschaft mbH & Co. KG,
Barkhausenweg 11, 22339 Hamburg

Umschlaggestaltung: Nele Schütz Design unter Verwendung von shutterstock/Alina Osadchenko (Apotheken-Utensilien), mart (Heilkräuter)
Redaktion: Dr. Stefan Raps und Monika Riedlinger
Produktion: Wolfgang Heinzel und Angela List
Satz: VerlagsService Dietmar Schmitz GmbH, Heimstetten
Druck und Bindung: CPI Moravia Books s.r.o.
Printed in the Czech Republic

ISBN: 978-3-86820-749-1

info@nikol-verlag.de
www.nikol-verlag.de

Inhalt

Anhang

Einleitung

In einem durchaus wunderbaren Universum ist es unnötig, dass auch noch Wunder geschehen.

Ernst Jünger

Wer über Hexen spricht, trifft dabei nicht selten auf leuchtende Augen. Das kann ein zehnjähriges Mädchen sein, das unbedingt mehr über das Thema wissen will, aber auch eine sechzigjährige Frau, die eigentlich sonst kein Interesse an alternativen Heilmethoden hat, aber vom Wort »Hexe« angezogen wird. Im Bereich von Frauenzirkeln, die Naturheilkunde treiben, wird die Hexe fast durchweg positiv gesehen. Sie gilt nicht nur als Siegelbewahrerin einer natürlichen und naturgemäßen Medizin, sondern als eine spirituelle Inspirationsquelle. Das Wort »Hexe« ist heute kein Schimpfwort mehr, sondern ganz im Gegenteil so etwas wie die Umschreibung für ein »Superweib«, eine Frau, die ihr Leben im Griff hat. Sie ist selbstbewusst, attraktiv und verfügt über geheimnisvolle Kräfte.

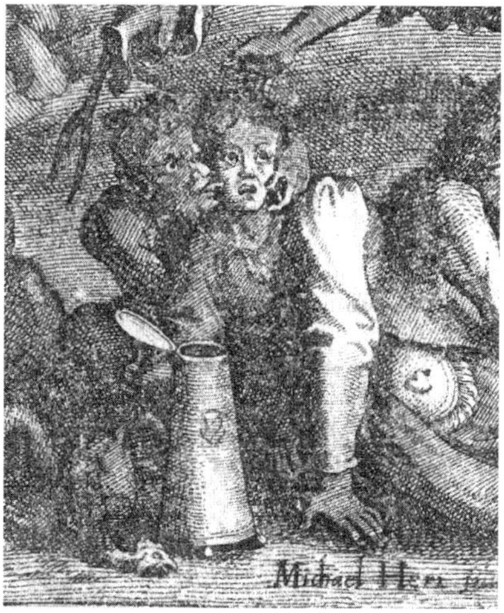

Die Hexe wurde früher als Buhlerin des Teufels gesehen.

Aber es gibt auch die gegenteilige Einstellung, vor allem bei Männern. Hier reicht die Reaktion von vagem Interesse über diffuses Unbehagen bis zu brüsker Ablehnung. Sie haben noch das alte christlich geprägte Zerrbild der Hexe vor sich, die hässliche Frau mit der Warze auf der Nase, die einem schaden oder zumindest vom rechten Weg abbringen will. Das Männerbild von Hexen kann von der verführerischen jungen Frau, die als Ehepartnerin undenkbar ist, bis zur herrschsüchtigen Großmutter reichen, die einen mit Kräuteranwendungen belästigt. Und in Kirchenkreisen wird man selbst heute noch lange suchen müssen, bis man auf jemanden trifft, der Hexen gut findet. Dort hat sich das Bild einer störrischen Außenseiterin und Ketzerin erhalten, mit geringen Änderungen seit dem Mittelalter. Die Hexe steht als Helferin des Teufels für das Böse schlechthin. Diesen Widerspruch gilt es zu versöhnen.

»Kräuterhexe« statt »Hexe«

Das gelingt nirgends besser als in dem Wort »Kräuterhexe«. Denn wenn man heute in heilenden Berufen von »Hexenwissen« spricht, dann meint man vor allem jenes vermutlich jahrtausendealte Wissen über Heilpflanzen, das meist von Frauen untereinander außerhalb des Bildungskanons ihrer Zeit weitergegeben wurde. Kein Buch über die Traditionelle Europäische Medizin wird ohne dieses Wissen vollständig sein – und es zu vernachlässigen, würde uns gerade jener Rezepte berauben, die in der offiziellen, weitgehend von Mönchen in Klöstern praktizierten Heilmethode zu kurz kamen. Dazu gehören neben vielen »Frauenmitteln« vor allem die aus der germanischen und keltischen Tradition stammenden von verschiedenen Bäumen gewonnenen Arzneien.

Der Begriff der »Hexe« allein ist zu ungenau. Mit »Hexe« kann eine selbstbewusste oder schlagfertige Frau gemeint sein oder eine beeindruckende Heilkünstlerin, eine New-Age-Bewegte, eine Astrologin oder Tarot-Karten-Legerin genauso wie eine Frau, die sich dem Teufelskult verschrieben hat. Auch im Altertum und im Mittelalter sehen wir schon die Neigung, unterschiedlichste Menschen als Hexe zu bezeichnen, vielleicht, um sie damit leichter zum Sündenbock machen zu können. Wir sehen die Giftmischerin an die Seite der Heilkünstlerin gestellt, neben der Teufelsanbeterin und Mystikerin die Bewahrerin germanischer oder keltischer, aber auch altertümlicher Bräuche. Eine Mischung vorchristlicher Mythen und Glaubensriten wird von »Hexen«, die sich heute noch in der Wicca-Bewegung zu sogenannten Covens zusammenschließen, aktiv ausgeübt. Dabei handelt es sich aber nicht um »Hexen« im mittelalterlichen Sinn, denen Teufelsanbetung vorgeworfen wird, sondern um »Kräuterhexen«, die die Einheit mit der Natur suchen. Neben der christlichen Spiritualität, die zur Triebfeder der akademischen und industriellen Entwicklung Europas und der westlichen Welt wurde, lehrt uns die »Kräuterhexe« so als Priesterin der Erdmutter die Einheit mit den Pflanzen, den Tieren, den Rhythmen der Natur. Dadurch wird sie auch automatisch zur Schirmherrin jeder Naturmedizin außer-

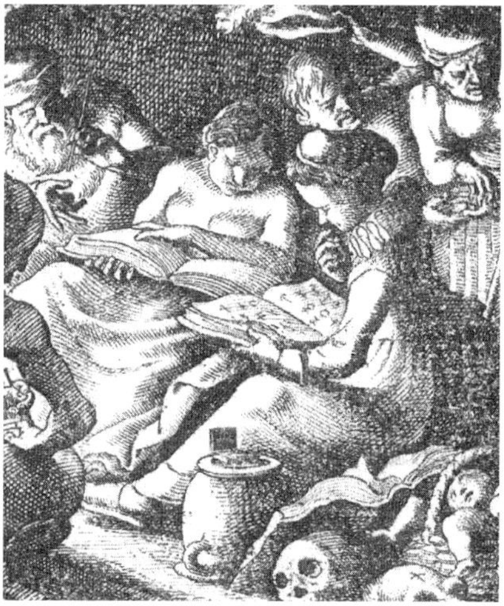

An der Walpurgisnacht nahmen auch stillende Hexen teil.

halb der Apparatemedizin. Denn wir haben heute wie schon seit dem 12. Jahrhundert, als die ersten medizinischen Fakultäten gegründet wurden, eigentlich zwei Systeme, mittels derer medizinisches Wissen weitergegeben wird: Die Universität und das außeruniversitäre Studium in alternativen Zirkeln. Wer als Arzt von der Universität abgeht, wird eine Medizin vertreten, die Krankheit aus der Veränderung anatomischer, biochemischer oder physiologischer Vorgänge im Körper heraus definiert und für jedes Symptom ein in den meisten Fällen chemisches Gegenmittel sucht. Leben ist für die Schulmedizin eine Blackbox, aus der Krankheitszeichen auftauchen, um dann, wenn sie sichtbar geworden sind, eliminiert zu werden – in der Hoffnung, dass damit auch Vorgänge in der Blackbox erreicht werden. Wie Gesundheit oder Heilung entsteht, kann oder will die Schulmedizin dabei nicht erklären. Das kann nicht weiter verwundern, da in der Schulmedizin handwerksorientierte Männer das Sagen haben, die alles »Psychische« instinktiv ablehnen. In den alternativen Zirkeln – sie reichen von Homöopathiefortbildungen über Kräuterwanderungen bis zu spiritistischen Sitzungen – findet man hingegen überwiegend Frauen ohne akademische Ausbildung, die offen für alles Sinnvolle und Natürliche sind, mit dem man Krankheiten begegnen kann. Diese Fortbildungswochenenden erinnern mich, wenn man sie historisch rückdatiert, schon sehr stark an die Angewohnheit von Hexen, in der Walpurgisnacht zu den Hexenbergen zu strömen. Es waren Frauentreffen, die nicht nur dazu dienten, ausgelassene Feiern mit den wenigen Männern zu feiern, die sich in diese Zirkel begaben, sondern auch dazu, das Wissen über Heilpflanzen zu vertiefen. Selbst die kritischen Hexenabbildungen auf den Holzschnitten und Stichen des Mittelalters und der frühen Neuzeit zeigen meistens Frauen beim Anrühren von Heiltränken. Solche Hexentreffen wird es im heimischen Dorf in kleinerem Rahmen auch zu anderen Gelegenheiten gegeben haben. Heute heißt so etwas Heilpraktikerausbildung. Da Frauen damals die Universität verwehrt war, war es für sie die einzige Möglichkeit, sich medizinisch fortzubilden – und heute ist es die einzige Gelegenheit, sich abseits der Apparatemedizin wieder mit der Frage zu beschäftigen, wie denn Heilung möglich ist und wie eine natürliche und naturgemäße Behandlung von Krankheiten gefunden werden kann.

Mönchsmedizin als hoch entwickelte Heilmethode

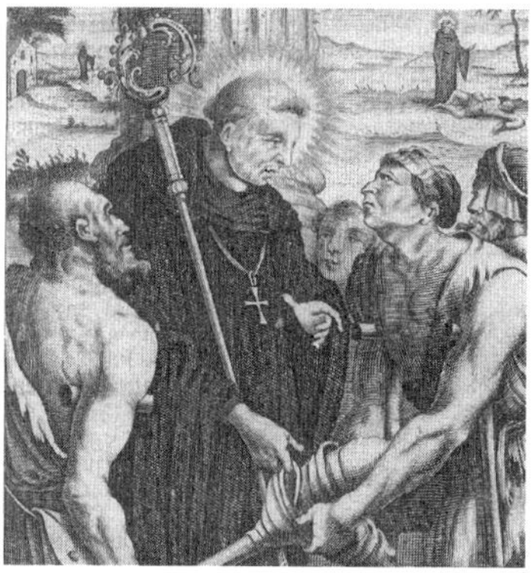

Die Mönche heilten bis ins Hochmittelalter durch medizinisches Fachwissen wie auch durch die Kraft des Glaubens.

Bei allen guten Dingen, die es über die Apparate- oder Pharmamedizin zu sagen gibt, muss man zugleich anmerken, dass es in der Geschichte der Medizin kein Jahrhundert gab, in dem so viel Heilwissen vernachlässigt oder vergessen wurde wie in der Medizin des 19. und 20. Jahrhunderts. Befeuert von immer neuen Entdeckungen wurde alles Alte als Ballast über Bord geworfen, sodass wir heute jenseits der Symptomtherapie ohne klares Konzept von der Entstehung und der Heilung von Krankheiten dastehen. Gesundung ist zum Privatvergnügen des Kranken geworden. Sobald ein Antibiotikum eine große Anzahl von Bakterien vernichtet hat, muss der Kranke den Weg zur Ausheilung alleine gehen. Kann er das nicht, erhält er ein

Mittel, das seine körperlichen Abwehrkräfte und die Reaktionsfähigkeit seines Immunsystems lahmlegt, nämlich ein Kortikoid. Wer daran zugrunde geht, dem kann dann auch die Schulmedizin nicht mehr helfen.

Um diesem Missstand abzuhelfen, gehen wir in diesem Buch einen Schritt zurück und besinnen uns auf die letzte »Schulmedizin«, die noch ein Heilkonzept hatte, nämlich die Mönchsmedizin. In heutigen Beraterbüchern findet man davon in der Regel nur noch eine Schrumpfform, und selbst diese wird sehr negativ und als historisch längst überholt dargestellt. Stattdessen möchte man Therapie mit Pflanzen nach chemischen Gesichtspunkten betreiben, obwohl man ja weiß, dass isolierte Einzelsubstanzen nur selten die Heilkraft der gesamten Pflanze ersetzen können. Wer mit Pflanzen therapieren will, erfährt, welche für bestimmte Beschwerden infrage kommen, nicht aber das systematische und in sich schlüssige Heilkonzept, nach dem die Mönche über Jahrhunderte erfolgreich behandelten: Die Vier-Elemente-Lehre oder Säftelehre des Galen, auch Humoralpathologie genannt. Einige Jahrhunderte seelenloser Schulmedizin hatten dieses ehrwürdige, schon im Altertum praktizierte System bis ins 19. Jahrhundert hinein so weit ruiniert, dass die meisten Menschen, denen man heute mit der Säftelehre kommt, unwillig die Augen verdrehen. Schlecht ausgebildete Quacksalber und Bader haben jahrhundertelang zur Ader gelassen, Erbrechen hervorgerufen und abgeführt und dabei nicht wenige Menschen auf dem Gewissen. Sie behaupteten, nach der Säftelehre zu kurieren – wer sich aber mit deren Prinzipien vertraut gemacht hat, erkennt schnell, dass die gewalttätige Symptomtherapie, die sie pflegten, mehr mit der heutigen Apparatemedizin zu tun hat als mit der bis ins Hochmittelalter praktizierten Mönchsmedizin.

Die Lehre von den vier Elementen oder Säftelehre

Wer heute gezielt nach europäischen Quellen naturheilkundlich behandeln und dabei eine Methode erlernen will, muss sich mit der Säftelehre beschäftigen. Sie ist gleichwertig mit dem Ayurveda in Indien oder mit der Traditionellen Chinesischen Medizin, nämlich Lebenswissen im allgemeinsten Sinn, eine Basistheorie über das Funktionieren von Leben und über die Entstehung und Beeinflussbarkeit von Krankheiten. Ohne die Säftelehre wird heute auch der Schulmediziner einem Patienten nicht sagen können, ob er nun warme oder kalte Umschläge machen soll oder ob ein entzündungshemmendes Medikament für ihn bei seiner Krankheit von Vorteil sein kann. Die Mönche des Mittelalters konnten die Heilkräuter in ihrem Garten nach ihrer Wirkung verschiedenen Körpersäften zuordnen und sie in ein Heilsystem einschließen, das später Therapeuten wie zum Beispiel der Pfarrer Sebastian Kneipp so treffend in den fünf Säulen der Gesundheit zusammengefasst haben: Wassertherapien, Pflanzenheilkunde, Ernährungs- und Bewegungslehre und die Ordnungstherapie zum Erreichen des inneren Gleichgewichts.

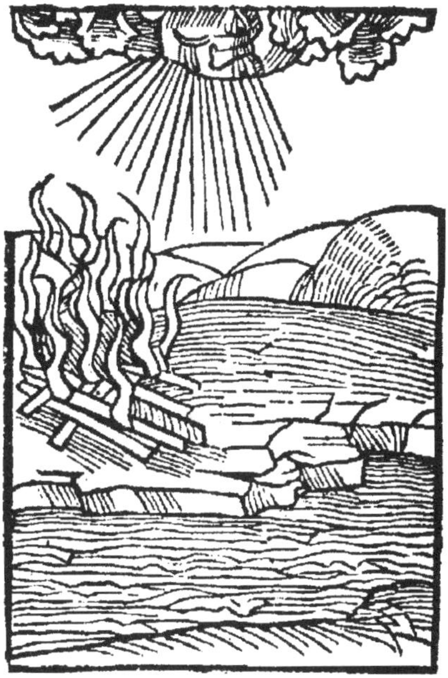

Die vier Elemente: Wasser, Erde, Luft und Feuer

Gerade Letzteres ist der bedeutendste Beitrag der christlichen Kirche zur Medizin und geht weit über das Erbe des Altertums hinaus: die Psychosomatik, die den europäischen vom asiatischen Menschen trennt. Wenn man die Kulturen miteinander vergleicht, so merkt man bald, dass in Asien das Individuum eher als selbstsüchtige und selbstherrliche Fehlentwicklung erlebt wird. Individuell sein heißt dort einseitig werden und die Kräfte der Natur missachten. Ganz anders stellen sich die Dinge in der alten europäischen Medizin dar. Der Mensch ist nach dem Angesicht Gottes geschaffen und trägt einen göttlichen Funken in sich. Dieser Adel verpflichtet. Das Individuum hat in der christlichen Welt im Diesseits eine Sendung, ein Potenzial, das es zu entwickeln gilt. Man wird also mit einer unsterblichen Seele geboren, die sich vor den Augen Gottes zu beweisen hat, als einmaliges und unverwechselbares Individuum, das sein Leben durch Einfallsreichtum, Fleiß und Geschick formen und dabei auch gesellschaftliche Schranken überwinden kann. Krankheit tritt erst dann auf, wenn der Mensch dieser Sendung nicht gewachsen ist oder daran gehindert wird, seine Sendung zu erfüllen. Die Einseitigkeit, die man als strebende Seele in der europäischen Zivilisation entwickeln muss, um etwas aus sich zu machen, würde in Asien eher als wenig nützlich betrachtet werden, denn wo in Asien der Weg das Ziel, Erfolgsstreben schädlich und das Ziel die Aufgabe des Selbst ist, ist in Europa das Ziel das individuelle, persönliche Angekommensein – das Gefühl, Erfolg zu haben.

Traditionelle Europäische Medizin – eine Kombination aus Kräuterhexen- und Mönchsmedizin

Ungeachtet der jahrhundertealten Feindschaft zwischen Kräuterhexenmedizin und Mönchsmedizin ist jede europäische Naturheilkunde, jede »Traditionelle Europäische Medizin«, die sich nur auf eines der beiden Konzepte beschränkt, unvollständig. Unter der Hand findet deshalb schon sehr lange eine Annäherung statt. Legten die Kräuterhexen, deren Heilkunst sich aus germanisch-keltischen Wurzeln entwickelte, zum Beispiel sehr großen Wert auf Therapien mit Produkten von Bäumen, haben die Mönche Lindenblütentee zum Schweißtreiben oder Eichenrindensitzbäder lange ignoriert – heute aber wenden sie sie gerne an. Vor Efeusaft zum Lösen zähen Bronchialschleims schreckten sie zurück, denn der Efeu war die Heimstatt von Hexen und deshalb des Teufels. Heute aber kommt kein Kräuterbuch ohne diese ehemaligen Hexenrezepte aus – und zahlreiche Untersuchungen bestätigen die Wirksamkeit des Gebrauchs von Baumprodukten. Aber auch im »ideologischen« Bereich haben ehemalige »Hexenmedizin« und Klosterheilkunde zueinandergefunden. Die Anbetung der Natur und die Verehrung der Mutter Erde durch die Hexen lassen sich heute problemlos mit der Ehrfurcht vor der göttlichen Schöpfung und der Unsterblichkeit der menschlichen Seele kombinieren. Erst in der Kombination dieser Heilrichtungen

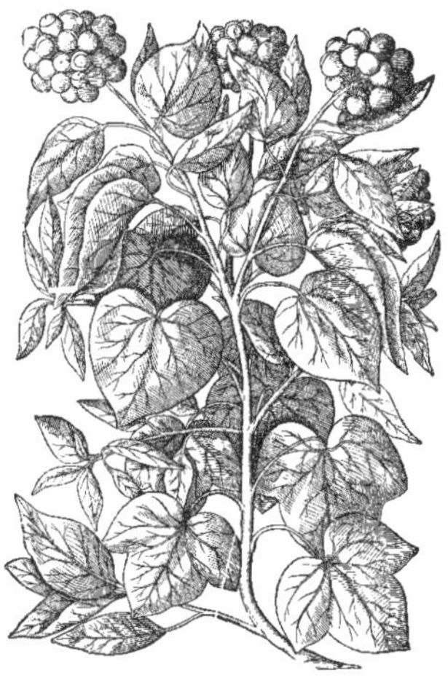

Efeu

ist die europäische Naturheilkunde wirklich stark und verdient es, als »Traditionelle Europäische Medizin« asiatischen Heilkonzepten gleichgestellt zu werden.

Die Traditionelle Medizin der Hochkulturen hat viele Gemeinsamkeiten

Entweder unsere fernen Vorfahren waren sehr weise und kamen deshalb zu so ähnlichen Betrachtungsweisen, oder es gab für die europäischen und asiatischen Hochkulturen einmal einen gemeinsamen Gott, der medizinische Kenntnisse in Visionen mitteilte. Vielleicht stimmt sogar die Vermutung eines Däniken, dass Besucher aus dem Weltall ihre Kenntnisse vor zehntausend Jahren einer staunenden Menschheit offenbarten – und jede Kultur machte bei gemeinsamer Wurzel etwas Eigenständiges daraus. In jedem Fall aber führt der Vergleich der Hochkulturen zu dem Schluss, dass mehr Gemeinsamkeiten als Unterschiede der medizinischen Basiskonzepte bestehen. In jedem Fall verblüffen Übereinstimmungen der einzelnen Systeme, die alle jahrtausendealt sind, den Betrachter.

Traditionelle Chinesische Medizin

Nehmen wir als Erstes die Traditionelle Chinesische Medizin. Die erste Schrift mit den Grundlagen dieser Medizin stammt aus der Periode der Kriege einige Jahrhunderte vor Christus, dem »Huang Di Nei Jing«. Archäologische Funde beweisen medizinische Akupunkturanwendungen, die womöglich zehntausend Jahre zurückgehen. Das Grundprinzip des Yin und Yang besagt, dass alles auch ein Gegenteil hat und den Keim seines Gegenteils in sich trägt. Die

Welt ist ein harmonisches Miteinander dieser Polaritäten. Dann gibt es die fünf Wandlungsphasen, basierend auf den fünf Elementen: Holz, Feuer, Erde, Metall und Wasser. Dieses Konzept, dass alles fünf Seiten hat, gilt in China sehr oft. Wo andere Kulturen wie die der amerikanischen Ureinwohner oder die Europäer vier Elemente, vier Windrichtungen, vier Jahreszeiten etc. kennen, hat man in China als zusätzliches Element Metall von der Erde geschieden, eine Himmelsrichtung »Mitte« eingeführt und den Jahreszeiten eine »Übergangszeit« zugeordnet, um alles in den Fünfklang einordnen zu können. Der Unterschied liegt aber doch nur im Detail. Insgesamt gesehen kam man auf äußerst ähnliche Erkenntnisse. So zählt es doch wenig, dass man in China auch das Kreuz, das bei uns die höchste Bedeutung hatte, als etwas Fünfteiliges sah, da man auch den Kreuzungspunkt in der Mitte als »Richtung« hinzuzählte. In jedem Fall sah man im Kreuz etwas Wichtiges und Grundlegendes. Übrigens ist ein Vorteil dieses Denkens in fünf Dingen, dass man die Geschmacksrichtungen sauer, bitter, süß, scharf und salzig oder die fünf Sinne Sehen, Schmecken, Tasten, Riechen und Hören dann viel klarer den Elementen oder Windrichtungen zuordnen und daraus eine durchgängige Philosophie basteln kann.

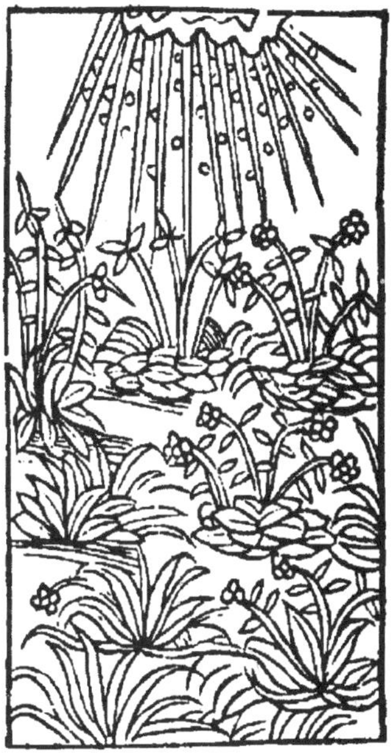

Die Sonne als Lebensspenderin versinnbildlicht in allen Kulturen das Element Feuer.

Ayurveda

Auch das etwa vier Jahrtausende alte, in Sanskrit überlieferte Ayurveda, das indische »Wissen vom Leben«, kennt fünf Elemente. Das Metall wird dort aber vom »Äther« oder dem »Raum« ersetzt und dazu benutzt, alles in drei Dinge einzuteilen. So vermischen sich Raum und Luft zum Vata, Feuer und Wasser zu Pitta und Wasser und Erde zu Kapha, den drei Doshas, die alle drei in mehr oder minder großer Ausprägung in einem Menschen vorhanden sind und seinen Charakter und seine körperlichen Eigenschaften definieren. Die Geschmacksrichtungen werden dann zum Beispiel ebenso gebündelt: bittersüß, sauerscharf und salzig-zusammenziehend. Die Ausscheidungsprodukte des Körpers sind die drei Malas.

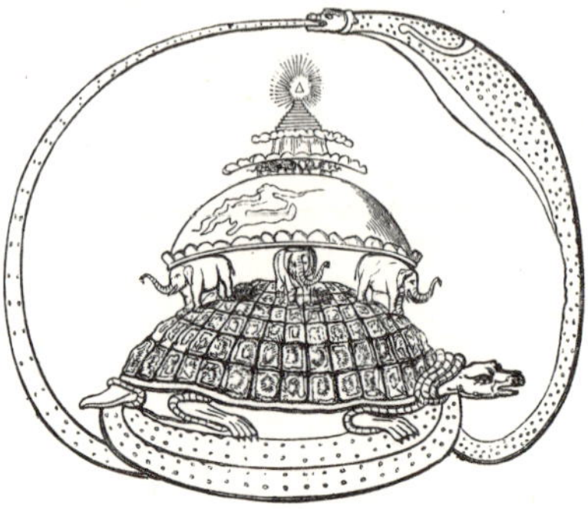

Indische Himmelsvorstellung

Tibetische Medizin

Wie sich mit der Zeit und durch räumliche Distanz Spielarten dieser Heilmethoden entwickeln können, erkennen wir bei der Traditionellen Tibetischen Medizin, die zumindest seit dem 7. Jahrhundert n. Chr. besteht und auf die Zeit Buddhas zurückgeführt wird. Es gibt fünf Elemente: Erde, Wasser, Feuer, Wind und Äther. Die Elemente vereinen sich zu drei Säften: Wind, Galle und Schleim. Der Wind verbindet das Bewusstsein mit dem Körper und beherrscht das Nerven-, Hormon- und Immunsystem und die Psyche. Die Galle reguliert Verdauungs- und Stoffwechselvorgänge und der Schleim die Körperflüssigkeiten. Auch bei den Krankheitsursachen herrscht eine Drei-Säfte-Lehre vor. Krankheit entsteht durch: die Begierde nach der Erfüllung des Lebensdurstes, den Widerwillen oder Hass gegen alle Hindernisse, die dieser Erfüllung entgegenstehen, und die Verblendung, die sich als Ich-Wahn manifestiert. Wie im Ayurveda oder der chinesischen Medizin kann man die Krankheit durch Pulsdiagnose erkennen. Wo der Chinese einen Überschuss oder Mangel an Yin oder Yang herausfühlt, ertastet der ayurvedische Arzt ein Ungleichverhältnis von Vata, Pitta und Kapha und der tibetische Arzt eine Störung eines oder mehrerer Säfte.

Traditionelle Europäische Medizin

Die Traditionelle Europäische Medizin geht auf die ägyptische und babylonisch-assyrische Kultur zurück, die etwa so alt ist wie das Ayurveda. Krankheit wird in der babylonisch-assyrischen Kultur als göttliche Strafe dargestellt, durch Dämonen verursacht, und kann durch Exorzismus, einem Reinigungsprozess, ausgetrieben werden. Dieses Heilkonzept ist neu und die Erklärung für die große Vielfalt der europäischen Methoden. Somit ist die ärztliche Kunst der Babylonier von Anfang an auf einen Gott hin ausgerichtet, der später in der jüdischen, christlichen und muslimischen Tradition menschliches Vorbild wird. Der Mensch trägt einen göttlichen Funken in sich und wird damit aus der Natur herausgelöst. Diese Vorstellung trennt die traditionelle Medizin Europas scharf von der Tradition Asiens. Ohne diese babylonische Wurzel ist die christliche Klostermedizin des Mittelalters undenkbar. Die babylonischen Schriften stellen die ältesten medizinischen Aufzeichnungen überhaupt dar. Sie stammen aus der Zeit des Königs Assurbanipal, sind

4000 Jahre alt und in Keilschrift auf Tontafeln geschrieben. Es handelt sich dabei um eine erste Materia medica, eine Darstellung der Wirkweise von etwa 250 pflanzlichen und 120 mineralischen Arzneimitteln.

Die zweite Wurzel der europäischen Medizin liegt in Ägypten. Der berühmte Arzt Imhotep, der später als Gott verehrt wurde, lebte 2600 v. Chr., also vor rund 4600 Jahren. Das Papyrus Ebers wurde vor 3500 Jahren geschrieben und listet mehr als 700 Heilpflanzen auf, darunter zum Beispiel Knoblauch und Mohn, aus dem das Opium gewonnen wird. In dieser ersten erhaltenen ägyptischen Schrift wird detailliert über Arzneien gesprochen, die empfängnisverhütend wirken können. Ihre Effektivität kann sich mit der großen Entdeckung der Sechzigerjahre, der »Pille«, durchaus messen. Auch die griechische medizinische Tradition soll sehr alt sein. Als Hippokrates um 400 v. Chr. – etwa zur gleichen Zeit der ältesten chinesischen Aufzeichnungen – seine zahlreichen naturwissenschaftlichen Schriften vorlegte, sprach er von einer uralten Tradition, die bis zum Gott Apollon zurückgehe. Dieser sei der Schöpfer der griechischen Materia medica, in der die Wirkweise von Heilpflanzen beschrieben wird. Der »Corpus hippocraticum« beinhaltet etwa 400 pflanzliche Arzneien. Im 1. Jahrhundert n. Chr. erweiterte Dioskorides aus Kilikia diesen Kanon auf 600 Heilpflanzen. Wenn es darum ging, wie man Menschen heilen soll, stand die Ernährungslehre im Vordergrund. Hier findet sich schon die Parallele zum Ayurveda und der chinesischen Medizin, deren Grundlagen zu dieser Zeit auch in Indien und China auf Schrifttafeln festgehalten werden. In Griechenland sind bei den Diätvorschlägen die vier Elemente Wasser, Luft, Feuer und Erde zu berücksichtigen, die im Körper durch vier verschiedene Säfte: Blut, Phlegma, gelbe Galle und schwarze

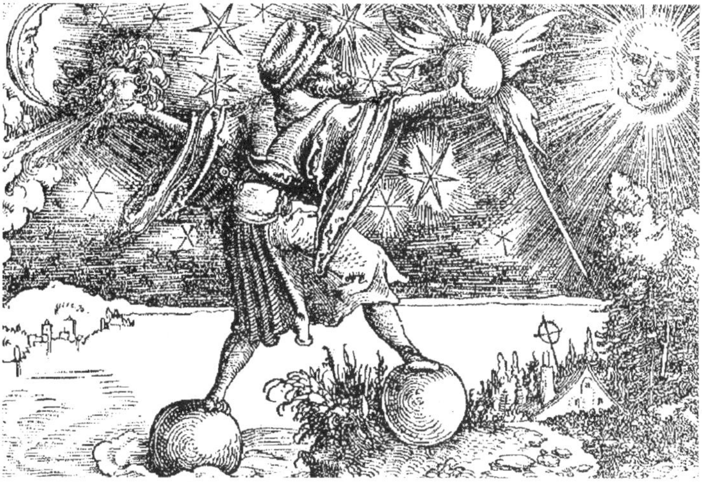

Der Mensch im Spannungsfeld der vier Elemente

Galle, repräsentiert werden. Außerdem gibt es, wie Galenus von Pergamon weit später, im 2. Jahrhundert n. Chr., ausführte, einen Zusammenhang zwischen dem Überwiegen einer Flüssigkeit und dem Charakter eines Individuums, wonach man Sanguiniker, Phlegmatiker, Choleriker und Melancholiker unterscheiden kann. Gesundheit ergebe sich aus der Regulierung der drei Verdauungsprozesse, bei denen aus Chylus Galle und aus Galle Blut werde, das mit Atem vermischt würde. Galens Beeinflussung der Körpersäfte mittels verschiedener Methoden zeitigte derartig verblüffende Heilerfolge, dass er aus dem fernen Pergamon in der heutigen Türkei kommend und als simpler Gladiatorenarzt zum Leibarzt des römischen Kaisers aufsteigen konnte.

Wir sehen schon: Alle traditionellen Heilmethoden der Hochkulturen berücksichtigen die Elemente, benutzen Zahlenmystik, um ihr Zusammenspiel zu erklären, und führen Krankheiten auf ein Ungleichgewicht von Kräften zurück. Die einzige Ausnahme bildet die babylonisch-assyrische

Medizin mit dem Gedanken, dass das Verhältnis zu Gott ganz wesentlich unser Wohl und Wehe bestimmt und auch bei der Heilung berücksichtigt werden muss. Dieses Prinzip hat die Medizin des Mittelalters geprägt und war bis vor hundert Jahren ein wesentliches Element jeder Heilungsbestrebung. Durch die zunehmende Verweltlichung der Gesellschaft und Verwissenschaftlichung der Medizin war es fremd geworden und wirkte am Krankenbett etwas deplatziert. In den letzten Jahren aber ist gerade die Sehnsucht nach einer ganzheitlichen Heilung, die Psychosomatik und Religion mit einbezieht, wieder sehr aktuell geworden. Anstatt dabei aber nach asiatischen Göttern zu greifen, muss die Frage gestellt werden, ob eine »europäische Lösung« dieses Problems nicht sinnvoller wäre. Denn man kann davon ausgehen, dass für Europäer die Mythen anderer Kulturkreise oft nur schwer verständlich sind und wesentliche Begriffe unserer Kultur vermissen lassen, so zum Beispiel den Glauben an eine unverwechselbare Seele, die auf Erden einen Weg der Bestimmung geht, um nach der Erfüllung dieser Bestimmung in ein ewiges Leben im Himmel aufgenommen zu werden. Diese Mentalität, die auf der einen Seite Gotteskrieger und auf der anderen Mönche geschaffen hat, wurde zur ersten bestimmenden Richtung unserer europäischen Kultur und bietet oft den Schlüssel zum Verständnis, warum ein europäischer Mensch krank wird und was zu seiner Heilung notwendig ist.

Der Glaube an das Individuum

Eine zweite wichtige Richtung europäischen Denkens und Empfindens ist der Glaube an ein von Gott unabhängiges Individuum mit menschlichen Grundrechten und die Überzeugung, dass Freiheit, Gleichheit und Brüderlichkeit die Grundfesten der Gesellschaft sind. Diese Entwicklung ist zum Teil eine Fortführung der christlichen Kultur. Es mischt sich hier aber noch etwas anderes, Heidnisches bei, das unser europäisches Gemeinwesen geprägt und umgeformt hat: die Respektlosigkeit, die Freiheitsliebe und der Hedonismus der Außenseiter dieser Kultur, die man oft als »Hexen« bezeichnet hat.

Neben der Betonung der Einmaligkeit des Individuums ist uns die Vorstellung eines Sündenfalls als Ursache von Krankheiten in Fleisch und Blut übergegangen. Nachdem im alten Griechenland die Büchse der Pandora geöffnet wurde, entwichen dabei Gifte, die heute noch unsere Welt verseuchen. Die biblische Parallele ist die Vertreibung aus dem Paradies. In beiden Fällen liegt ein Gift auf den Menschen, das es auszuscheiden gilt. Die Säftelehre Galens behauptet, dass verdorbene Körpersäfte das Individuum behindern können. Das Thema »Gift« ist in Europa ungleich bedeutungsvoller als in Asien. Der Begriff der »Schlacke« stammt aus dem Bergbau und ist Ausdruck der europäischen Überzeugung, dass das wahre Selbst in uns steckt und durch einen Läuterungsprozess von all dem geschieden werden muss, das nicht zu uns gehört. Um uns gegen Gifte zu wehren, gibt es das Heilwissen der Hexen, die für jedes Kraut auch ein Gegenkraut wissen. Sich »entgiften« zu wollen, hat in unserer Kultur eine lange Tradition und nimmt auch heute noch im Bereich der Naturheilkunde einen wichtigen Platz ein. Durch den hohen

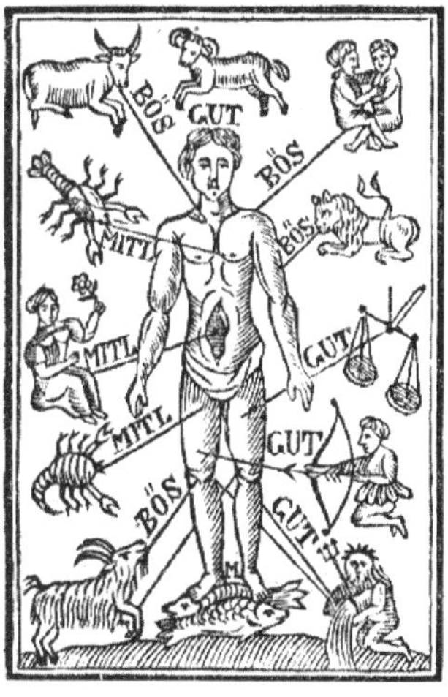

Der giftige Einfluss der Sterne auf die Gesundheit des Menschen bestimmte den Ort, an dem Aderlässe vorgenommen wurden.

Stellenwert des Individuums kommt hier das Thema Freiheit ins Spiel und hat durchaus egoistischen Charakter. Wir müssen uns von dem befreien, was uns behindert, egal ob das nun anderswo einen Müllhaufen hinterlässt. Freiheit ist ein chemischer Prozess, der durchaus wenig umweltverträglich sein darf. Wieder merken wir, dass Freiheit in Europa die wesentliche heilende Empfindung ist und über Harmoniebestrebung hinausgeht. Befreiung kann auch mit Rauschdrogen stattfinden, als reine Illusion. Eine Therapie, bei der man das Fliegen lernt, ist dann die beste Medizin, nämlich Hexenmedizin.

Krankheit als Bedrohung von außen

Der Umschlag, der Wickel, das ist so europäisch, wie etwas europäisch sein kann. In Asien gibt es keine Kopftücher bei Kopfweh, keine Wangenbinden bei Zahnschmerzen, keinen Wadenwickel bei Fieber. Das Einhüllen von Körperteilen ist bei uns und auch in arabischen Ländern der Versuch, das Individuum gegen böse Kräfte abzugrenzen und es mit Heilsubstanzen zu beschützen, sodass es wieder gesund werden kann. Wo ein Asiate sich mit schmerzenden Nadeln Beschwerdelinderung verschafft, kehrt der Europäer im Krankheitsfall durch Wärmeanwendungen in den Mutterleib zurück, den er zu früh in die Freiheit verlassen musste. Hier wirkt aber auch christliche Heilsvorstellung mit. Es geht darum, die unsterbliche, aber verführbare Seele vor dämonischen Einwirkungen zu schützen.

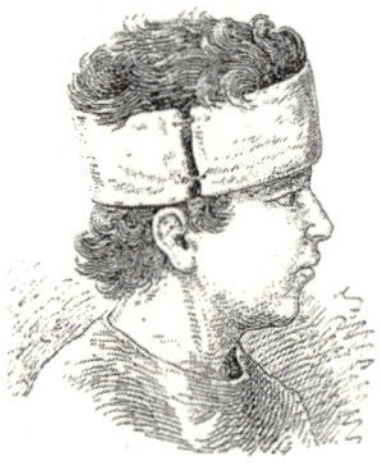

Kopfverband gegen Kopfweh

Die Bedeutung des Einzelnen

Ein wesentlicher Unterschied zwischen der christlichen Religion und den meisten asiatischen Religionen ist der einzelne, personifizierte Gott. Das hat zur Folge, dass bei uns das Einzelne und Vereinzelte eine viel größere Bedeutung hat als mehrere durch ein Fließgleichgewicht verbundene Kräfte. Wo etwa in China ein Schmerz nur die Störung des Lebensenergieflusses auf einer Energiebahn bedeutet und an verschiedenen Stellen behandelt werden kann, verehrt die europäische Medizin das Lokalsymptom. Die DAWOS-Methode – DA zu behandeln, WO's wehtut – ist uralt. Sie ist die Grundbedingung für die fortschreitende Höherentwicklung der Chirurgie, der entschlossensten, am stärksten eingreifenden Form der Lokaltherapie, wie auch für die Erstellung von Einzelsubstanzen in der Schlucktherapie. Der Asiate mag Hunderte Heilsubstanzen in einem Tee zusammenmischen, um ein ausgleichendes Gemenge zu erzielen, der Europäer aber sucht das einzelne Heilkräutlein, das gegen seine Krankheit gewachsen ist, oder die einzelne chemische Substanz, die sie beseitigen kann. Das einzelne Heilbringende kann auch die Anrufung des einzelnen, allmächtigen Gottes sein, der wiederum dem einzelnen Kranken gegenübersteht und sich in ihm spiegelt. Dergleichen Gedankengänge sind in Asien unbekannt. Denn der europäische Kranke ist nach dem Angesicht Gottes geschaffen – gottähnlich, ein Individuum.

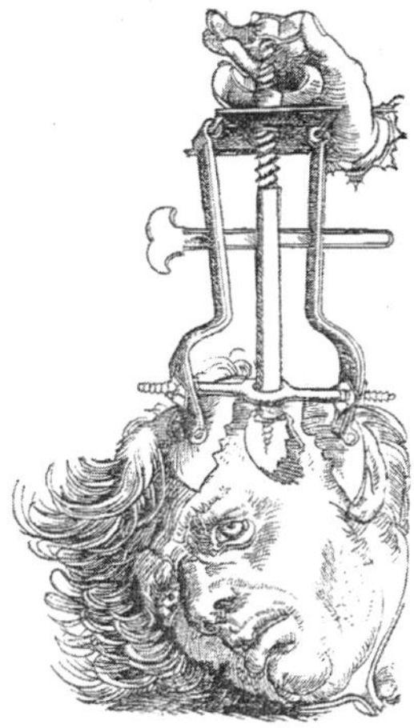

Extremform der DAWOS-Methode: Schädeleröffnung bei Kopfweh

Das Einzelne zu sehen, ist nicht nur die Grundlage für die europäische Organlehre, wo eine Leber, eine Gallenblase, ein Darmabschnitt jeder für sich Koliken entwickeln kann, sondern auch für die ganze europäische Kultur. Es ist auch die Wurzel der Arbeit eines Automechanikers, weshalb man in Europa auch gerne von Patienten hört, sie würden sich vom

Arzt gern »durchchecken« oder den »TÜV abnehmen«, nämlich in Einzelteile zerlegen und reparieren lassen.
Das Einzelne zu sehen heißt in der europäischen Kultur auch, zwischen den Geschlechtern bewusster zu trennen als in Asien. Vermengen sich dort in jedem einzelnen Lebewesen weibliche und männliche Anteile zu einem harmonischen Ganzen, lebt in Europa der Mann auf dem Mars und die Frau auf der Venus, wie uns Bücher belehren. Das gilt auch für die Medizin, wo man sehr häufig auf einer ausschließlich »männlich« aggressiven und invasiven Medizin einerseits beharrt, wo zahlreiche Diagnostikvorgänge mit Nadeln und Schläuchen zuletzt ein winziges zu schluckendes chemisch im Labor hergestelltes Medikament gebären – und einer Fülle von emotional durchsättigten »weiblichen« Heilungskonzepten, wo das Auflegen von Händen, das Sprechen von Schwurformeln und das Denken auf mehreren Ebenen unter Einbeziehung von Glaubensinhalten nur Beispiele von Gefühlsappellen an die Heilkraft des Kranken darstellen.

Tiere nutzen Heilpflanzen

Wahrscheinlich haben unsere Vorfahren die Nutzung von Heilpflanzen schon vor Zehntausenden oder gar Hunderttausenden von Jahren gelernt – denn Kräuterheilkunde ist durchaus auch einzelnen Tieren bekannt, die dann, wenn sie an bestimmten Krankheiten leiden, Heilkräuter zu sich nehmen. Dieses Verhalten beginnt schon bei relativ primitiven Tieren, wie zum Beispiel dem Hornwurm, der bei einem frischen Infekt Tabakblätter kaut. Beachten Sie das Verhalten von Staren, die ihr Nest mit Pflanzen bespicken, die eine Wirksamkeit gegen Bakterien, Insekten und Milben haben. Diesen Pflanzen dazuzuzählen ist das Mark einer bitteren afrikanischen Giftpflanze, die Schimpansen nur dann essen, wenn sie Durchfall haben. Vom Zodiakbär wissen wir, dass er, wenn sein Fell voller Parasiten ist, die Pflanze Ligusticum zerdrückt, sich den Sud in die Pfoten spuckt und sein Fell damit mehrere Tage lang einreibt, bis die Tierchen von ihm abfallen. Gibbons schmieren zerkauten Pflanzenbrei auf Wunden. Hirsche und Bären reiben ihre Wunden an bestimmten Bäumen mit desinfizierender Wirkung. Unter genauer Beobachtung der Natur haben unsere Vorfahren offenbar Hinweise auf pflanzliche Wirkweisen gefunden. In Tansania erzählt man sich die Geschichte eines Medizinmannes, der ein von Durchfall geplagtes Stachelschwein dabei beobachtet haben soll, wie es die Wurzeln einer giftigen Pflanze ausgegraben und gegessen hat. Der Mann buddelte einige der Wurzeln frei und verabreichte sie in winzigen Mengen den Dorfbewohnern, die an einer ruhrähnlichen Erkrankung litten. Die Wurzel half und ist im Westen Tansanias bis heute ein bewährtes Medikament.

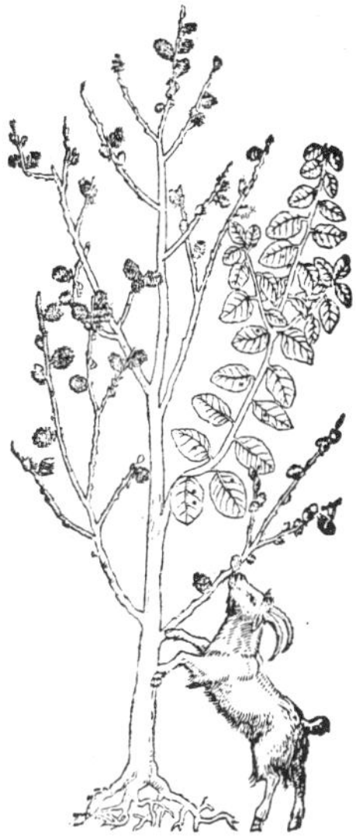

Tiere ändern bei Krankheiten ihre Essgewohnheiten und nutzen Heilkräuter.

Hilfe bei kleineren Unpässlichkeiten in freier Natur

Die Selbsttherapie mit natürlichen Produkten scheitert heute sehr häufig daran, dass wir weniger Pflanzen unterscheiden können als Tiere. Eigentlich ist unser Wissen über Heilpflanzen auf den Nullpunkt geschrumpft. Deshalb sollten Sie, bevor Sie sich überhaupt auf dieses Buch einlassen, erste

Gehversuche in der Kräutermedizin machen, um die Effektivität und Eignung für Sie zu überprüfen. Ich will Ihnen deshalb als Erstes einige wenige Pflanzen vorstellen, die Sie auch kennen, wenn Sie sich noch nie mit dem Thema beschäftigt haben.

Nehmen wir an, Sie befinden sich auf einer Wanderung in freier Natur und Sie bekommen gerade *Nasenbluten*. Einige Tipps, wie eine kühle Kompresse in den Nacken und den Kopf zurücklegen, haben keinen Erfolg gehabt. Da können Sie probieren, frische *Brennnesseln* zu sammeln und die spitzen hellen Blätter, die die Pflanze ganz oben trägt, auf der Stirn zu zerdrücken. Wenn Sie *Zahnschmerzen* haben, hilft es, die Blätter der kleinen Brennnessel zu kauen. Das hilft auch bei *Magenschmerzen*. Allerdings ist es noch besser, sich aus dem oberen, samentragenden Teil zu Hause eine gut gewürzte Brühe zu machen. Die Brennnessel wächst am stärksten auf verseuchten Böden, was sie gar nicht stört, sondern eher anzieht. Sie scheint eine unglaubliche Entgiftungskraft zu haben, weshalb sich Brennnesseltee auch zur Entschlackung eignet.

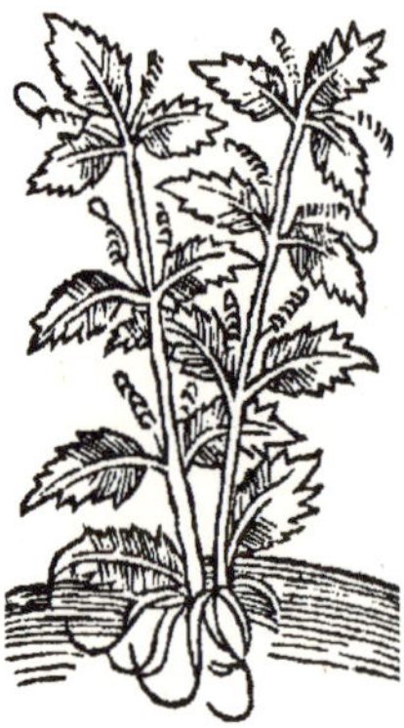

Brennnessel

Es gibt von den Brennnesseln große und kleine. Beide eignen sich als Arzneipflanze. Durch ihren hohen Gehalt an Ameisensäure liegt ihre bekannteste Eigenschaft in der Fähigkeit, die Haut so zu verbrennen, dass sie einen starken Nervenreiz ausübt, der über einige Stunden erhalten bleibt. Sie kann Hautblasen am Rumpf und den Gliedmaßen erzeugen, was man im alten Sinn als »Ausleitungsverfahren« bezeichnet. Das Gewebswasser, das in der Blase entsteht, unterscheidet sich in der Umgebung von erkrankten Organen von dem »natürlichen«

Gewebswasser. Man kann also versuchen, über schmerzenden Stellen durch »peitschen« die Haut zur Blasenbildung zu veranlassen – eine zugegebenermaßen recht spartanische Behandlung. Aber nehmen Sie an, Sie haben während der Wanderung *Rückenschmerzen* bekommen oder gar Ischias und kommen nicht weiter. Dann setzen Sie sich hin und lassen sich von Ihrem Partner die am meisten schmerzenden Partien verbrennen. Die Schmerzlinderung reicht aus, um bis zur nächsten Hütte zu kommen. (Befindet sich gerade eine *Silberpappel* in der Nähe, kauen Sie bei Hexenschuss auch deren Blätter, sie enthalten Salicylsäure, ähnlich einer Aspirintablette.) Brennnesseln helfen übrigens auch, regelmäßig als Tee getrunken, bei anderen entzündlichen Erkrankungen, zum Beispiel bei Rheuma, Gicht, Lähmungen und Rippenfellentzündung.
Innerlich wirkt Brennnesselsaft der blühenden, zerschnittenen und in Wasser zwölf Stunden eingeweichten Pflanze zur Förderung des Wasserlassens oder bei Prostatavergrößerung.
Wer an *Asthma* leidet und bei der Wanderung einen Anfall erleidet, sollte nach einem Ameisenhaufen Ausschau halten, mit der flachen Hand darauf schlagen und den resultierenden Geruch einatmen. Ameisen bestehen zu 18 Prozent aus Ameisensäure, die die Bronchien weitet.

Nehmen wir als zweites Beispiel den Fall, dass Sie den Sommer abgeschnitten von der Zivilisation in einem Blockhaus verbringen und an *Durchfall* oder *Verstopfung*, *Erschöpfung* und *Antriebslosigkeit* leiden. Da gehen Sie hinaus auf die nächste Wiese und halten nach der *Schafgarbe* Ausschau. Trotz jahrzehntelanger Düngergabe mit verheerenden Auswirkungen auf die Pflanzenvielfalt ist es selbst in den Städten nicht gelungen, sie von den Wiesen zu verdrängen. Wieder handelt es sich um ein Kraut, das Sie schon hundertmal

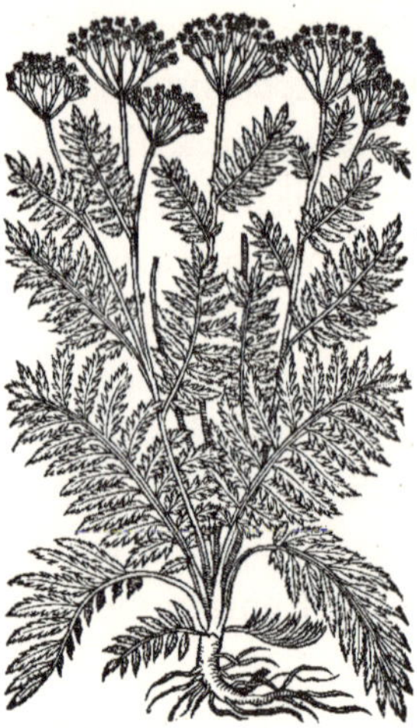

Schafgarbe

gesehen haben, ohne darüber viel nachzudenken. Die Schafgarbe diente schon Achilles dazu, die in der Schlacht erlittenen Wunden zu heilen. Ihre Heilwirkungen gehen aber weiter, und zwar so sehr, dass man fast eine eigene Schafgarbenmedizin auf ihr begründen könnte.

Im alten Griechenland hieß sie *Achillea millefolium* aufgrund ihrer Tausenden von winzigen Blättern. Im Mittelalter nannte man sie wegen der Blätter die »Augenbrauen der Venus«, da sie neben *blutstillenden* und *wundheilenden* Wirkungen, *schmerzlindernden* und *darmregulierenden* Effekten offenbar auch den Gesamtstoffwechsel steigert, wobei neben Verdauungskanal und Kreislauf auch die großen und kleinen Beckenorgane davon profitieren. So durfte die Schafgarbe als Inhaltsstoff eines Liebestranks nicht fehlen. Im Mittelalter wurde Schafgarbe bei inneren und äußeren Blutungen benutzt wie auch als Wundheilmittel, weshalb sie auch »Soldatenkraut« heißt. Durch ihren Gehalt an Bitterstoffen, Chlorophyll, Flavonen und antibiotisch wirksamen Substanzen liegt die Hauptwirkung heute im Magen-Darm-Bereich. Schafgarbe stillt nicht nur Schmerzen, sie reguliert den Darm, tötet unerwünschte Darmbakterien und hilft beim *Abnehmen*.

Sie pflücken die Pflanze, wenn sie trocken ist, am besten tagsüber bei Sonnenschein. Sie entfernen den großen Stamm und die Wurzel. Zu Hause schneiden Sie Blüten, Blätter und kleinere Äste klein und lassen sie trocknen oder pürieren sie und machen daraus Gemüsesaft, den Sie, um das Bittere abzufedern, auch süßen und mit anderen Obstsäften mischen können. Dreimal täglich Schafgarbe zu trinken, wird Ihre Gesundheit fördern. Die getrockneten, klein geschnittenen Teile bewahren Sie für die Winterszeit auf, wo Sie zwei gehäufte Teelöffel Schafgarbenkraut mit 1/4 Liter kochendem Wasser übergießen und nach 15 Minuten abseihen. Dann trinken Sie dreimal täglich nach kurzem Aufwärmen je eine Tasse Tee. All das ist kein Allheilmittel, hat aber vor allem durch die Bitterstoffe eine verdauungsfördernde Wirkung. Je nach Bedarf kann man zu gleichen Teilen noch Kamille und Pfefferminze hinzufügen.

Nehmen Sie nun als drittes Beispiel noch den *Spitzwegerich* dazu. Seine Blätter enthalten Iridoidglykoside, Schleim- und Gerbstoffe, Flavonoide und Kieselsäure. Dadurch wirkt er reizlindernd, zusammenziehend und bakterienhemmend. Die Alten träufelten sich bei jeder frischen *Verletzung* Spitzwegerichsaft direkt auf die Wunden. Wenn Sie bei *schmerzenden Geschwüren* im Mund Spitzwegerich kauen, bemerken Sie bald eine Heilungsreaktion der Schleimhaut. Spitzwegerichtee eignet sich bei *frischen Erkältungen*. Für die Zubereitung des Tees schneiden Sie Spitzwegerichblätter klein, brühen einen Esslöffel davon in einer Tasse auf, seihen ab und trinken eine Tasse täglich. Man kann aber auch bis zu fünf Blätter täglich gründlich kauen. Wenn Sie *Durchfall* haben, kochen Sie ihn wie Gemüse, salzen, geben einen Schuss Essig hinzu. Mahlzeit! Bei *nässenden und eitrigen Wunden* werden

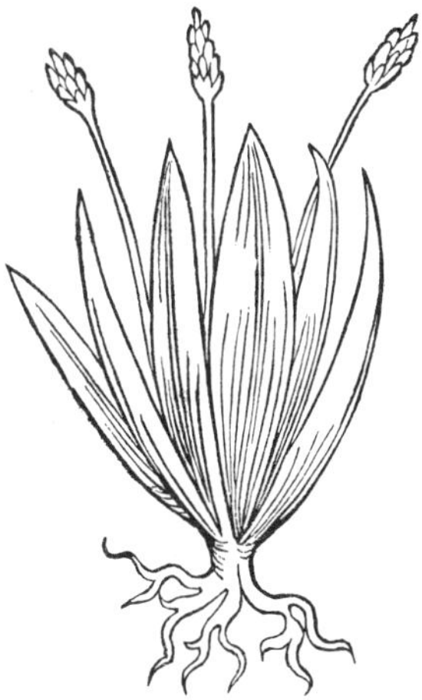
Spitzwegerich

Wegerichblätter direkt auf die Wunden aufgelegt und mit einem Verband fixiert. Die Wunden trocknen und reinigen sich.

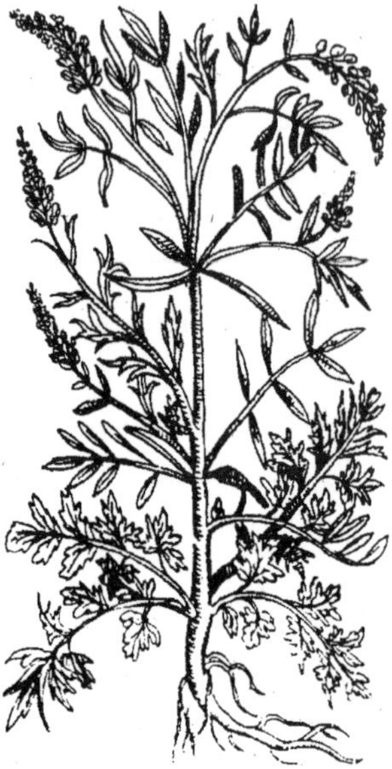

Wildkresse

Im Supermarkt erhältlich und ein populärer Brotaufstrich geworden ist die heimische *Brunnenkresse.* Man findet diese kleine Pflanze in der Natur an langsam fließenden, klaren Bächen. Sie eignet sich gut als etwas bittere Salatbeilage. Trotz ihres bescheidenen Auftretens ist die Brunnenkresse eine erstaunliche Pflanze bei *Immunschwäche.* Das Benzyl-Senföl in dieser Pflanze ist, wie wir heute wissen, breit antibiotisch wirksam, tötet Sprosspilze wie den Soor-Pilz und hilft auch gegen Grippeviren und Rickettsien. Ein Vorteil: Im Gegensatz zu Antibiotika wird der Inhaltsstoff über die Mundschleimhaut aufgenommen, weshalb die Darmflora nicht geschädigt wird. Brunnenkresse hilft gegen Infektanfälligkeit jeder Art. Dreimal Butterbrot täglich, bestreut mit reichlich Brunnenkresse, ist eine häufige Empfehlung in meiner Praxis bei beginnenden grippalen Infekten. In der überwiegenden Mehrzahl der Fälle kann man sich dabei jede weitere Therapiemaßnahme ersparen.

Von der Nutzung von Heilpflanzen zur Heilkunst der Mönche

Sie merken schon: Einfache, lang bekannte Pflanzen bergen ungeahnte Heilwirkungen und können die Mehrzahl der Alltagsbeschwerden lindern oder sogar beheben. Es ist sehr wahrscheinlich, dass der heute etwas salopp »Ötzi« genannte Krieger, der vor 5300 Jahren zur Kupferzeit am Hauslabjoch in Südtirol starb, dergleichen Tipps und Tricks von seinen Stammesgenossen erfahren hatte und die heimischen Pflanzen ähnlich zu nutzen wusste. Es ist diese Form der Medizin eine einfache, aber wirkungsvolle und unschädliche Form der Selbsthilfe. Fest steht aber, dass »Ötzi« noch nichts von jener ausgereiften Heillehre wusste, die einige Jahrtausende später aus dem Morgenland nach Rom und von dort in die Alpen kommen sollte, zur Basis der Mönchsmedizin wurde und das gesamte Wissen des Altertums in sich vereint: die Lehre von den vier Elementen Wasser, Luft, Erde und Feuer, die auch im menschlichen Leben die Hauptkräfte darstellen und durch ihr Ungleichgewicht Krankheit hervorrufen können. Diese Lehre ist nicht nur die Basis der Klosterheilkunde und der Hildegard-Medizin geworden, sondern war bis in das 19. Jahrhundert die bestimmende medizinische Denkweise. Trotzdem ist dieses Wissen heute fast in Vergessenheit geraten. Egal, welche Kräuterheilkundebücher Sie aufschlagen, Sie werden nur selten hören, wie man die

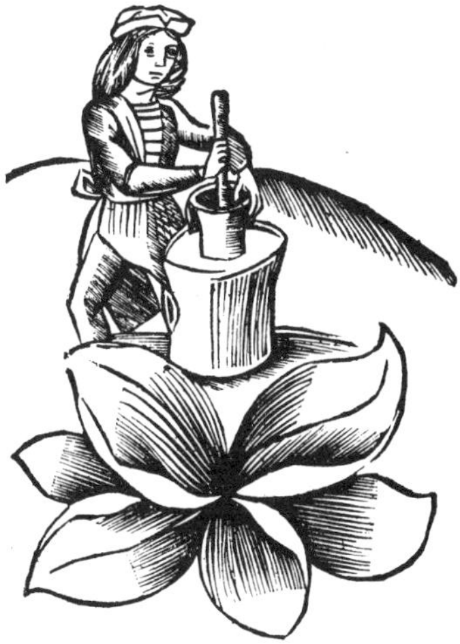

Durch Mörsern wird aus Pflanzen das ätherische Öl gewonnen, das in der Mehrzahl der Fälle Hauptwirkstoff ist.

einzelnen Kräuter systematisch erklären kann und bei welchem Krankheitsbild sie bevorzugt zur Anwendung kommen. Denn es macht einen Unterschied, ob Beschwerden sich bei fröstelnden Menschen mit Wassereinlagerungen oder bei heißblütigen Menschen mit trockener Haut finden. Wärmende und kühlende Pflanzen werden je nach Beschwerdetyp ganz unterschiedliche Wirkungen haben. Es ist nun Zeit, sich mit dieser spezifischen Ausrichtung der Kräuterheilkunde näher zu beschäftigen.

Die Heilkunst der Mönche: Die Säftelehre Galens als Basis einer christlichen Weltordnung

Die Schöpfung ist ein Buch: wer's weislich lesen kann
Dem wird darin gar fein der Schöpfer kund getan.

Silesius

Im Winter des Jahres 543 wurde Europa von einer Pestwelle heimgesucht, die unzählige Menschenleben vernichtete und zugleich eine verheerende Wirkung auf Gesellschaft und Kultur hatte. Zumindest südlich des Limes gab es zuvor geregelte Verhältnisse, die an die heutigen erinnern. So gab es ein unter der Herrschaft des byzantinischen Kaisers Justinian gut funktionierendes Postsystem, ausgedehnte, intensive Handelsbeziehungen, wodurch in größeren Ansiedlungen attraktive Märkte mit einem reichhaltigen Warenangebot abgehalten wurden, und ein Schulsystem, in dem in lateinischer Sprache das große und umfassende Wissen des Altertums gelehrt wurde. Dazu gehörten römische Krankenhäuser in allen Städten, in denen gut ausgebildete griechische Ärzte nach dem Prinzip der Säftelehre vorgingen und vorwiegend Pflanzenheilkunde anwandten, wie auch ein weitverzweigtes System von Kur- und Badeorten, in denen Warmwassertherapien, Massagen, Elektrotherapie und Chirotherapie praktiziert wurden. Geschwächt worden war dieses gut funktionierende Gemeinsystem schon seit einigen Hundert Jahren durch Feldzüge feindlicher Armeen, Banden von Abenteurern und Banditen. Nun aber brach es in einer Seuchenkatastrophe völlig zusammen und machte der primitiven Brache Platz, die wir das Frühmittelalter nennen.

Die einzige zivilisatorische Kraft in dieser Zeit bildeten die ersten christlichen Klöster. Es war die Zeit der großen Missionierungen, in denen ein römischer oder irischer Missionar nach dem anderen von unseren Vorfahren abgeschlachtet wurde. Trotzdem wuchsen die christlichen Zellen allerorts und erreichten binnen weniger Jahrhunderte auch den letzten Ort im abgelegensten Winkel Europas. Wenn man heute über unseren Kontinent reist, wird man keine größere Ortschaft entdecken, in der nicht das Symbol des Kreuzes auf einem Kirchturm das Häusermeer als Herrschaftszeichen überragt. Ein Dorf wurde ohne Kirche undenkbar – und ist das im Wesentlichen bis heute geblieben. Darauf weist schon die Redensart »die Kirche im Dorf lassen« hin. Man kann alles infrage stellen, überspannte Ideen erkennt man aber daran, den zentralen Stellenwert der Kirche infrage zu stellen.

Die Bedeutung des Christenkreuzes

Das christliche Kreuz unterscheidet sich von allen anderen historischen Kreuzformen, die in vielen, selbst den ältesten Kulturen gefunden werden, dadurch, dass der Querbalken nicht in der Mitte, sondern etwas oberhalb davon angebracht ist. Das Christenkreuz oder lateinische Kreuz ist für unsere Kultur mindestens so bedeutungsvoll wie das Yin-Yang-Symbol für die chinesische Kultur. Es ist als religiöses Zeichen vom uralten gleichschenkeligen sogenannten Richtungszeichenkreuz abgeleitet und ein Zeichen für Schicksal und Tod und Hingabe. Sein Querbalken ist dem Himmel näher. Das erinnert an den menschlichen Körper mit ausgebreiteten Armen, die dem Kopf als Ausdrucksorgane auch näher sind als dem Körperstamm und den Beinen. Es erinnert an das Kreuz, an dem Jesus erhöht wurde und an dem er starb.

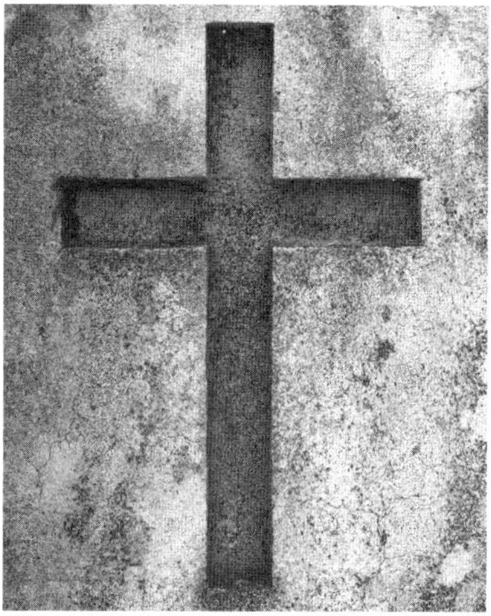

Das Kreuz, an dem Jesus starb, ist Sinnbild für das Kreuz, das jeder Mensch in seinem Leben zu tragen hat, und zugleich für das, an dem sich die Seele aufrichtet, um zu wachsen.

Der christliche Mensch richtet sich in seinem Streben nach oben. Dabei wird ihm leicht das Leben zum »Kreuz«, dem Symbol der Hindernisse, die er umschiffen muss, der Bürde, die er tragen muss, der Pläne, die durchkreuzt werden. So wie das menschliche »Kreuz«, die Wirbelsäule, den Körper trägt, gibt es das seelische »Kreuz«, das jeder zu tragen hat, sein Schicksal. Wenn der Mensch betet, sich also an Gott wendet, bekreuzigt er sich vorher und nachher, hält die Hände entweder in einer nach oben zeigenden Geste aneinander oder überkreuzt die Finger. Das Kreuz wird auf der Stirn, über dem Mund und über dem Herzen geschlagen als Ausdruck des dreifaltigen Gottes. Der Priester, der Mönch und mitunter auch der Gläubige steht beim Gebet mit geschlossenen Beinen da, öffnet betend die Arme und richtet den Blick nach oben. Er umarmt die Welt, während sein ganzer Körper Kreuzgestalt annimmt. Diese Körperhaltung wird durch das Christenkreuz versinnbildlicht, und da es für alle sichtbar außen am Gotteshaus ganz oben angebracht wird und bis in die Landschaft hineinweist, wird es auch als oberste Pflicht und als Ziel der Christengemeinschaft erklärt, die unter ihm ihrem Tagwerk nachgeht.

Gelebtes Christentum als überlegene Zivilisationsform

Der Siegeszug des Christentums in Europa ist eine Folge des Untergangs der griechisch-römischen Kultur. Die Erklärung dafür ist meist eine medizinische: Das Immunsystem des Römischen Reiches sei zusammengebrochen, die Abwehrmechanismen gegen die feindlichen Barbaren versagten. Der Wiederaufbau der Zivilisation findet dann durch Menschen statt, deren Wahlspruch es ist zu beten, zu arbeiten und zu lesen. Diese drei Grundprinzipien des Benedikt von Nursia (gestorben 547), dem Vater des abendländischen Mönchstums, sind so etwas wie ein Heilkonzept für die abendländische Kultur und heute aktueller denn je. Denn unsere heutige Zeit hat einige Gemeinsamkeit mit der Kultur des alten schwächelnden Rom. Sehr vieles an altem Wissen war vergessen worden, deshalb Benedikts Aufforderung an seine Mönche, wieder zu lesen. Man hatte den Glauben an höhere Werte verloren, deshalb sollte man in regelmäßigen Abständen beten. Und man hatte sich zu sehr auf den Errungenschaften der Vergangenheit ausgeruht und war faul und untätig geworden. Das »Ora et labora et lege« war nirgendwo

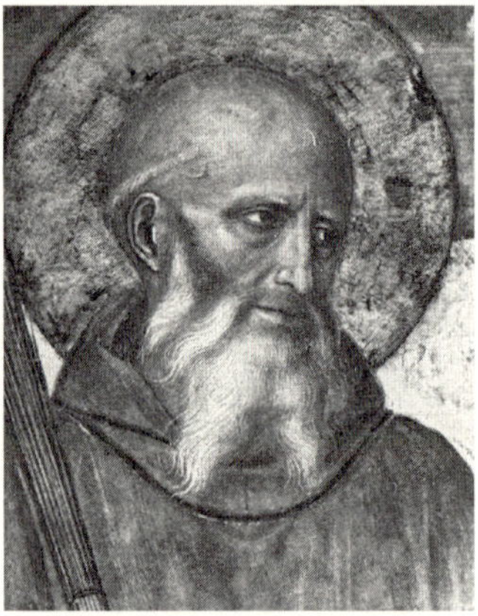

Der heilige Benedikt von Nursia

erfolgreicher als in Deutschland. Dieses benediktinische Prinzip bildet die Wurzel der Arbeitsethik der Deutschen und hat das Volk der Dichter und Denker geschaffen. Nicht zufällig entstanden aus diesem Prinzip auch im Bereich der Medizin die aufregendsten Entwicklungen, an denen deutsche Ärzte und Forscher einen großen Anteil hatten.

Im 36. Kapitel seiner Ordensregel schreibt Benedikt: »Die Sorge für die Kranken steht vor und über allen anderen Pflichten.« Wie diese Sorge nun auszusehen hatte, beantwortete Cassiodor, Ordensbruder und Bibliothekar Benedikts. Er empfahl den Mönchen, sich die Eigenschaften der Kräuter und der Mischungen der Arzneien anzueignen. Dabei empfahl er die »Materia medica« des Dioskorides, entstanden um 70 n. Chr., die Schriften von Hippokrates und Galen, den bedeutendsten Ärzten der Antike, und die Naturenzyklopädie »Naturalis historia« des Plinius Secundus des Älteren, gestorben beim Ausbruch des Vesuv im Jahre 79. Die Benediktiner stellten sich also von Anfang an in die griechisch-römisch-ägyptische Tradition und versuchten, deren Heilwissen fortzusetzen. Dem entgegen stand aber die Auffassung ihres babylonisch-assyrisch-jüdisch geprägten Glaubens, alles komme von Gott und Krankheiten seien eine Strafe Gottes. Das Mutterkloster der Benediktiner stand am Monte Cassino und wurde 529 gegründet. Dieses Datum markiert den Beginn der Mönchsmedizin.

Das Lorscher Arzneibuch

Das älteste heute noch bekannte Werk der Klosterheilkunde ist das sogenannte »Lorscher Arzneibuch«. Um 795 angelegt, kam es um das Jahr 1000 in den Besitz der Pfalz Ingelheim und wurde von Kaiser Heinrich II. dem Stift des Bamberger Doms geschenkt. In dessen Bibliothek findet man es heute noch. Verfasst von einem unbekannten Mönch, beinhaltet es zahlreiche Rezepte, die uns an die zum Teil haarsträubenden Mischungen des Altertums erinnern. Wo wir im alten Ägypten noch Therapien wie ein in Öl aufgekochtes Gemisch zu gleichen Teilen von Fersen abessinischer Laufhunde, Dattelblüten und Eselshufe finden, wartet auch das Lorscher Arzneibuch mit entsprechenden Empfehlungen auf: Gegen Fußgeschwüre »hilft die warme Asche von Nacktschnecken«. Leidet man an Schmerzen der Fußknöchel, so nehme man »eine mit Öl zerriebene Maus«, sie nimmt die Schwellung. Hat man sich dagegen einen Fremdkörper in der Haut zugezogen, so lege man »eine lebendig zerrissene Maus auf«. Das Buch scheint unter den Ordensbrüdern des Verfassers einigen Widerspruch hervorgerufen zu haben, denn statt einer Einleitung findet sich schon zu Beginn folgende Rechtfertigung: »Ich bin genötigt, denen zu erwidern, die sagen, ich hätte dieses Buch unnützerweise geschrieben, indem sie behaupten, darin stehe nur wenig Wahres geschrieben. Jedoch wie taub hörte ich nicht auf ihre Worte, weil ich die Notlage der Hilfsbedürftigen für wichtiger ansah als den Tadel derer, die gegen mich tobten.«

Das Buch stellt die Frühform der Mönchsmedizin dar und ist in manchen Abschnitten noch wenig mehr als eine wahllose Aneinanderreihung von Rezepten. Es behauptet auch nicht, alle Krankheiten heilen zu können, da auch Krankheiten und ihre Heilung in den Einflussbereich Gottes fallen: »Denn aus drei Ursachen wird der Leib von Krankheiten befallen: aus einer Sünde, aus einer Bewährungsprobe und aus einer Leidensanfälligkeit. Nur dieser letzteren kann menschliche Heilkunst abhelfen, jenen aber einzig und allein die Liebe der göttlichen Barmherzigkeit.«

Trotzdem finden wir schon Rezepte, die auch aus heutiger Sicht Bedeutung haben und an die Kräutermischungen des Ayurveda erinnern. So gibt es das Konzept der Krankheitsvorbeugung mittels die Verdauung anregender Kräutersäfte. Diese werden jedem Monat im Jahreskreis zugeordnet.

Welchen Trank wir in den einzelnen Monaten verwenden sollen

Januar:	Ingwer, Rhabarber
Februar:	Odermennig, Eppichsamen
März:	Raute, Liebstöckel
April:	Betonie, Kleine Bibernelle
Mai:	Wermut und Fenchelsamen
Juni:	Salbeiblüte und Säbenbaum
Juli:	Eppichblüte und Weinblüten
August:	Polei
September:	Meerkostwurz und Mastix
Oktober:	Gewürznelke und Pfeffer
November:	Zimt
Dezember:	Narde

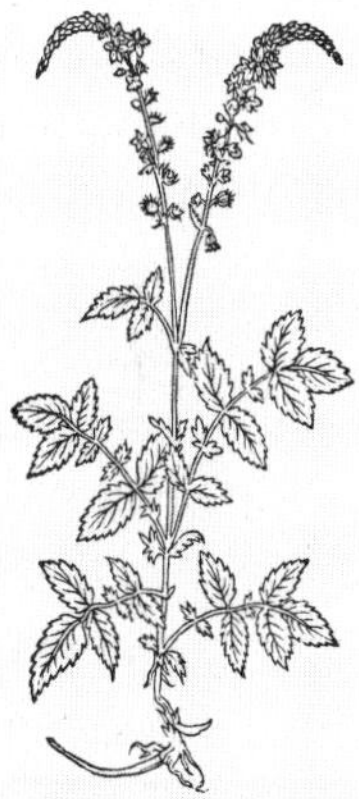

Odermennig

Davon erhalten hat sich heute eigentlich nur die Angewohnheit, Gewürznelken, Pfeffer und Zimt in der Weihnachtsbäckerei zu benutzen. Ähnlich verhält es sich mit den »Lautertränken«, also entschlackenden Säften. Diese werden der Jahreszeit zugeordnet:

Vorfrühlingstrank (März bis Mitte April): Liebstöckelblätter, Brunnenkresse, Fenchel, Schwarzer Nachtschatten, einige Pfefferkörner, Honig. Daraus einen Trank mit Honig bereiten und jeden Morgen trinken.

Frühlingstrank (Mitte April bis Mitte Juni): Gamander und Bibernell, Batunge und Odermennig, Schafgarbe und Ochsenzunge, Engelsüß, Pfeffer und Honig.

Sommertrank: Wermut und Poleiminze, Tausendgüldenkraut, ein wenig Mastix und genügend Honig. Daraus einen Trank bereiten.

Herbst- und Wintertrank (Mitte September bis Mitte März): Ingwer, Kostwurz, Narde, Gewürznelke, Zimt, genügend Pfeffer.

Genauere Angaben über die Mischungsverhältnisse fehlen. Man wird sich aus heutiger Sicht darauf beschränken, einige Blütenblätter und Stängel der einzelnen Pflanzen in den Entsafter zu geben und Obstsäften beizumischen. Der zum Teil herbe bis bittere Geschmack stimuliert den Fluss der Körpersäfte. So eine Entschlackungskur, angepasst an die Natur und die Pflanzen, die sie im Jahreskreis anbietet, ist auch naturgemäß und wird zur Nachahmung empfohlen!

Wie man sich ernähren soll

Ungemein aktuell sind die Empfehlungen zu den einzelnen Nahrungsmitteln. Wir wissen heute, dass eine zunehmende Anzahl von Kindern an Kuhmilchunverträglichkeit leidet. Das kann nicht weiter verwundern, wenn schon im »Lorscher Arzneibuch« steht: »Milch ist für gesunde Menschen. Wenn einer rohe Milch trinken will, mische er Honig, Met oder Wein dazu.« Dadurch wird der Milch die Schärfe genommen. Auch vom Käse, der ja meistens aus Kuhmilch gemacht ist, heißt es, er belaste »Gesunde sehr« – und tatsächlich ist nur Frischkäse einigermaßen gut verdaulich.

Auch im frühen Mittelalter hat es offenbar schon ausreichend feines Weizenmehl gegeben. Auch von diesem wird strikt abgeraten. Gut gesäuertes Mischbrot ist bekömmlicher. Bei den einzelnen Fleischsorten wird Geflügel mit dem interessanten Hinweis empfohlen, dass es »trockener« sei als das schwer verdauliche Rindfleisch oder das Schweinefleisch, von dem nur die Lendenstücke – und nur nach einer frischen Schlachtung – verdaut werden könnten. Unter den Vierfüßlern seien überhaupt nur Lamm und Hammel empfehlenswert. An dieser Einschätzung hat sich in den folgenden Jahrhunderten eigentlich wenig geändert. Mit dem Begriff »trocken« kommt aber schon die Vier-Elemente-Lehre des Altertums zum Zug. In einem feuchten und kalten Klima kommen Gesundheitsstörungen aus einem Übermaß des Feucht-Kalten zustande, und um dieses Ungleichgewicht auszugleichen, empfiehlt es sich, entsprechende Nahrungsmittel zu essen. Das erklärt, warum Bier etwas weniger bekömmlich ist als Wein. Das Produkt der Weinrebe trocknet und wärmt, während Bier durch die kalte Eigenschaft der Gerste eine innerliche Kälte verstärken kann. Auch bei den Fischen sehen wir, dass Forelle, Hecht und Plattfisch bekömmlich sind, Aale aber nur dann, wenn sie auf rauem Kies gelebt haben oder von felsigen Stellen gekeschert wurden, und auch nur, wenn man sie am Spieß gebraten hat. Ganz schlecht verdaulich aber sind die kalten und Schleim bildenden Austern.

Aus heutiger Sicht interessant ist auch, dass die meisten Früchte nur dann empfohlen werden können, wenn sie ausgereift sind. Die tägliche Erfahrung zeigt, dass die heute vielfach im Supermarkt angebotenen Früchte unreif geerntet und durch lange Lagerung »gereift« wurden. Diese Art von Früchten lehnt das »Lorscher Arzneibuch« völlig ab. Vielleicht bietet sich hier eine gute Erklärung für die wachsende

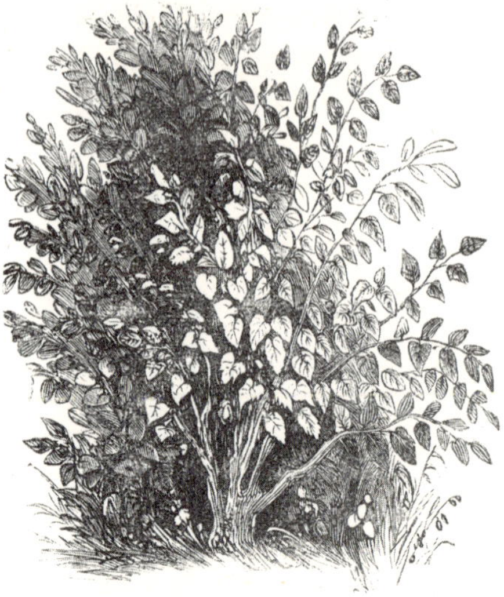

Haselstrauch

Anzahl von Allergien auf Früchte. Auch die Haselnuss, die heute, was Allergien betrifft, nach der Kuhmilch und dem Weizen die dritte Stelle einnimmt, wurde schon damals, im Frühmittelalter, als nur verträglich angesehen, wenn sie nicht mit anderen Zutaten gemischt ist. Die Herstellungspraxis heute ist dem gerade entgegengesetzt. Ein weiteres Obst, das heute als unverträglich gilt, ist die Erdbeere. Kein Wunder: Erdbeeren sind kalt und Schleim bildend und eher etwas für trockene und heiße klimatische Verhältnisse. Wenn Sie in der kühlen und feuchten Jahreszeit einen Atemwegsinfekt entwickeln mit rauem Hals und laufender Nase, sollten Sie deshalb auch getrocknete Feigen, die wärmen und trocknen, kauen. Probieren Sie es einmal, und Sie werden sehen, dass damit die »feuchte und kalte« Krankheit milder verläuft.

Probate Mittel für heute

Wenn heute ein Mönch in einem benediktinischen Kloster mit Klostergarten stürzt und sich dabei eine Prellung zuzieht, wird er nur selten den Arzt aufsuchen. Stattdessen holt er sich aus dem Garten ein Kraut mit dem Namen Comfrey, schneidet es klein und legt es auf die verletzte Stelle. Es ist, wie mir eine Nonne einmal begeistert versicherte, ein Wundermittel, das die Wirkung von Diclofenac-Gel weit übertrifft. Man bekommt keine blauen Flecke, der Schmerz lässt schnell nach, und bald spürt man nichts mehr von seiner Verletzung. Comfrey ist eine Beinwellart, die eigentlich nur in England wächst. Wenn man weiß, dass die Benediktinermönche unter Bonifatius, Willibrord, Willibald, Wunibald und Walburga, die den mitteldeutschen Raum im 8. Jahrhundert missionierten, allesamt aus England stammten, spürt man den Hauch der Geschichte, der damals Comfrey in deutsche Klostergärten wehte und dort heute noch nützlich ist. Beinwell wächst in anderen Spielarten auch bei uns und ist von ähnlicher Wirksamkeit.

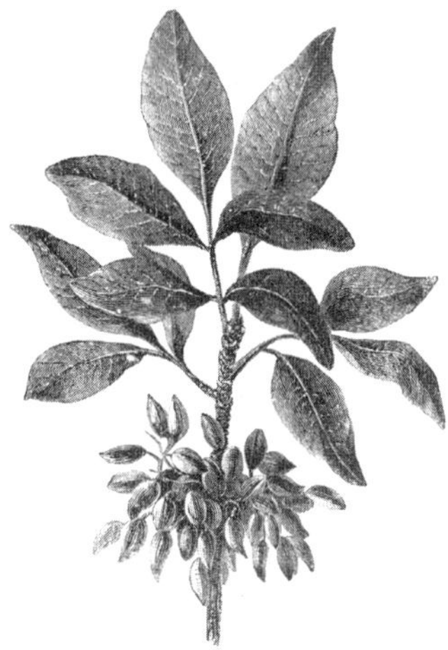

Die Terebinthe, aus der Terpentin gewonnen wird

Einige Empfehlungen des »Lorscher Arzneibuches« haben sich bis zum heutigen Tag erhalten und sind auch in der Schulmedizin und in Krankenhäusern vielfach noch in Gebrauch, so zum Beispiel das sogenannte »Zugpflaster«. Es hilft gegen *Fisteln, Verwundungen (durch Stoß oder Hieb), Warzen, alle (künstlich gesetzten) Brände und viele andere Leiden.* Man streicht es auf ein Leinentuch und bindet es um die betroffene Stelle. Man kann es selbst herstellen: Etwa $^{1}/_{2}$ kg (453,6 g) Harz, etwa $^{1}/_{2}$ Pfund Wachs, 2 Unzen (1 Unze = 28,35 g) Terpentin bzw. etwas mehr oder weniger. Auf kleiner Flamme erwärmen, mit kaltem Wasser spülen, Wasser auspressen, zu einem Teig formen und verwahren.

Ein probates Mittel gegen *Magenkrämpfe, Darmkoliken, Nierenkoliken oder Blasenkoliken* ist die folgende, milde und völlig ungefährliche altertümliche Mischung.

Heilmittel des Valerius Probus

1 Teil Alant, 3 Teile Fenchelsamen, 2 Teile Pfeffer in Honig einrühren und kühl aufbewahren, davon ein Stück von Haselnussgröße in warmem Wein zum Trinken geben.

Durchaus empfehlenswert bei *Schnupfen* mit verstopfter Nase oder gar Nasennebenhöhlenentzündung ist ein Rezept zur »Kopfreinigung«: 2 Esslöffel Senf in eine Schale Wein einrühren, erwärmen und längere Zeit im Mund halten, ausspucken, Schleim abfließen lassen.

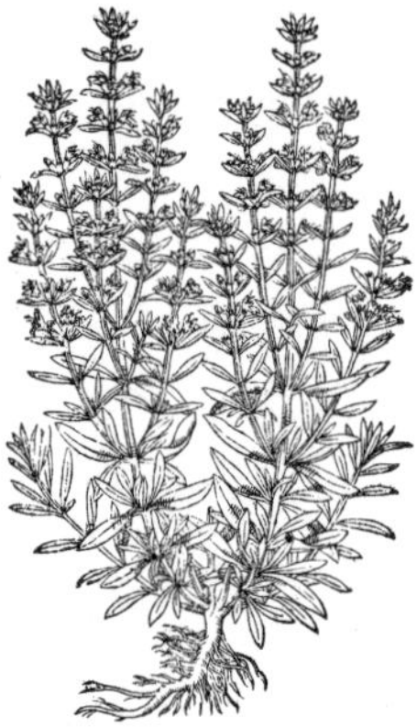

Ysop

Auch das Rezept gegen *chronischen Husten* kann heute noch uneingeschränkt empfohlen werden:
1 g Andorn, 1 g Ysop, 12 g Ingwer in genügend Honig einrühren und kühl aufbewahren. Ein haselnussgroßes Stück davon in eine halbe Flasche weißen Wein einrühren, aufkochen, abkühlen lassen, lauwarm einen Becher abends schluckweise trinken.

Kenner der Hildegard-Medizin werden diese Rezepte, bei denen Heilkräuter in Wein eingelegt und aufgekocht werden, kennen. Durch das Erwärmen verliert sich der Alkoholgehalt, weshalb sich diese Rezepte aufgrund der geringen Mengen auch für Kinder eignen.

Diese alten Heilmittel haben Ihnen nun den Stand der Medizin im frühen Mittelalter etwas näher gebracht. Es war dies eine Medizin auf der Basis noch relativ weniger erhaltener Handschriften einer versunkenen Kultur. An Qualität konnte sie sich noch keineswegs mit den Verordnungen der griechischen Ärzte im römischen Dienst messen, denn es fehlte noch ein System der Heilkunst – und an Erfahrung. Das frühe Mittelalter war eine Gründerzeit, in der die zerstörte soziale Infrastruktur innerhalb einzelner Klostermauern wieder aufgebaut wurde. Im Kloster Reichenau am Bodensee entstand damals um 830 der »St. Galler Klosterplan«, der zur Bauskizze für viele andere Klöster werden sollte. Er zeigt das Krankenhaus als eigenes Gebäude innerhalb der Klostermauern, außerdem einen Kräutergarten und eine Apotheke. Bis ins 12. Jahrhundert wuchsen diese ersten bescheidenen Gehversuche zu großen, umfassenden, systematisch angelegten botanischen Gärten für Heilpflanzen heran, die den Vergleich mit heutigen universitär angelegten Gärten nicht zu scheuen brauchen. Die Klöster wurden zu Keimzellen einer immer stärker wachsenden Anwendungspraxis auch in der Zivilbevölkerung. Wer seine Speisen mit Heilpflanzen würzen wollte, holte sich Sämereien aus den Klöstern.

Die Heilkunst der Mönche als Produkt des Hochmittelalters

Eine Mönchsmedizin im Rang einer Wissenschaft entstand im 11. Jahrhundert erst durch den glücklichen Umstand, dass ein Mönch mit dem Namen Constantinus Africanus, ein Nordafrikaner, der seine erste Lebenshälfte als Händler von Arzneipflanzen im Mittelmeerraum zugebracht hatte, in das benediktinische Mutterkloster Monte Cassino eintrat. Er war der Erste, der das Heilwissen des Altertums wiederbelebte, zahlreiche griechische und arabische Werke der Medizin ins Lateinische übersetzte und damit in der medizinischen Schule von Salerno erstmals eine systematische, auf hohem Niveau arbeitende Kräuterheilkunde begründete. Am deutlichsten tritt sie im »Macer floridus« zum Vorschein, einem Kräuterhandbuch mit einer Beschreibung von 85 Heilpflanzen, das für den Rest des Mittelalters das maßgebliche Lehrbuch zum Thema bleiben sollte. Der »Macer« scheint einige Jahre nach dem Tod des Constantinus im Jahre 1087 verfasst worden zu sein von einem Odo Magdunensis. Dieses Buch fällt in die Spätphase der Mönchsmedizin, die eigentlich im Jahre 1130 endet, als auf dem Konzil von Clermont den Mönchen jede ärztliche Tätigkeit, insbesondere die Chirurgie, vom Papst verboten wurde, da die ersten Universitäten das Privileg erhielten, Ärzte zu schulen. Hildegard von Bingen, die schwäbische Äbtissin, verfasste ihre Schriften, die »Physica« und »Causae et curae«, um 1160 – in einer Zeit, in der sie selbst nicht mehr ärztlich tätig werden konnte. Ihr Werk wurde in göttlicher Inspiration empfangen und wirkt aus heutiger Sicht wie eine Kombination von verschiedenen Heilmethoden des Altertums und der Volksmedizin ihrer Zeit. Abgesehen davon, dass Hildegard Äbtissin war und neben zahlreichen anderen Heilmitteln, die von Edelsteinen bis Tierfellen reichen, auch die Heilkräuter aus dem Klostergarten einsetzt, ist ihre medizinische Lehre keine Mönchsmedizin und blieb im Mittelalter weitgehend unbekannt. Der »Macer floridus« dagegen wurde in der Zeit der ersten Gründung medizinischer Universitäten zu einer der einflussreichsten Schriften bis in die Zeit der Renaissance. Seine Bedeutung liegt

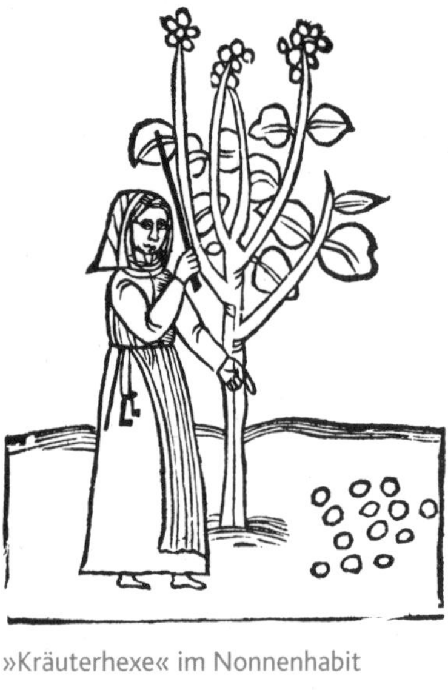

»Kräuterhexe« im Nonnenhabit

in seiner Praxisnähe. Er führt nur in deutschen Klöstern erhältliche Heilpflanzen an. Neu ist auch die konsequente Einteilung heimischer Heilpflanzen nach ihren Eigenschaften. Dabei fällt sogleich auf, dass die Natur in unseren kühlen und feuchten Regionen zum Großteil wärmende und trocknende Arzneien anbietet, ein erster Hinweis auf die später zu besprechende »Signaturenlehre«: Die Natur lässt dem Menschen jene Pflanzen wachsen, die er bei Erkrankung anwenden soll. Wer dieses Signum, dieses Zeichen der Natur, erkennt, findet den Weg zur richtigen Pflanze und wird gesund.

Wärmende und trocknende Pflanzen
Aloe, Andorn, Bertram, Bohnenkraut, Brennnessel, Dill, Dost (Origanum), Eberraute, Fenchel, Galgant, Gewürznelke, Haselwurz (Asarum), Ingwer, Iris, Kamille, Katzenminze, Kerbel, Knoblauch, Kresse, Kümmel, Lavendel, Liebstöckel, Meisterwurz, Minze, Nieswurz, Pfeffer, Pfingstrose, Poleiminze, Quendel, Rauke, Raute, Senf, Weihrauch, Wermut, Ysop, Zypergras, Zimt

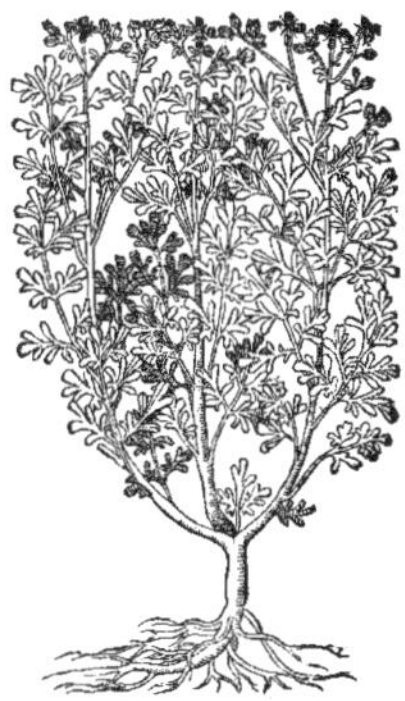
Raute

Kühlende und trocknende Pflanzen
Koriander, Mohn, Rose, Sauerampfer, Spitzwegerich

Kühlende und befeuchtende Pflanzen
Burzelkraut, Lattich, Melde, Veilchen

Wärmende und befeuchtende Pflanzen
Alant

Wer diese Eigenschaften der Pflanzen gezielt nutzen will, muss auf das vorherrschende medizinische System des Altertums zurückgreifen. Es handelt sich dabei um die Humoralpathologie oder Säftelehre, die im Wesentlichen vom Leibarzt des römischen Kaisers Marc Aurel, Galen, geprägt wurde.

Die Säftelehre des Galen

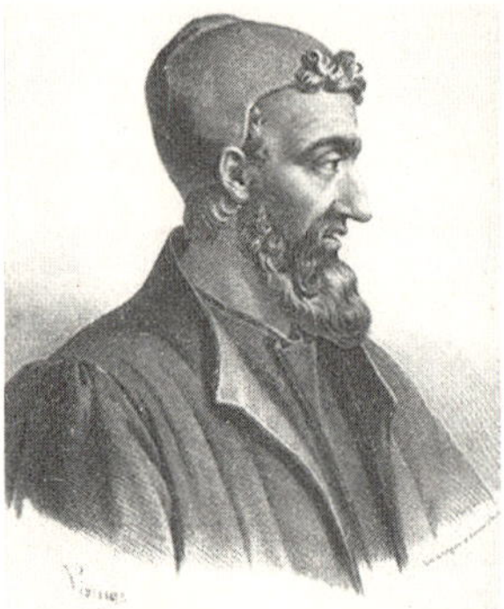

Galen

Claudius Galenos von Pergamon (129–199 n. Chr.) war der Sohn eines griechischen Mathematikers und Architekten in Pergamon in der heutigen Türkei. Er begann bereits mit 14 Jahren, Philosophie und Mathematik zu studieren. Seine Lehrer waren Aristoteles und dessen Schüler Theophrastus. Medizin studierte er in Smyrna, Korinth und Alexandrien. Er zog dann nach Rom, wo er sich als Gladiatorenarzt schnell einen Namen machte und zum Leibarzt der römischen Kaiser Marcus Aurelius Antonius und Lucius Aurelius Verus ernannt wurde. Er bekleidete bis zu seinem Tod am Hofe eine hervorragende Position und galt als größter Geist seiner Zeit.

Seine »Humoralpathologie« nutzt das Gedankengut der damals einflussreichsten medizinischen Schriften, darunter das Werk des Hippokrates, des Artemidorus Kaption, des Kallimachos, des Dioskorides Phakas und Erotianus. Es gelang Galen aber, aus verstreuten Gedanken und Einzelkonzepten ein schlüssiges Gesamtmodell der menschlichen Gesundheit und Erkrankungsweisen zu entwickeln, bei denen die vor seiner Zeit entstandenen Qualitäten-, Elementen- und Säftelehren vereint wurden. Der Arzt und Naturphilosoph Empedokles hatte ja schon im 5. Jahrhundert v. Chr. seine Vier-Elemente-Theorie (Feuer, Luft, Wasser, Erde) vorgelegt, denen er die Eigenschaften warm-trocken, warm-feucht, kalt-feucht und kalt-trocken zuordnete.

Die Lehre der vier Elemente

Galen stellte fest, dass auch der Körper des Menschen von diesen vier Elementen regiert wird und dass es unter diesen Elementen zu Ungleichgewichten kommen kann, der Dyskrasie. Er stellte sich vor, dass es vier Körpersäfte gebe: Blut, Schleim, gelbe Galle und schwarze Galle. Diesen Säften wurden die Elemente Luft, Feuer, Wasser und Erde sowie die vier Jahreszeiten (Frühling, Sommer, Herbst und Winter) zugeordnet. Der Frühling ist warm und feucht, also entspricht er dem Lebenssaft Blut. Der Sommer ist warm und trocken,

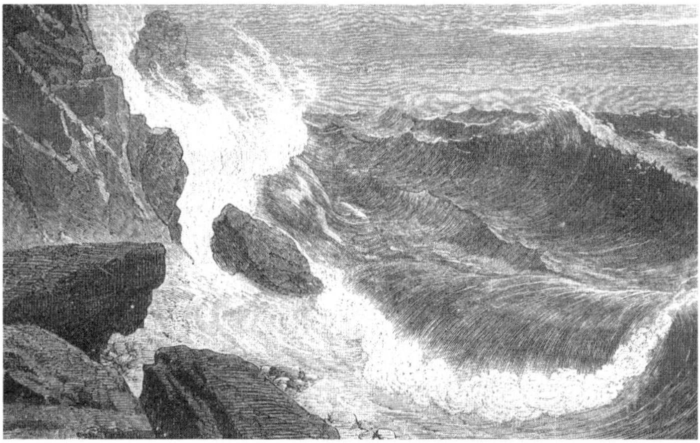

Die Elemente Wasser, Erde, Luft

hier herrscht die gelbe Galle vor. Im Herbst regiert die Melancholie der schwarzen Galle, während der Winter schleimbildend ist. Aus Galens Lehre entstand später die Lehre von den durch die Körpersäfte bestimmten Temperamenten – nämlich das des Sanguinikers (Blut), des Phlegmatikers (Schleim), des Cholerikers (gelbe Galle) und des Melancholikers (schwarze Galle). Allerdings findet man keines dieser Temperamente in Reinform. Jeder macht im Laufe des Lebens eine Entwicklung durch, die ihn in der Regel vom Phlegmatiker über den Sanguiniker und Choleriker zum Melancholiker bringt. Warum das so ist? Es hat etwas mit Reifungsprozessen und der normierenden Lebenserfahrung zu tun – und mit einer gesunden Reaktion auf die einzelnen Lebensstadien. Wenn Sie zum Beispiel ein Baby sind, haben Sie als Ungeduldiger, der etwas erreichen will, ein schweres Leben. Denn schließlich liegt der Sinn dieses Stadiums darin, eine ungestörte Ausreifung des Nervensystems zu ermöglichen und zu wachsen. Deshalb sind die glücklichsten Babys die Phlegmatiker. Wenn Sie dagegen im besten Mannes- oder Frauenalter sind und gerade eine Firma gegründet haben, brauchen Sie das genaue Gegenteil, nämlich die rastlose Energie und Betriebsamkeit des Cholerikers – und mitunter auch sein erregbares und verletzendes Temperament –, um etwas zu bewegen. Das Baby ist feucht und kühl, der Unternehmer heiß und trocken. Dass gerade der feuchte und warme Sanguiniker mit seinem liebenswerten, entspannten Charakter

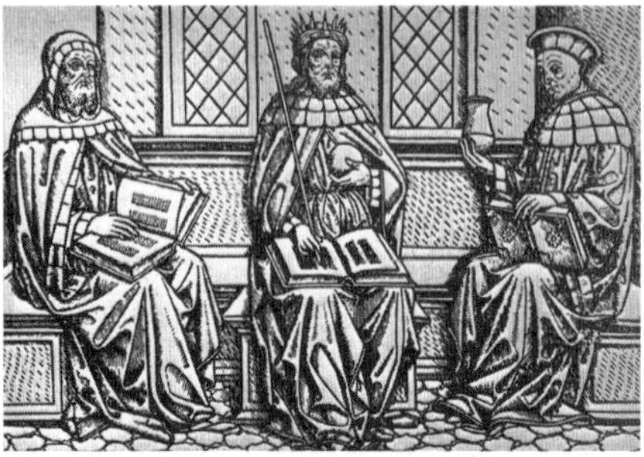

Galen, Avicenna und Hippokrates (von links nach rechts)

besonders den jungen Erwachsenen kennzeichnet, wird keinen verwundern, denn in diesem Stadium hat die Natur das Liebeswerben angesiedelt. Genauso wundert es uns nicht, wenn der kalte und trockene Melancholiker in den Herbst und Winter des Lebens fällt. Er hat durch den Alterungsprozess und alle möglichen verletzenden Erfahrungen allen Grund, die Dinge etwas schwärzer zu sehen und misstrauisch zu sein.

Wie Sie dieses Wissen anwenden können

Bei der Säftelehre handelt es sich um Basiserkenntnisse zum menschlichen Charakter, die mehr oder weniger bei allen Menschen zutreffen werden. Ähnlich steht es mit den körperlichen Eigenschaften der einzelnen Grundkonstitutionstypen. Wenn Sie mit Schmerzen zum Arzt gehen, wird darauf aber keine Rücksicht genommen. Sie bekommen in jedem Fall ein Medikament, das Entzündung, also Wärme aus dem Körper nehmen soll, nämlich Schmerzmittel wie Aspirin, Ibuprofen oder Diclofenac oder gar das entzündungshemmendste Medikament auf dem Markt: Kortison. Diese Substanzen führen dann bei Cholerikern und Sanguinikern, die viel innere Hitze haben und zu Entzündungsreaktionen neigen, durchaus zu einer Verbesserung der Beschwerden, denn sie führen praktisch im alten Sinne Kälte zu. Sollten Sie aber das Pech haben, Phlegmatiker oder Melancholiker zu sein, wird Ihnen zu der Kälte, unter der Sie leiden, noch Kälte zugefügt, und Sie werden sogenannte Nebenwirkungen wie Blutdruckabfall mit Frösteln, kalten Schweiß, Schwindel oder Schwäche verspüren – alles Reaktionen, die Sie auch bei Fehlanwendung der alten Säftelehre erlebt hätten, zum Beispiel wenn Ihnen der Arzt einen kalten

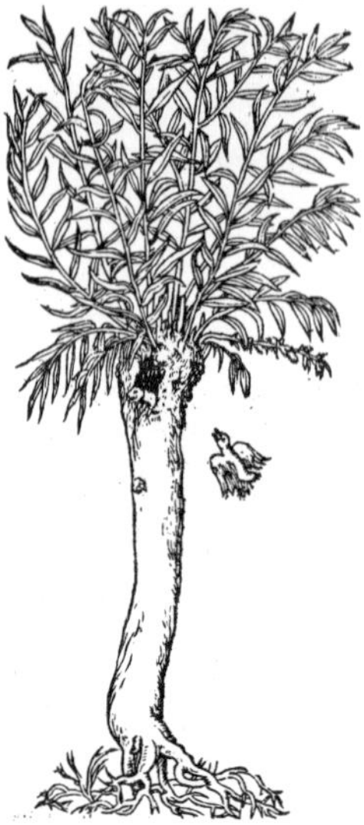

Aus der Rinde der Weide wird Salicylsäure gewonnen.

Einlauf gemacht hätte. Dass es an solchen Fehleinschätzungen nicht gemangelt hat, wissen wir. Die unkritische Anwendung der Säftelehre durch pausenlos zur Ader lassende Therapeuten – und das vor allem im kalten und trockenen Stadium des Melancholikers – war auch ihr Niedergang.

Ob man bei Schmerzen kalte oder warme Umschläge machen soll, kann Ihnen heute kein Schulmediziner mehr beantworten. Es fehlt schlicht das Wissen, das vor 100 Jahren noch selbstverständlich war. Stattdessen rätselt man heute an einer neuen Krankheit wie der Fibromyalgie herum, bei der man sich wundert, dass Schmerzen auch ohne Entzündungszeichen im Körper möglich sind. Wer die Säftelehre verstanden hat, weiß dagegen, was diesen Patienten fehlt und warum die am häufigsten angewandten Schmerzmittel bei ihnen keine Wirkung zeigen können. Klüger sind jene Fibromyalgie-Patienten, die regelmäßig ein warmes Quellbad aufsuchen. So hatten es schon die alten Römer gemacht, wie archäologische Funde im süddeutschen Raum vielfach beweisen. Der Melancholiker profitiert von diesen Bädern am meisten.

Die richtige Mischung der Körpersäfte

Ziel der humoralpathologischen Therapie war es früher, eine gute Mischung der Körpersäfte zu erzielen. Um das Überwiegen eines Elementes, eines Saftes oder einer Qualität zu vermeiden, wurde zur Ader gelassen, geschröpft, Erbrechen oder

Niesen herbeigeführt, die Urinausscheidung gesteigert oder die Schweißbildung angeregt. Dabei kam es zwar zu häufigen Fehleinschätzungen und zu falschen Behandlungen, der Kern aber gilt heute noch. Paracelsus hat ihn gegen Ende des Mittelalters noch einmal griffig formuliert: »Wo die Natur einen Schmerz erzeugt, dort will sie schädliche Stoffe ausleeren. Und wo sie dies nicht selbst fertigbringt, dort mach ein Loch in die Haut und lasse die schädlichen Stoffe heraus.« Dieses Prinzip führte dazu, dass man Akupunktur und Moxibustion betrieb, ein Heilprinzip, das nach chinesischen Funden schon viele Jahrtausende alt sein muss: das Anstechen von Schmerzpunkten mit Nadeln und das Abbrennen von Beifußgewächsen in der Nähe der Haut. Der einzige Unterschied zwischen der Traditionellen Europäischen Medizin und der Traditionellen Chinesischen Medizin war der, dass man sich bei uns viel stärker auf das Lokalsymptom konzentrierte und tatsächlich Säfte ausleiten wollte.

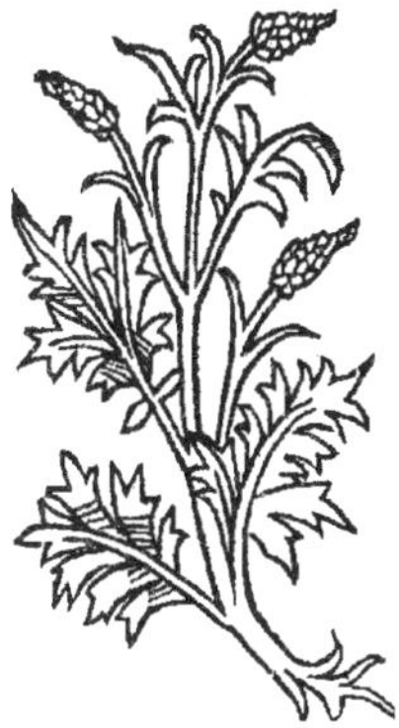

Beifuß

Wenn sich Eiter gebildet hat, dann ist das aus der Sicht jeder Medizin wichtig. »Ubi pus, ibi evacua« ist das Grundprinzip der Chirurgie, die schon im alten Ägypten hauptsächlich von den Badern und Friseuren ausgeübt wurde. Hatte man gerade einen Bart abrasiert, schnitt man daneben behände eine Pustel oder einen Abszess auf und verschaffte seinen Kunden damit Erleichterung. Ähnlich positiv ist das Schröpfen in der Schmerzbehandlung bis heute. Wenn man im Bereich des Schmerzortes Knubbel in der Unterhaut spürt, die sogenannten Myogelosen, hilft es, mit Akupunkturnadeln oder durch Erzeugen eines Unterdrucks mit dem Schröpfglas dort das »schlechte Blut«, wie man gerne sagt, abzulassen. Ist es einmal abgelaufen oder zumindest in die Haut vorgerückt und verursacht dort einen Bluterguss, sind meistens auch die Schmerzen verschwunden.

Diese Erkenntnisse einer »Dyskrasie« – eines falschen Mischungsverhältnisses der Körpersäfte – haben bewirkt, dass man im Laufe der Zeit immer beherzter Körperflüssigkeiten, die man als vergiftet empfand, zu entfernen versuchte. Dabei wurden die Regeln Galens wahrscheinlich häufiger missachtet als geachtet. Denn es ist im Prinzip falsch, jede Körperflüssigkeit von vornherein als etwas Auszuleitendes anzusehen. Nicht jeder profitiert davon, dass er schwitzt. Es kann nicht für jeden gut sein, drei Liter Wasser am Tag zu trinken, um eine ordentliche Urinausscheidung herbeizuführen. Diese heute noch so populäre Schrumpfform der Säftelehre, die gerade von Schulmedizinern noch mit großem Einsatz praktiziert wird, ist zu einseitig, um große Heilerfolge hervorzurufen. Das Reinhalten von Sekreten war den alten Ärzten heilig – nicht aber um den Preis einer übertriebenen Flüssigkeitszufuhr oder Überhitzung des ganzen Körpers.

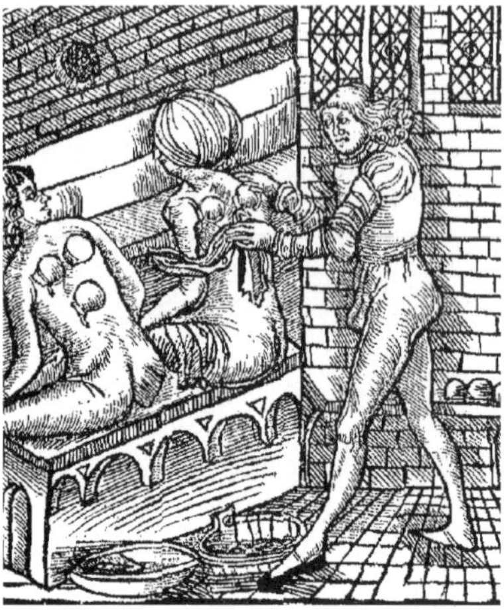

Schröpfer in einem mittelalterlichen Badehaus

Entschlackung – typgerecht

Im Bereich der Naturheilkunde gibt es neben der Vorstellung einer »Entschlackung« auch noch einen Überrest der Humoralpathologie, der im 17. Jahrhundert von dem Leidener Kliniker Franz de le Boe entwickelt wurde. Er nannte es seine »chemiatrische Theorie« von den in das Blut eindringenden Schärfen der Säure und der Lauge. Wie aktuell das Thema der »Übersäuerung« heute noch ist, sieht man in Apotheken und Drogerien, wo Sie sehr häufig mit dem Bild einer unglücklichen Zitrone und der Frage: »Sind Sie sauer?« empfangen werden.

Ausleitung ist die Entstauung eines Staugebietes mit der Ausscheidung der vorhandenen Schlackenstoffe am entsprechenden Ort nach draußen. Der Begriff der Schlacke in der Medizin ist relativ neu und stammt aus dem 18. Jahrhundert. Die Vorstellung einer innerlichen Vergiftung mit Abfallstoffen aber ist Paracelsus zu verdanken und streng genommen keine Säftelehre. Galen bezeichnete die Schlacke noch als Dyskrasie, also nur als fehlerhaftes Mischverhältnis zwischen den natürlichen Körpersäften. Seine Maßnahmen waren schonend und nur darauf ausgerichtet, einen Überschuss abzulassen.

Beim Sanguiniker, der dann, wenn er krank wird, einfach zu viel Blut hat, kann man es mit einem Aderlass versuchen. Schwieriger wird es schon beim Phlegmatiker, obwohl dort durch aufheizende und trocknende Maßnahmen jeder Art schon viel erreicht wird. Der Schleim, der ihn quält, kann auch durch gezieltes Spülen der Schleim bildenden Bezirke, vor allem der Nase, reduziert werden. Der Choleriker leidet an einem Überfluss an gelber Galle. Hier haben kühlende Maßnahmen Erfolg, zum Beispiel ein kühles Bad. Am anspruchsvollsten ist die Therapie beim Melancholiker, der zwar bis zu einem gewissen Grad auf Erwärmung reagiert, dabei aber keinesfalls ausgetrocknet werden darf. Deshalb sind gerade bei diesem Konstitutionstypen, bei dem man ein Übermaß an Schwarzgalle vermutete, das Erbrechen und der Einlauf von einer gewissen Bedeutung. Ersteres hat man heute fast ganz aufgegeben, denn abgesehen davon, dass herbeigeführtes Erbrechen eklig ist und das autonome Nervensystem belastet, greift die Magensäure Zähne und die Schleimhaut des Nasen-Rachen-Raums an und ist im Magen zu Verdauungszwecken besser aufgehoben. Anders steht es mit einem warmen Einlauf, der den trägen Darm des Patienten so gut regulieren kann, dass im Laufe der Geschichte so mancher von Einläufen abhängig zu werden drohte.

Die Bedeutung der »Konstitution«

Egal, unter welcher Missstimmung oder Krankheit Ihr Körper leidet: Es ist sinnvoll und hilfreich, die bei Ihnen derzeit vorherrschende Konstitution bei der Behandlung zu berücksichtigen.

Der Begriff der Konstitution wird manchmal missverständlich benutzt. Ein Individuum lässt sich nie ganz einem von vier Typen zuordnen. Wer das Denkmodell der Konstitution zu streng anwendet, wird immer wichtige Aspekte seiner Missempfindungen falsch therapieren. Auch kann sich das, was wir »Konstitution« nennen, mit der Zeit ändern. Meistens ist es aber trotzdem so, dass jemand eher fröstelt als ein anderer und dass für den mit der »kühlen Konstitution« Wärme ungleich größere Bedeutung hat als für den »Hitzigen«. Wenn man nun bei Heilpflanzen weiß, dass sie eher wärmen und trocknen, wird ihre Anwendung bei dem, der bereits warm und trocken ist, eher

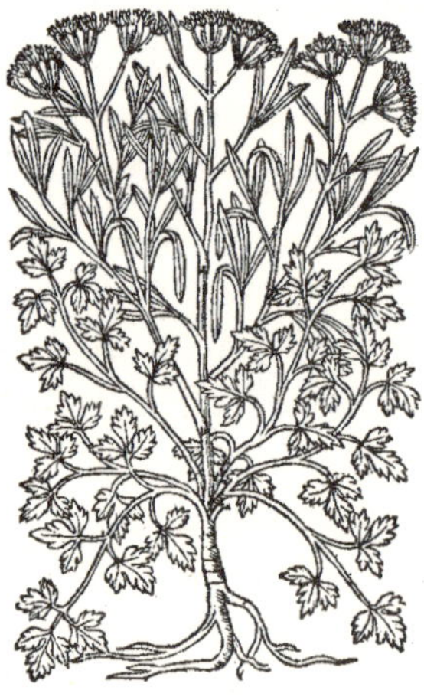

Die Petersilie als Beispiel einer wärmenden, trocknenden Arznei

Schaden hervorrufen. Dies erkannt zu haben, ist das große Verdienst Galens und anderer. Sich auf dieses Wissen neu zu beziehen, ist gerade heute bei der Beliebigkeit von Empfehlungen zur Kräutertherapie unbedingt notwendig, um nicht die ganze Heilmethode in Verruf geraten zu lassen.
Über die Konstitution hinaus kann auch eine Krankheit das Gleichgewicht der Elemente verschieben. Wie ist es z. B. bei Menschen mit chronischen Schmerzen? Wer kühl und trocken ist wie der Melancholiker, profitiert von warmen Wickeln oder Einläufen. Wer kühl und feucht ist wie der Phlegmatiker, findet eher bei der Wärmelampe, dem Heilwärmer® (einem Papierbeutel mit Eisenpulver, das sich durch Luftzutritt erwärmt) oder einem Saunabesuch Linderung. Wer seinen Konstitutionstyp erkannt hat, weiß von selbst, ob ihm Wärme oder Kälte, Trockenheit oder Feuchtigkeit im Bereich schmerzender Stellen hilft. Er kann aber auch nachschlagen, welche der in der Schmerztherapie üblichen Pflanzen und Speisen seinem Konstitutionstypen am nächsten kommen und bei ihm stärkere Wirkung haben werden.

Wer einmal die ihm zugrunde liegende Konstitution erkannt hat, wird auch bewusst in der Freizeit- oder Urlaubsplanung auf das, was ihm guttut, Rücksicht nehmen. Deshalb ist auch für einen Phlegmatiker der Aufenthalt am Meer nicht unbedingt gut, da seine »Überwässerung« dadurch trotz warmer Temperaturen noch zunehmen kann. Wer sich also bei Bronchitis oder Allergie die Frage stellt, gehe ich im Sommer lieber ins Hochgebirge oder ans Meer, muss wissen, dass das Hochgebirge trocken und das Meer feucht ist und der Melancholiker oft am Berg austrocknet und der Phlegmatiker am Meer noch mehr verschleimt. In beiden Fällen ist zumindest in der Anpassungsphase eine vorübergehende Verschlimmerung der Beschwerden zu erwarten.

Wir wollen nun die Konstitutionstypen und die in der Selbstbehandlung wichtigen konstitutionsgerechten Pflanzen, Nahrungsmittel und Maßnahmen nach den Prinzipien der Mönchsmedizin im Einzelnen kennenlernen.

Die vier Elemente und Konstitutionen

1. Wasser – der Phlegmatiker

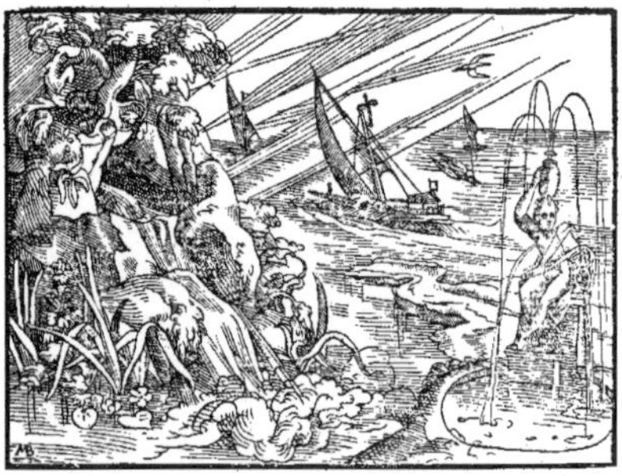
Das Element Wasser

Dem *Wasser* entspricht der Schleim oder das Phlegma. Der Schleim wird vom Gehirn produziert und zeigt sich unter anderem in den Absonderungen aus der Nase, den Bronchien und dem menschlichen Samen. Die Farbe des Schleims ist weiß, seine Substanz wässrig und kalt. Der Schleim ist der Saft der frühesten Jugend, so beim Säugling. Er herrscht auch bei Frauen, die schwanger sind oder gerade geboren haben, vor. Der Schleim oder das Phlegma erzeugt eine willige, geduldige und leidensfähige Natur. Die Umstimmung beginnt zu Beginn der Schwangerschaft mit Übelkeit aufgrund einer Überfülle von Schleim im Magen. Aber auch die Muttermilch, die nach der Geburt einschießt, gehört in das Reich des Schleims. Auch beim Säugling herrscht das Phlegmatische vor. Er hat die Aufgabe, sich zu entwickeln und zu wachsen. Das bewirkt, dass er keine

große Abwechslung braucht und mit einfachen Genüssen zufriedenzustellen ist. Er ist, sofern er gut behandelt wird, im besten Sinn phlegmatisch. Ähnlich steht es mit einer Frau im gebärfähigen Alter, die vor allem mit dem Empfangen, Gebären und der Aufzucht von Kindern beschäftigt ist. Ihre phlegmatische Konstitution befähigt sie dazu, das Einerlei der täglich dabei anfallenden Pflichten wahr- und die ständig zu erwartenden kleineren Zwischenfälle hinzunehmen. Die heftige Lebensenergie der größer werdenden Kinder, ihr Lärmen, ihr Toben, dieses stetige Hin und Her sind nur durch das phlegmatische Temperament zu ertragen, das nur noch auf grobe Reize reagiert. Da Säuglinge und Kleinkinder auch den Tag-Nacht-Rhythmus erst erlernen müssen, kann die Mutter nur dann, wenn sie phlegmatisch geworden ist, ausreichend tief schlafen, und das tut sie meist auch.
Das Flüssige des Wassers ist kühl, lebensspendend und Inbegriff der größten Vitalität und Fruchtbarkeit. Schleim macht allerdings auch antriebslos und müde. Er fließt kühl und feucht vom Gehirn herab und verkleistert die Organe mit Schleim. Ein guter »Zapfhahn« ist laut Galen der regelmäßige Koitus. Aber man konnte auch durch den Aderlass Phlegma aus dem Körper herausschlagen oder an dem Ort der Beschwerden Blutegel ansetzen, die Gewebe austrocknen. All diese Therapien sind im Laufe der Zeit aber aufgegeben worden.

Der Phlegmatiker ist also kalt und feucht. Vom Körperbau her neigt er zu Übergewicht. Er hat kalte und feuchte Hände und ist kälteempfindlich. Seine Haut ist eher fettig, die Gesichtsfarbe weißlich blass, die Augen feucht. Sein Charakter ist distanziert, gelassen, beständig, ruhig, entschlossen. Er ist nicht sehr ehrgeizig, aber hat einen starken Willen und kann für sich allein genießen. Er ist kompromissbereit, kann gut zuhören, ist diplomatisch und hat Familiensinn. Er ist eher unsportlich. Seine Verdauung ist unregelmäßig. Er neigt zu saurem Aufstoßen, zu Blähungen und zum Wechsel zwischen Durchfall und Verstopfung. Er schläft gerne und lang.

Die Konstitution des Phlegmatikers stärken durch Wickel, Bäder, Heilpflanzen, …

Um diese Konstitution günstig zu beeinflussen, muss man wärmend und trocknend vorgehen. Ideal sind neben regelmäßigen Aufenthalten in einem entsprechenden Klima natürlich auch warme, trockene Kleidung, gutes Abreiben und Warmrubbeln nach dem Bad und ein regelmäßiger Saunabesuch. Das Fieber hat für den Phlegmatiker höchste Bedeutung. Keinesfalls sollte es unterdrückt, eher noch durch heiße Getränke und warme Kleidung gefördert werden. Denn Fieber macht trocken und heiß, und damit lässt sich beim Phlegmatiker fast jede Krankheit bessern.

Wickel bei Atemwegserkrankungen oder Magen-Darm-Beschwerden

Zur Unterstützung der *Atmung* werden warme Brustwickel gemacht. Dabei wird ein Leinentuch in warmes Wasser getaucht, das eine Temperatur von 40 bis 45 °C hat. Gut auswringen. Dann das Tuch im Liegen straff um die Region zwischen Achselhöhlen und Rippenbogen wickeln. Ein Baumwoll- und ein Wolltuch eng um die erste Lage legen, zwischen beide eine Wärmflasche legen, um die Temperatur zu speichern. Danach eine halbe Stunde im Bett nachruhen. Zur Unterstützung der *Verdauung* werden Leberwickel gemacht. Das Prinzip ist das gleiche, statt auf die Brust werden sie auf den rechten Oberbauch gelegt. Sie sollten eine Stunde einwirken. Nach der Anwendung muss eine halbe Stunde im Bett nachgeruht werden.

Pflegebäder

Ein *Lavendelbad* vor dem Schlafengehen kann Einschlafproblemen vorbeugen. Man übergießt 100 g Lavendelblätter mit 2 Litern kochendem Wasser, lässt den Sud 5 Minuten ziehen, seiht ihn ab und gibt ihn ins warme Badewasser.

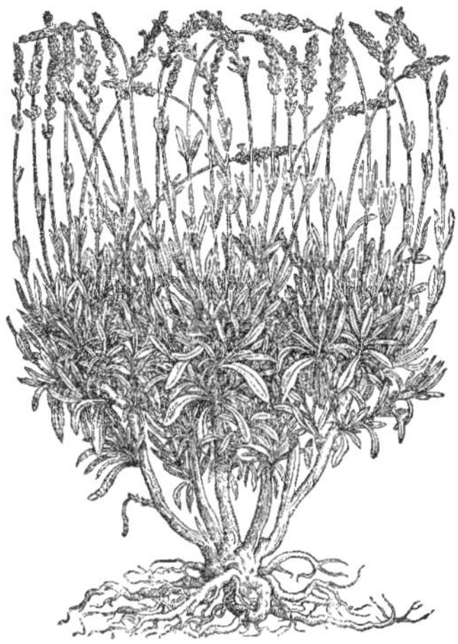

Lavendel

Ein *Kräuterbad* mit ätherischen Ölen wirkt wohltuend auf Psyche und Nerven. Man mischt 1 Esslöffel Pflanzenöl mit 1 Becher Sahne und 10 Tropfen Zitronenmelissenöl und gibt die Mischung ins Badewasser.

Auch ein *temperaturansteigendes Fußbad* kann entspannend sein. Man stellt dazu die Füße in eine kleine Wanne mit 2 Litern Wasser. Dieses sollte eine Temperatur von 35 °C haben. Dann erhöht man schrittweise die Temperatur, indem man aus einem Topf mit heißem Wasser nachgießt, bis 40 °C erreicht sind. Dann gut abtrocknen, warme Wollsocken anziehen und 30 Minuten ruhen.

Abführsalze

Salze sind warm und trocken und regulieren den trägen Darm des Phlegmatikers. Man löst 1 bis 2 Esslöffel Glaubersalz in $^1/_2$ Liter warmem Wasser auf und trinkt die Flüssigkeit zügig aus. Dann sollte noch 1 Liter Wasser nachgetrunken werden.

Einlauf

Es wird ein Einlauf mit der trocken-warmen *Kamille* empfohlen. Man übergießt 3 Teelöffel Kamillenblüten mit 1 Tasse

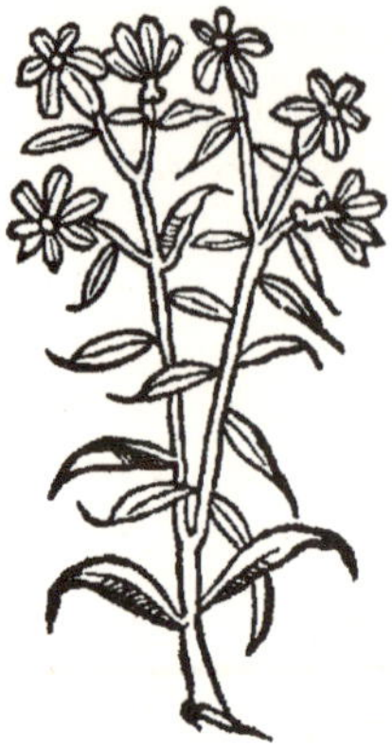

Kamille

heißem Wasser, lässt den Auszug 10 Minuten ziehen, seiht ihn ab und verdünnt ihn mit 1 Liter lauwarmem Wasser. Die Temperatur des Einlaufs sollte 35–38 °C betragen.

Ein Tipp: Wenn Sie Kamillentee gegen Schmerzen trinken, zum Beispiel bei Gastritis, dann gießen Sie den Beutel ganz kurz auf, das Wasser darf sich kaum gelb färben. Die Wirkung ist so am besten. Lassen Sie den Beutel zu lange im Glas, können Sie von der Kamille wegen Überdosierung sogar Schmerzen bekommen!

Nahrungsmittel

Hier sollte man den *Amaranth* beachten. Diese Pflanze galt im Altertum als Blume der Unsterblichkeit, weil ihre Blüten so lange hielten. Sie ist innerlich gegen häufigen Stuhldrang wirksam, reguliert den Darm und hilft äußerlich in Form einer Salbe gegen Hämorrhoiden. Ihr hoher Lysingehalt hilft bei der Kalziumeinlagerung im Knochen und ist wichtig beim Knochenaufbau beim wachsenden Menschen. Amaranth hat neben Vitamin C und Vitamin B12 auch den höchsten Eisengehalt in Pflanzen und bessert das blasse Aussehen von Phlegmatikern.

Der *Hafer* wird in der Landwirtschaft wenig geschätzt, da er schlecht nährt und den Boden austrocknet. Deshalb wurde Hafer aber umso gewinnbringender in der Klosterheilkunde wegen seiner »trocknenden« Wirkung eingesetzt. Das gilt bei Fisteln, Geschwüren und bei der Gichterkrankung, bessert aber auch die feuchten Hände und Füße des Phlegmatikers. 100 g Hafer und etwas Milch können den gesamten Tagesbedarf an Aminosäuren abdecken, es ist mit Abstand das eiweiß- und fettreichste Getreide. Durch seinen Gehalt an Vitamin E ist Hafer auch ein guter Radikalfänger.

Die *Petersilie* war in der Antike ein beliebtes Kräftigungsmittel, das in Rom den Gladiatoren vor dem Kampf verabreicht wurde. Sie wirkt durch den Gehalt an Apiol, Myristicin und Terpinol harntreibend und kann dadurch Wassereinlagerungen im Körper bessern. Außerdem hilft sie gegen Blähungen, ein weiteres Problem bei Phlegmatikern.

Heilpflanzen

Hier ist zuerst *Anis* zu nennen, ein krampf- und schleimlösendes Heilkraut, das die Bronchien von Schleim befreit und Blähungen und Bauchschmerzen mindert. Anistee, aber auch Anis als Backgewürz wirkt beim Phlegmatiker Wunder. Ähnliches gilt für *Kümmel.*

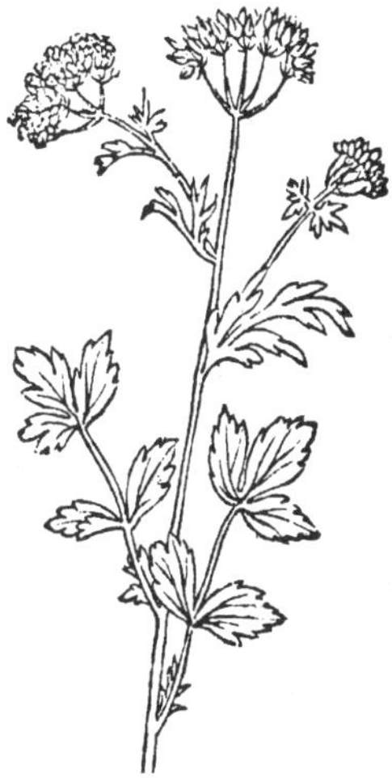

Anis

Die *Brennnessel* wird seit alters her zum Abführen und Entwässern benutzt und lindert auch Prostata- und rheumatische Beschwerden. Sie hilft gegen Wassereinlagerungen. Auch die *Kamille* ist schmerzlindernd und entzündungshemmend, vor allem an der Mundschleimhaut und im Magen. Ihre antioxidative, zellschützende und entzündungshemmende Wirkung konnte von der Forschung bestätigt werden. Ersatzweise, auch wegen des angenehmeren Geschmacks, kann man *Pfefferminze* und *Rosmarin* verwenden, beide beliebt wegen ihrer Heilwirkung bei Magenverstimmungen und Blähungen, Rosmarin außerdem bei Asthma und Rheuma.

Der *Holunder* ist für den Phlegmatiker eine Wunderdroge, denn er wirkt gegen alles, was ihn quält. Holunder steigert die Bronchialsekretion und ist schweißtreibend, aber auch harntreibend, abführend und magenstärkend.

Lavendel wirkt durch seine ätherischen Öle mit dem Wirkstoff Linalylacetat besänftigend auf das Zentralnervensystem. Zusätzlich wirkt es durch Linalol antiseptisch und entzündungshemmend. Deshalb eignet es sich besonders gut bei nervösen Magen-Darm-Beschwerden mit dem Verdacht auf eine bakterielle Fehlbesiedlung oder Pilzbefall. Man trinkt 3 Tassen Lavendeltee aus der Apotheke täglich (1 Esslöffel mit heißem Wasser aufgießen und bis 10 Minuten ziehen lassen).

Durch seine große Wirkung bei Keuchhusten ist der *Thymian* zu besonderem Ansehen gekommen. Sein ätherisches Öl enthält größere Mengen an Gerbstoffen und Flavonoiden, hemmt das Wachstum von Bakterien und Viren, ist gegen Pilzerkrankungen im Darm wirksam und wirkt schleimlösend.

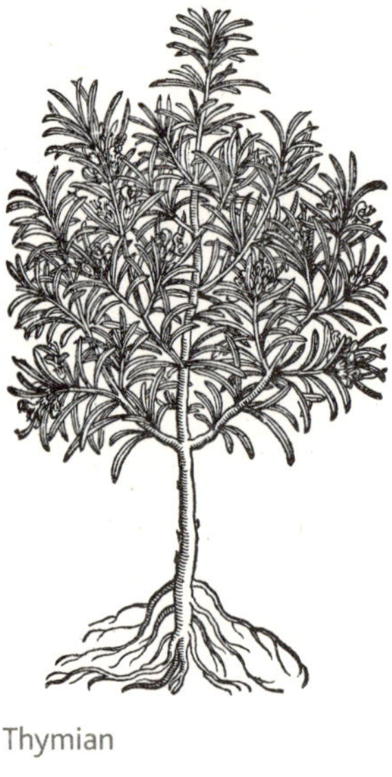

Thymian

Wenn Sie sich dem Phlegmatiker zugeordnet haben sollten, ist es nun an der Zeit, allgemein regulierend gegen diese feucht-kalte Konstitution anzugehen und bei körperlichen Beschwerden einmal bewusst die angegebenen Nahrungsmittel und Heilpflanzen auszuprobieren. Wenn es Ihnen gelingen sollte, durch Einführung von Hafer in Ihr Müsli Ihre feuchten Hände loszuwerden, haben Sie einen wichtigen Schritt in Richtung Traditionelle Europäische Medizin getan.

2. Luft – der Sanguiniker

Das Element der *Luft* hat im Blut die größte Bedeutung für den Menschen und macht ihn vom Meerestier zum Luftatmer. Wenn das Blut die Lunge verlässt, ist es hellrot und bleibt es, bis der Sauerstoff im Kreislauf von den Geweben verbraucht ist. Wenn das Blut in die Lunge zurückkehrt, ist es dunkelblau, fast schwarz. Alles, was mit der Luft zu tun hat, bestimmt auch das Wesen und den Charakter des Sanguinikers. Er schenkt durch seine Fröhlichkeit, seinen Charme, seine endlose Energie und durch seine Unschuld seiner Umgebung Leben. Zugleich ist er unstet und hat luftige Vorstellungen. Er scheint einen Meter über dem Boden zu schweben und neigt zu Ansichten, die man im Amerikanischen gerne Blondinen zuschreibt, die man dann »air-head« nennt, mit oberflächlichen, wolkigen Vorstellungen.

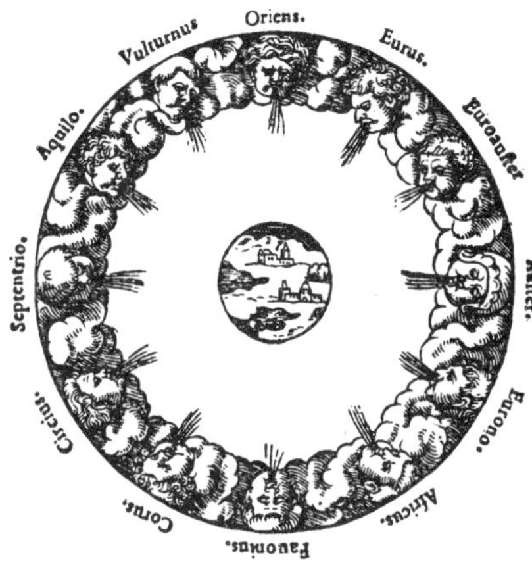

Das Element Luft

Der Sanguiniker war im Mittelalter bei uns besonders beliebt, denn seine Stammfarbe ist Rot, und diese ist seit Anbeginn der Zeit in Mitteleuropa die Farbe der Macht. Wer Blut verliert, verliert auch an Macht. Die Morgenröte ist die edelste Tageszeit, gefolgt von der Abendröte. Rote Blumen wie die Rose sind die edelsten Blumen. Interessanterweise sind zahlreiche rote Pflanzen auch Rosengewächse, zum Beispiel Weißdorn, Erdbeeren und Himbeeren und alle Kernobst- und Steinobstsorten, so auch Kirschen und Äpfel. Ihr Ursprung, die Rose, ist deshalb von großer symbolischer Bedeutung für das Leben an sich. Wer Purpur trägt, wird schon seit ewigen Zeiten als mächtig angesehen. Gold wurde im Mittelalter als rotes Metall eingestuft, um diese Philosophie nicht zu stören – auch wenn es gelb blinkte.

Die Konstitution des Sanguinikers ist rot, flüssig und warm. Vielleicht kennen Sie diese Menschen, die dann, wenn ihnen etwas peinlich ist, wenn sie sich freuen oder ärgern, sehr stark erröten. Das von Luft aufgehellte Blut drängt sich dem Beobachter bei der Entwicklung des Kindes geradezu ins Blickfeld und macht ihm bewusst, dass der blasse, teigige Säugling, der eher phlegmatisch war, einem neugierigen und aktiven Kleinkind gewichen ist. Das Blut dominiert die Jugendzeit. Der Sanguiniker wird durch das Blut bestimmt, ist ausgeglichen, freundlich und fröhlich. Diese Konstitution herrscht so lange vor, bis dem Menschen die Last der Verantwortung bewusst wird. Er muss von seinem Wolkenkuckucksheim heruntersteigen, er muss landen. Die Träume des Sanguinikers als Jugendlicher sind sehr häufig die, dass er, der im Traum als Kind unbeschränkt durch die Luft kreisen konnte, nun zwar noch Flügel hat, aber nur noch mit Mühe vom Boden abheben kann. Manche Menschen lehnen dieses Erwachsenwerden ganz ab. Dann zeigen sie auch noch im Erwachsenenalter mehr oder minder stark die Charakteristika des Sanguinikers.

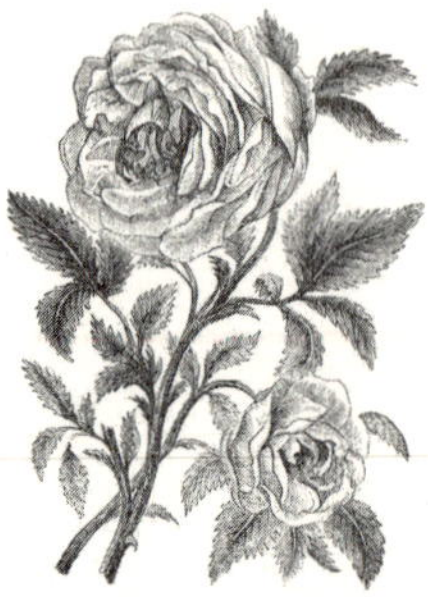

Rose

Körperlich ist der Sanguiniker in seiner Jugend eher schlank. Seine Haut ist glänzend bis leicht fettig, das Gesicht rosig, die Augen feucht. Er liebt gemäßigtes Klima und hat warme, leicht feuchte Hände. Sein Charakter ist offen, er ist extrovertiert, umtriebig und genießerisch. Seine Stimmung ist optimistisch und heiter, er ist kontaktfreudig und ein guter Freund. Im Vordergrund steht eine spielerische Haltung, alles was ernst ist, stößt ihn ab. Durch gutes Zureden kann man aus ihm alles herausholen, Kritik und menschliche Kälte entmutigen ihn. Seine Verdauung läuft problemlos, er schläft gut und wird, wenn er krank wird, akut krank. Seine Heilkraft ist sehr stark. Er isst gern viel und oft und nimmt leicht zu.

Die Konstitution des Sanguinikers stärken durch Wickel, Bäder, Heilpflanzen, …

Die meisten seiner Krankheiten sind entzündlicher Natur. Eine Blinddarmentzündung zum Beispiel fällt in der Regel in die Kinder- und Jugendzeit. Man kann den Blinddarm, wie es üblich geworden ist, gleich operieren lassen, und ist dann eine Sorge los. Es gelingt in den meisten Fällen aber auch, mit einer »Eisblase« am Bauch die Entzündung immer wieder dann, wenn sie aufflammt, zum Abklingen zu bringen und dadurch eine Operation zu verhindern. Dabei wickeln Sie ein Kühlelement aus dem Kühlschrank in ein Geschirrtuch und legen es auf den rechten Unterbauch. Auch ein Aderlass bis zu 300 ml soll in dieser Situation helfen.

Eine weitere typische Erkrankung sanguinischer Natur ist der Scharlach. Es kommt dabei zu einer hochroten Färbung der Mundschleimhaut und einem weißlich-zähen Belag der Zunge. Die Gaumenmandeln sind rot und werden eitrig. Man weiß, dass gerade Herz, Nieren und Gelenke bei Fortschreiten der Entzündung befallen sein können, und gibt deshalb heute Penicillin, sobald die Mandeln eitrig geworden sind. In der Frühphase aber kann man versuchen, ob man den Blutstau durch Aderlass und kühle Halswickel beheben kann. Die Krankheit zeigt, was bei einem Sanguiniker schiefgehen kann: Er entwickelt Entzündungen – des Herzens, der Nieren, der Gelenke. Immer ist die Ursache zu große Hitze und Feuchtigkeit.

Wickel bei Atemwegserkrankungen oder Magen-Darm-Beschwerden

Zur Unterstützung der *Atmung* werden kühle Brustwickel gemacht. Dabei wird ein Leinentuch in Wasser getaucht, das Zimmertemperatur hat. Gut auswringen. Dann das Tuch im Liegen straff um die Region zwischen Achselhöhlen und Rippenbogen wickeln. Ein Baumwoll- und ein Wolltuch eng um die erste Lage legen. Der Wickel bleibt so lange liegen, bis er sich durchwärmt hat. Allerdings dürfen Sie zu keinem Zeitpunkt frieren! Danach eine halbe Stunde im Bett nachruhen.

Zur Unterstützung der *Verdauung* werden in gleicher Weise Leberwickel auf dem rechten Oberbauch gemacht. Der Kältereiz regt die Durchblutung der Leber an. Der Wickel sollte eine Stunde einwirken. Nach der Anwendung muss eine halbe Stunde im Bett nachgeruht werden.

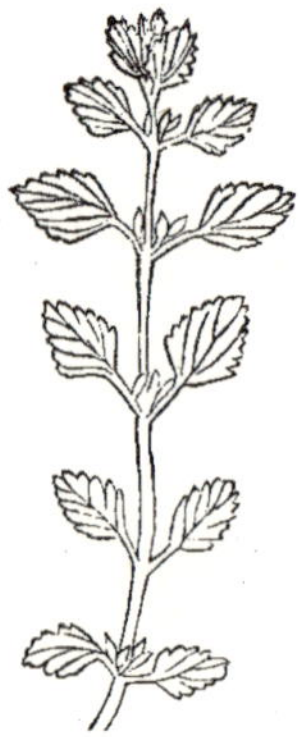

Melisse

Pflegebäder

Ein *Melissenbad* vor dem Schlafengehen kann Einschlafproblemen vorbeugen. Man übergießt 80 g Melissenblätter mit 2 Litern kochendem Wasser, lässt den Sud 10 Minuten ziehen, seiht ihn ab und gibt ihn ins warme Badewasser.

Ein *Kräuterbad* mit ätherischen Ölen wirkt wohltuend auf Psyche und Nerven. Man mischt 1 Esslöffel Pflanzenöl mit 1 Becher Sahne und 4 Tropfen Rosenöl und gibt die Mischung ins Badewasser.

Einlauf

Es wird ein Einlauf mit einem Auszug aus *Ringelblumenblüten* empfohlen, die kühlend und entzündungshemmend auf die Darmschleimhaut wirken. Dabei übergießt man 3 Teelöffel Ringelblumenblüten (ohne Kelche) mit 1 Tasse heißem Wasser, lässt den Auszug 10 Minuten ziehen, seiht ihn ab und verdünnt ihn mit 1 Liter lauwarmem Wasser. Die Temperatur des Einlaufs sollte kühl, also 25–30 °C sein.

Nahrungsmittel

Hier ist in erster Linie die *Hirse* zu nennen. Dieses Getreide gab es schon in der Jungsteinzeit. Hirse ist wegen ihres hohen Aminosäuren- und Eisengehaltes ein wertvolles Nahrungsmittel und enthält eine bedeutende Menge an Kiesel-

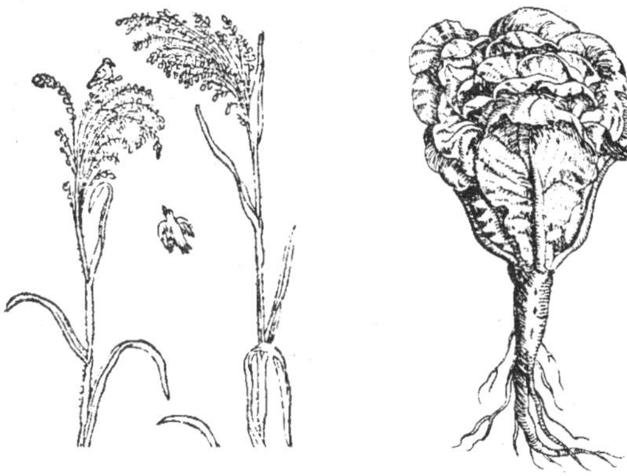

Hirse (links) und Mangold (rechts)

säure, die für den Aufbau von Haut, Haaren und Nägeln – besonders in der Wachstumsphase – sehr wichtig ist. Unter den Gemüsen empfiehlt sich der *Mangold*. Er schmeckt etwas würziger und bitterer als Spinat, ist nierenanregend und verdauungsfördernd. Der *Roggen* gilt im Gegensatz zu Dinkel und Weizen als »kaltes« Getreide und eignet sich deshalb besonders für starke Naturen. Roggen ist ein guter Lieferant von Spurenelementen, Mineralstoffen und Vitaminen der Gruppe B. Er schützt Herz und Lunge und soll Darmkrebs verhindern können.

Heilpflanzen

Der Sanguiniker entwickelt sehr häufig bei Kränkungen entzündliche Zustände der Schleimhaut. Die *Brombeere* wird bei Schleimhautentzündungen im Mund- und Rachenraum eingesetzt, außerdem bei Durchfall. Der *Eibisch* enthält Schleimstoffe, die reizlindernd und schleimhautschützend sind, und findet seine Verwendung bei Magen-Darm-Schleimhautentzündungen und bei trockenem Husten. Der *Erdrauch* hat als Hauptwirkstoff das Fumarin. Er hat eine krampflösende Wirkung auf die Gallenwege und die oberen Verdauungsorgane und regelt die Sekretion des Gallensaftes. Die *Königskerze* enthält Schleimstoffe, die bei Reizung der Atemwege eingesetzt werden, Schleim lösen und das Abhusten erleichtern. Der Saft der *Rose* wirkt gegen Entzündungen im Mund- und Rachenraum. Als ätherisches Öl ist die Rose ausgleichend, harmonisierend und löst innere Blockaden.

Der *Schachtelhalm* enthält Flavonoide, die als Radikalfänger in der Anti-Aging-Medizin Bedeutung haben und Wechseljahresbeschwerden abmildern können. Außerdem fällt ein hoher Gehalt an Kieselsäure und Kalium auf. Der Schachtelhalm findet seine Anwendung bei Nierengrieß und zur Ausschwemmung von Ödemen, er festigt Gewebe und beugt der Gicht vor. Der *Spitzwegerich* wirkt bakterienhemmend durch Iridoidglykoside und als Radikalfänger durch seinen hohen Gehalt an Flavonoiden. Als Heilmittel ist er wichtig bei Katarrhen der Atemwege und bei entzündeter Mundschleimhaut. Spitzwegerich wird bei Husten und Asthma eingesetzt, zur Wundversorgung der Haut und bei Insektenstichen.

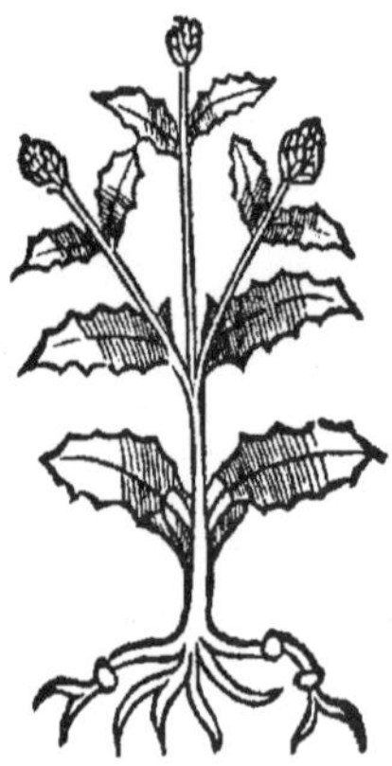

Erdrauch

Eibisch, Erdrauch und Rose sind rote Pflanzen, und der Saft der Brombeere ist ebenfalls rot – ein Hinweis darauf, dass sie aufgrund ihrer Farbe für den Sanguiniker ausgewählt wurden. Ihre Wirksamkeit konnte aber im chemischen Labor bestätigt werden. Ähnlich steht es mit dem rötlich blühenden *Süßholz*. Die in ihm enthaltenen Saponine erhöhen die Schleimhautsekretion in den Bronchien und fördern das Abhusten. Sie sind entzündungshemmend und schleimhautschützend. Sie hemmen das Wachstum von Bakterien, Viren und Pilzen. Süßholz findet seine Anwendung bei Sodbrennen und säurebedingten Magenbeschwerden.

3. Feuer – der Choleriker

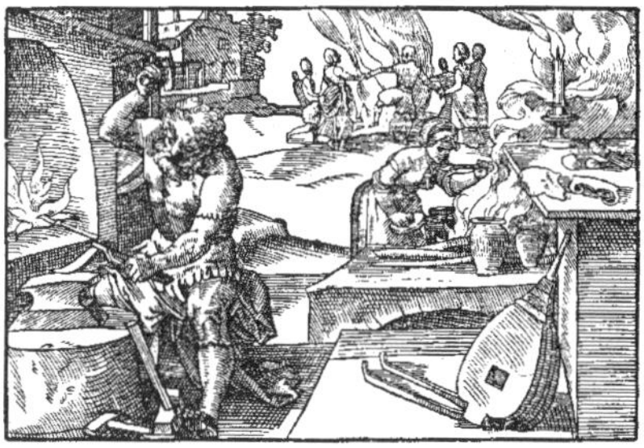

Das Element Feuer

Das *Feuer* wird von der gelben Galle, der Cholera, repräsentiert, die von der Leber produziert wird und heiß und trocken ist. Die Cholera dominiert den erwachsenen Mann. Der Choleriker ist ein Hitzkopf und neigt deshalb zu Überreaktionen. Das zeigt sich in seinem Verhalten – er schlägt leicht zu –, und das gilt auch für seine Spätkrankheiten: Er ist vom Hirnschlag bedroht. Man erklärte sich das so: Das hitzige Feuer verbrennt zu rasch seine Körperflüssigkeiten, und deshalb braucht er auch kühle und feuchte Arzneien. Es wird Sie überraschen zu hören, dass auch die Schulmedizin bei einem frischen Hirnschlag gerne mit Kochsalzinfusionen behandelt, da man glaubt, dass tatsächlich die Eintrocknung des Blutes eine Gerinnselbildung im Gehirn zur Folge gehabt haben könnte. Auch die Vorbeugung eines weiteren Insultes mit Acetylsalicylsäure ist dann nur folgerichtig, da dieser

Stoff nicht nur die Mikrozirkulation des Blutes verbessert, sondern auch »kühlend« wirkt.
Am Beispiel der Säftelehre kann man auch die Wirkung von *Tabak* auf den Menschen ablesen. Phlegmatiker werden vom Zigarettenrauchen etwas spritziger und nehmen in der Regel auch einige Kilogramm an Gewicht ab. Melancholiker setzen das Rauchen gerne ein, um ihren Stuhlgang zu regulieren. Die Sache funktioniert aber nur dann gut, wenn sie genug trinken, denn der Kälte steht beim Melancholiker die Trockenheit zur Seite. Das Trockene und Warme des Rauchs ist für den Choleriker allerdings das stärkste Gift, er wird davon rastlos und entwickelt entzündliche Erkrankungen. Rauchende Choleriker erleiden außerdem sehr leicht Herzinfarkt und Hirnschlag, was wohl ein Austrocknungsphänomen ist. Darüber hinausgehend schwächt Nikotin die Lebenskraft – ganz zu schweigen vom Suchtpotenzial und den weiteren gesundheitsschädlichen Wirkungen, insbesondere die Krebserregung, die ja alle Konstitutionstypen betreffen.

Körperlich ist der Choleriker athletisch bis gedrungen. Seine Haut ist trocken und rau, sein Gesicht fleckig. Auch er errötet leicht, aber eher aus Ärger. Seine Augen sind trocken. Er friert nie, auch nicht im Winter. Sein Charakter ist gefühlsbetont und offen. Er steckt voller Energie, ist ehrgeizig und entschlussfreudig und hat ein starkes Durchsetzungsvermögen. Man kann ihn leicht erregen und wütend machen, dann ist er äußerst zornig, kann sich aber auch wieder rasch beruhigen und ist nicht nachtragend. Er ist gesellig, kontaktfreudig, dominiert aber jeden, mit dem er zusammen ist, und kennt keine Kompromisse. Seine Verdauung ist empfindlich und überaktiv, er neigt zu Säurebildung und Durchfall. Sein Schlaf ist unregelmäßig und unruhig. Er bekommt relativ rasch einen hohen Blutdruck und Gallenbeschwerden. Er isst unregelmäßig und hastig und neigt zu Heißhungerattacken. Bei überwiegend sitzender Tätigkeit neigt er zu Übergewicht.

Die Konstitution des Cholerikers stärken durch Wickel, Bäder, Heilpflanzen, …

Ähnlich dem Sanguiniker neigt der Choleriker zu Entzündungen. Der Unterschied ist der, dass dem Choleriker das feuchte Element fehlt, weshalb es meistens eher trockene Entzündungen sind, zum Beispiel der Gelenke. Choleriker neigen zur Gicht und zum Rheumatismus. Typisch ist auch das Steinleiden. Gallenkoliken oder Nierenkoliken aufgrund von Steinen kommen vor allem bei Cholerikern vor.

Wickel bei Atemwegserkrankungen oder Magen-Darm-Beschwerden

Wie beim Sanguiniker werden zur Unterstützung der *Atmung* kühle Brustwickel gemacht. Dabei wird ein Leinentuch in Wasser getaucht, das Zimmertemperatur hat. Gut auswringen. Dann das Tuch im Liegen straff um die Region zwischen Achselhöhlen und Rippenbogen wickeln. Ein Baumwoll- und ein Wolltuch eng um die erste Lage legen. Der Wickel bleibt so lange liegen, bis er sich durchwärmt hat. Allerdings dürfen Sie zu keinem Zeitpunkt frieren! Danach eine halbe Stunde im Bett nachruhen.
Zur Unterstützung der *Verdauung* werden in gleicher Weise Leberwickel auf dem rechten Oberbauch gemacht. Der Kältereiz regt die Durchblutung der Leber an. Der Wickel sollte eine Stunde einwirken. Nach der Anwendung muss eine halbe Stunde im Bett nachgeruht werden.

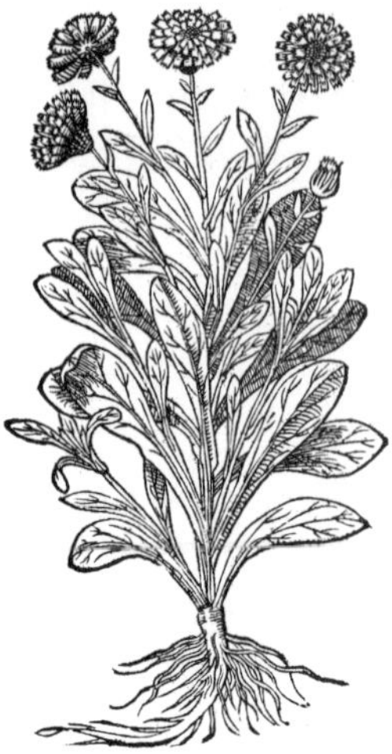

Ringelblume

Pflegebäder

Ein *Melissenbad* vor dem Schlafengehen kann Einschlafproblemen vorbeugen. Man übergießt 80 g Melissenblätter mit 2 Litern kochendem Wasser, lässt den Sud 10 Minuten ziehen, seiht ihn ab und gibt ihn ins warme Badewasser.
Ein *Kräuterbad* mit ätherischen Ölen wirkt wohltuend auf Psyche und Nerven. Man mischt 1 Esslöffel Pflanzenöl mit 1 Becher Sahne und 4 Tropfen Veilchenöl und gibt die Mischung ins Badewasser.

Abführsalze

Der Darm des Cholerikers ist bei sitzender Tätigkeit leicht überlastet. Am besten eignen sich zur Regulierung Quellstoffe wie *Flohsamenschalen.* Man verrührt 1 Esslöffel Flohsamenschalen (4 g) in 100 ml Wasser und lässt sie 10 Minuten vorquellen. Dann gibt man weitere 3 Esslöffel verdünnten Obstsaft hinzu und trinkt das Glas aus. Es ist wichtig, zumindest zwei Gläser Wasser nachzutrinken, denn der Choleriker braucht Feuchtigkeit.

Einlauf

Wie beim Sanguiniker wird ein Einlauf mit einem Auszug aus Ringelblumenblüten empfohlen, die kühlend und entzündungshemmend auf die Darmschleimhaut wirken (Anleitung s. S. 74f.).

Nahrungsmittel

Bei Hildegard von Bingen ist der *Dinkel* das beste Getreide, weil er »gutes Fleisch und Blut und einen frohen Sinn« bereitet. Der Choleriker braucht viel Kraft und zugleich einen milden Sinn. Dinkel ist auch für Schwerkranke verträglich. Das Dinkelkorn besitzt große Mengen an Kohlenhydraten und Eiweißen. Es hat den höchsten Gehalt an Vitaminen und Mineralstoffen von allen Getreiden. Die *Gurke* ist ein typisch kühles Nahrungsmittel, schon bei Berührung. Deshalb wirkt sie auch beim Choleriker kühlend auf Magen und Darm und auf sein Gemüt. Gurkensamen sind außerdem harntreibend und reinigen die Haut. Mit einem Wassergehalt von 95 Prozent ist die Gurke ausgesprochen kalorienarm und besitzt wertvolle Inhaltsstoffe wie Betacarotin und Vitamin C. Gurke weicht den Stuhl auf und wirkt ausleitend. Ein weiteres günstiges Nahrungsmittel ist die *Kichererbse*. Sie wird seit alters her als harntreibendes Mittel und gegen Nierensteine eingesetzt, unter denen der Choleriker häufiger leidet als jeder andere. Der Gehalt an Kalium ist sehr hoch, außerdem an Magnesium, Kalzium, Phosphor und Eisen.

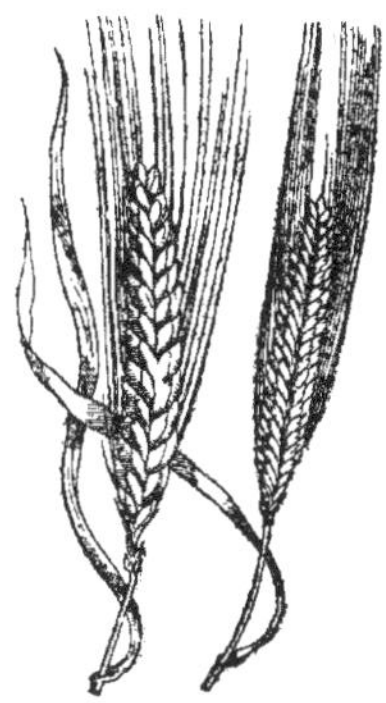

Dinkel

Heilpflanzen

Der *Baldrian* wirkt beruhigend und krampflösend und wird gegen Angst- und Spannungszustände sowie bei nervöser Erschöpfung eingesetzt. Er hilft gegen Magenkrämpfe und lindert den Reizmagen. Viele Menschen sagen, dass bei ihnen Baldriantee nicht wirkt. Meistens haben sie ihn falsch zubereitet. Man macht ihn so: 10 gehäufte Teelöffel Baldrianwurzel auf 10 Tassen Wasser, eine Stunde stehen lassen. Dann 10 Minuten aufkochen. Deckel auf dem Topf lassen. Dann in der Speisekammer kühl stellen, 10 Stunden ziehen lassen. Danach abseihen. Abends 10 Minuten vor dem Schlafengehen eine Tasse kühlen Tees mit Honig süßen, langsam trinken.

Der *Hopfen* ist aufgrund seiner Gerb- und Aromastoffe, der Flavonoide und seines ätherischen Öls attraktiv. Bitterstoffe regen die Magensaftsekretion an, wirken beruhigend und schlaffördernd. Hopfen kann auch bei Unruhe, Übererregbarkeit und nervösen Einschlafstörungen eingesetzt werden. Der Saft des *Huflattich* gerbt, schmeckt bitter und enthält Schleimstoffe, die bakterienhemmend und reizlindernd wirken. So entsteht ein Schutzfilm für die Schleimhäute der Bronchien bei Entzündungsneigung. Huflattich wird gegen Reizungen der oberen Atemwege eingesetzt. Manche wild vorkommenden Formen sind giftig, weshalb man Huflattich über die Apotheke beziehen sollte. Der *Koriander* galt im Altertum als edles Magenmittel. Der wichtigste Inhaltsstoff ist das ätherische Öl. Es entspannt die Muskulatur des Verdauungsapparates und hemmt das Wachstum von Bakterien. Der *Löwenzahn* wirkt vor allem entwässernd. Unterstützend wird er bei Leber- und Gallenblasenerkrankungen angewandt. Die *Ringelblume* wird erfolgreich bei Entzündungen des Magen-Rachen-Raums empfohlen und bei schlecht heilenden Wunden. Die Erfahrungsheilkunde setzt sie auch bei Leberleiden ein.

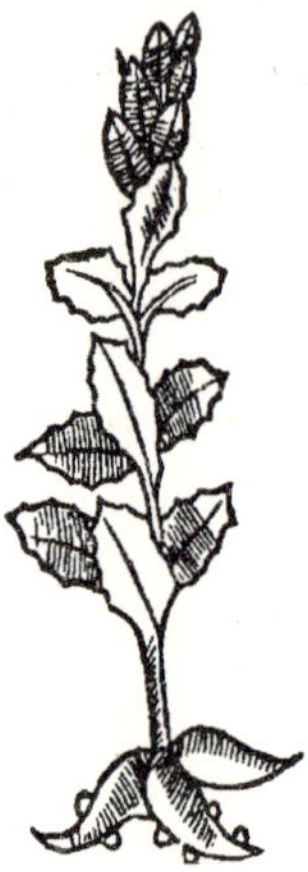

Koriander

4. Erde – der Melancholiker

Die *Erde* wird von der gefährlichen schwarzen Galle, der Melancholie, repräsentiert. Sie kommt angeblich aus der Milz und ist schwarz, kalt und trocken. Vom philosophischen Standpunkt her passt es gut, dass gerade der alte Mensch am meisten »Erdkontakt«, das heißt Realitätssinn, hat. In der Jugend sind die Gedanken und die Gefühle luftig, im mittleren Alter leidenschaftlich bestimmt, und im Alter merkt man, dass man bodenständig geworden ist und vielleicht auch etwas melancholisch. Denn der alte Mensch hat am meisten Erfahrungen – und es gibt kaum einen Älteren, der unbeschwert und naiv durch die Gegend geht und sich noch »wie ein Kind« freuen kann. Das hat natürlich etwas Gutes. Man wird nicht so leicht betrogen, man geht vorsichtig und umsichtig vor. Im Alter hat man auch mehr Sinn für Intellektuelles. Man möchte wissen, wie die Dinge wirklich sind, geht ihnen auf den Grund und erreicht sehr häufig eine Meisterschaft in einem gewählten Fach, die über alles hinausgeht, was der Tatkräftige im besten Mannesalter schaffen kann. Das hängt schon damit zusammen, dass wir in unserer Kultur zwischen dem zwanzigsten und fünfzigsten Lebensjahr eine Dreifachbelastung erleben. Wir müssen uns eine Existenz aufbauen und wollen zugleich im Beruf oder in unseren Hobbys weiterkommen. Dazu kommt die Familiengründung mit Ehe und dem Aufziehen von Kindern. Wer eine berufliche Karriere, den Hausbau und die Unterstützung der Kinder in der Schu-

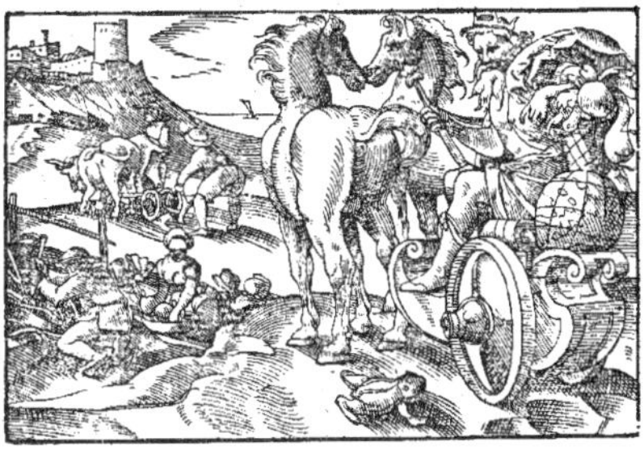

Das Element Erde

le in einem bewältigen kann, gehört da schon zu den Ausnahmenaturen. Im nachfolgenden Lebensalter lassen diese Anforderungen auf allen Ebenen nach. Man wird weniger gebraucht und spürt dafür die eigene Sterblichkeit an Körper und Seele stärker. Das kann dann sehr leicht in Melancholie ausarten. Der Nachteil einer zu starken Betonung der »Erdhaftigkeit« ist nicht nur Steifigkeit und Kälte im körperlichen Bereich; im Seelischen bedeutet ein Überfluss an schwarzer Galle auch Bitterkeit und Gram, Trübsinn und Niedergeschlagenheit und kann sich in Verbohrtheit äußern, die bis zur Rachsucht gehen kann.

Körperlich ist der Melancholiker eher hager, seine Haut ist trocken bis schuppig, die Gesichtsfarbe grau und blass. Seine Augen sind trocken. Da er äußerst kälteempfindlich ist, liebt er warmes Klima. Er neigt zu kalten Händen und Füßen. Er ist introvertiert und ruhig, sehr gefühlsbetont und empfindlich. Er ist sehr ehrgeizig, kann sich aber nicht durchsetzen. Seine Stimmung ist gedrückt, er grübelt gern und ist eher ein Einzelgänger, der wenig kompromissbereit und misstrauisch ist. Er ist unsportlich, wird er aber zu einer Sportart überredet, kann er sie auch übertrieben betreiben. Er vergisst nie etwas, ist hochkonzentriert und kreativ.
Der Melancholiker hat von allen Konstitutionstypen das empfindlichste Verdauungssystem. Interessanterweise hat gerade bei ihm, der von der Erde dominiert ist, *Heilerde* eine große Bedeutung. Sie bindet Giftstoffe im Darm und reguliert die Verdauung. Die »verdorbene Erde« von Körper und Gemüt wird durch Heilerde wieder fruchtbar gemacht. Dabei bildet sich die Neigung zum Aufstoßen, zur Verstopfung, zu Blähungen und Völlegefühl zurück. Der Melancholiker schläft nicht mehr schlecht und unruhig, sondern tief und erholsam.

Galen unterschied zwischen leichter und schwerer, kühlender und erwärmender, magerer oder fetter Erde und mischte ihr Wein oder Wasser für eine große Anzahl von Leiden hinzu. Hildegard von Bingen verwandte vor allem die aus Frankreich stammende grüne Heilerde. In Deutschland hat Adolf Just Ende des 19. Jahrhunderts in Eckertal im Harz eine Heilanstalt gegründet, bei der vor allem Wasseranwendungen und Heilerde eingesetzt wurden. Seine braune »Luvos-Heilerde« ist heute noch in der Apotheke erhältlich. Eine weitere wichtige Heilerde ist »Bolus alba«, ein weißes Heilerdepulver. Die Heilerde bindet Giftstoffe und führt über eine Heilung des Darms zu einer Gesundung des ganzen Körpers.

Die Konstitution des Melancholikers stärken durch Wickel, Bäder, Heilpflanzen, …

Am Anfang der Behandlung rühren Sie jeden Tag morgens mindestens eine halbe Stunde vor dem Frühstück einen Teelöffel *Heilerde* in ein Glas Flüssigkeit ein. Das kann Leitungswasser, aber auch Mineralwasser oder Kräutertee sein. Trinken Sie das Glas schluckweise aus. Wenn Sie der Geschmack zu sehr stört, können Sie sich in der Apotheke auch Heilerdekapseln besorgen. Man nimmt sie unzerkaut mit einem Glas Flüssigkeit. Sie können die Dosis bis zu drei Kapseln täglich steigern. Diese Kur führen Sie drei Wochen lang durch. Dann sollten Ihre Magen-Darm-Beschwerden behoben oder zumindest gebessert sein. Der Stuhlgang wird sich vielleicht etwas verfärben. Im Bedarfsfall kann die Kur verlängert werden.

Auch beim Melancholiker hat *Fieber* eine große Bedeutung, denn es erzeugt Hitze im Körper, und das ist für ihn äußerst heilsam. Keinesfalls darf man es bei Infekten unterdrücken, sondern sollte es eher noch fördern. Allerdings macht Fieber auch trocken, was sehr leicht zur Verstopfung und zum Hitzestau im Körper führt. Deshalb ist bei Infekten das reichliche Zuführen von Flüssigkeit ganz wichtig und darf keinesfalls verabsäumt werden.

Wickel bei Atemwegserkrankungen oder Magen-Darm-Beschwerden

Wie beim Phlegmatiker werden zur Unterstützung der *Atmung* warme Brustwickel gemacht und zur Unterstützung der *Verdauung* in gleicher Weise Leberwickel (Anleitung s. S. 66).

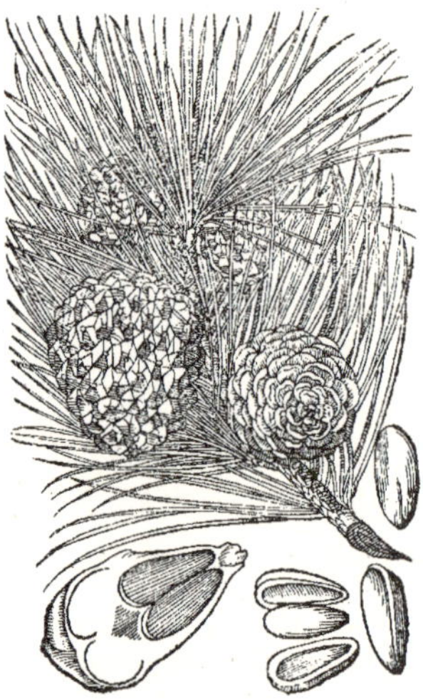

Kiefernnadeln

Pflegebäder

Ein *Lavendelbad* vor dem Schlafengehen kann Einschlafproblemen vorbeugen. Man übergießt 100 g Lavendelblätter mit 2 Litern kochendem Wasser, lässt den Sud 5 Minuten ziehen, seiht ihn ab und gibt ihn ins warme Badewasser.

Ein *Kräuterbad* mit ätherischen Ölen wirkt wohltuend auf Psyche und Nerven. Man mischt 1 Esslöffel Pflanzenöl mit 1 Becher Sahne und 5 Tropfen Nadelholzöl und gibt die Mischung ins Badewasser.

Auch ein temperaturansteigendes *Fußbad* kann entspannend sein. Man stellt dazu die Füße in eine kleine Wanne mit 2 Litern Wasser. Dieses sollte eine Temperatur von 35 °C haben. Dann erhöht man schrittweise die Temperatur, indem man aus einem Topf mit heißem Wasser nachgießt, bis 40 °C erreicht sind. Dann gut abtrocknen, warme Wollsocken anziehen und 30 Minuten ruhen.

Abführsalze

Salze regulieren auch den trägen Darm des Melancholikers. Man löst 1 bis 2 Esslöffel *Glaubersalz* in 1/2 Liter warmem Wasser auf und trinkt die Flüssigkeit zügig aus. Dann sollte noch 1 Liter Wasser nachgetrunken werden. Diese Therapie kann die Heilerdetherapie ergänzen oder ersetzen.

Einlauf

Es wird ein Einlauf mit der trocken-warmen *Kamille* empfohlen. Man übergießt 3 Teelöffel Kamillenblüten mit 1 Tasse heißem Wasser, lässt den Auszug 10 Minuten ziehen, seiht ihn ab und verdünnt ihn mit 1 Liter lauwarmem Wasser. Die Temperatur des Einlaufs sollte 35–38 °C betragen.

Nahrungsmittel

Die *Möhre* ist gut bekömmlich und soll für alte Menschen mit Ingwer und Zucker versetzt verdauungsfördernde Wirkung haben. Sie enthält große Mengen an Vitamin B1, B2 und C, Folsäure und Carotinoide und schützt dadurch die Zellen vor freien Radikalen. Es finden sich in ihr ätherische Öle, Flavonoide, Eisen, Magnesium, Kalzium und Phosphor. Sie enthält Pektine, die den Magen beruhigen, den Aufbau einer gesunden Flora unterstützen und Durchfall lindern. Die *Pastinake* war schon in der Antike eine beliebte Gemüseform. In Milch gekocht hilft sie gegen Durchfall und Asthma. Das ätherische Öl der frischen Wurzel enthält Myristicin und Terpinol und fördert dadurch die Verdauung, außerdem enthält die Pastinake Kalium, Kalzium und Magnesium. Die Pastinake ist als Kohlenhydratspender fast mit der Kartoffel vergleichbar. Der *Sellerie* wird seit alters her gegen Nie-

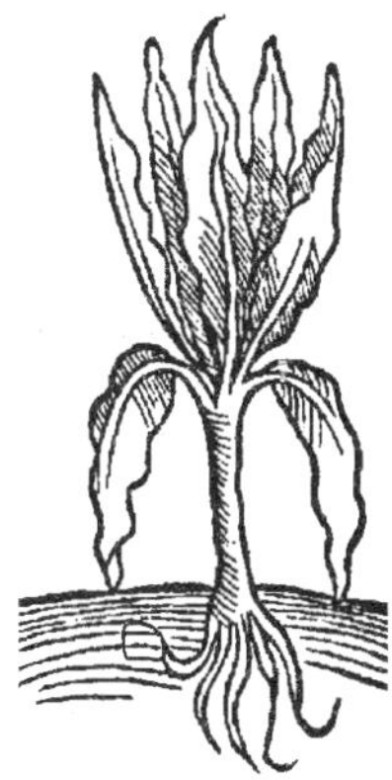

Pastinake

ren- und Blasenleiden eingesetzt. Sein ätherisches Öl ist nierendurchspülend, krampflösend und beruhigend und wirkt antibakteriell, antiviral, leberschützend und entzündungshemmend. Hippokrates schrieb: »Hast du zerrüttete Nerven, so sei Sellerie deine Nahrung und Arznei.« Sellerie hat auch im Alter mit seiner Neigung zu Verschlackung, Wassereinlagerung und Harnwegsinfekten große Bedeutung. Seine Bitterstoffe und insulinähnlichen Inhaltsstoffe stärken die Verdauung. Der *Spargel* ist laut Plinius die zuträglichste Speise für den Magen. Die Spargelwurzel wird gegen Harnwegserkrankungen benutzt. *Knoblauchzehen*, klein geschnitten und mit Brot genommen, sind schmackhaft und sollen Arteriosklerose vorbeugen.

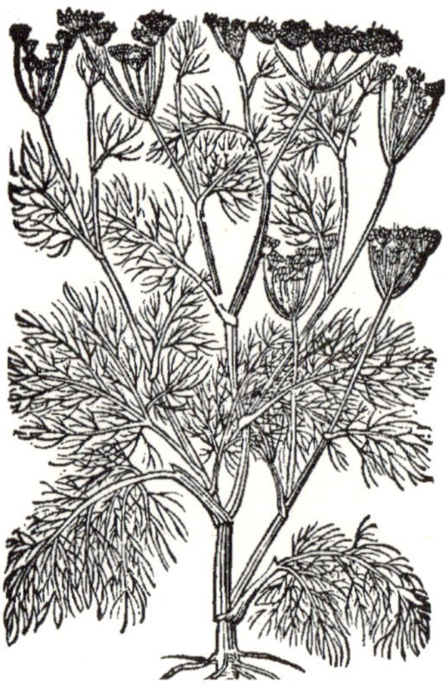
Fenchel

Heilpflanzen

Der *Fenchel* macht laut Hildegard von Bingen den Menschen fröhlich, vermittelt angenehme Wärme, fördert die Verdauung, unterdrückt üblen Mundgeruch und bringt auch die Augen zum klaren Sehen. All das ist für den Melancholiker wichtig. Auch die *Gewürznelke*, die von Hildegard wegen ihrer Wärme und Feuchtigkeit geschätzt wurde, wirkt krampflösend und magenberuhigend. Der *Ingwer* kam schon in der Antike aus China und Indien über die Fernhandelswege in den Mittelmeerraum und wurde dort wegen seiner Unterstützung bei der Verdauung geschätzt. Er fördert die Sekretion des Speichels, des Magen- und Gallensafts und regt die Darmtätigkeit an.

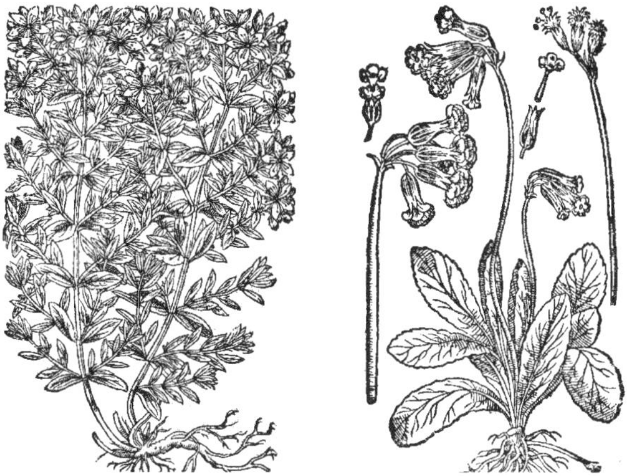

Johanniskraut (links) und Schlüsselblume (rechts)

Das *Johanniskraut* wurde schon im frühen Mittelalter gegen Melancholie empfohlen und ist heute wegen seiner Wirkung bei nervöser Unruhe und depressiver Verstimmung wissenschaftlich anerkannt. Außerdem hilft es gegen Muskelschmerzen. Der *Kardamom* ist eine wärmende Gewürzpflanze, die bei Husten und Verdauungsbeschwerden eingesetzt wird. Er wirkt gut gegen Mundgeruch. Die *Melisse* macht laut Hildegard »das Herz fröhlich« und hilft bei Magen-Darm-Beschwerden und zur Beruhigung bei nervlicher Belastung. Die *Schlüsselblume* wurde von Hildegard gegen Melancholie empfohlen. Wegen ihres hohen Gehalts an Saponinen wird sie zum Abhusten bei bronchialen Infekten verwendet.

Sonderfall Hildegard von Bingen

Die heilige Hildegard von Bingen (1098–1179) war Äbtissin des Benediktinerstiftes am Ruprechtsberg und ist in ihren zahlreichen medizinischen Schriften auf der Höhe der

Mönchsmedizin. Darüber hinaus ist ihr Werk aber ein kühner Wurf, der die Medizin in ein theologisches Gesamtkonzept stellt und dabei vor Rezepten des Altertums und der damaligen Volksmedizin nicht haltmacht. Im Prinzip ist es das erste Werk der Traditionellen Europäischen Medizin unter christlicher Patenschaft.

Die Heillehre der heiligen Hildegard

Sie ist in ihrer Hauptschrift »Physica« niedergelegt, die aus neun Büchern besteht. Im ersten beschreibt sie, genau wie die Mönche, die Heilkräuter und bringt sie im zweiten Buch in eine Systematik der Elementelehre, die sich von Galens Säftelehre deutlich unterscheidet und unserem mitteleuropäischen Raum besser angepasst erscheint. Es gibt bei uns ein Überwiegen von trockenem, feuchtem, schaumigem und lauwarmem Phlegma. In den meisten Fällen ist eine Anhäufung von Schleim die Ursache von Krankheiten.

Nach dem zweiten Band macht Hildegard einen beherzten Schritt und spricht von den Heilkräften von Bäumen, Edelsteinen, Fischen, Vögeln, Vierbeinern, Kriechtieren und Metallen. Ihre Vorstellung, dass Tiere je nach ihren Eigenschaften heilend wirksam werden können, wenn man sie verspeist, ist eine direkte Anknüpfung an unser germanisches Erbe. Die Edelsteinmedizin spielte schon im heidnischen Rom eine große Rolle, war in der Mönchsmedizin verpönt, wurde von Hildegard aber ganz breit besprochen. Hildegard ist eine große Volksmedizinerin mit einem tiefen Bewusstsein der Zyklen der Natur. Die Bekömmlichkeit des Apfels beispielsweise ergibt sich daraus, dass er aus »starkem Tau gekocht« ist – nämlich in den späten Nachtstunden sehr stark Tau an sich zieht. Vom Ernten des Getreides schreibt

sie beispielsweise: »Auch das Korn, das in der Ernte von den Schnittern bei wachsendem Mond geschnitten wird, liefert mehr Mehl, als wenn es bei abnehmendem Mond gemäht wurde.«
Revolutionär und undenkbar für ihre Zeitgenossen und die Schulmedizin der folgenden Jahrhunderte ist ihre Einbeziehung der Sexualität in Heilsüberlegungen. In manchen Bereichen befand sich Hildegard geistig im 21. Jahrhundert, was ihre anhaltende Attraktivität in heutigen Tagen erklärt. Sie denkt darüber nach, dass der Mensch, wenn er zu viel Fleisch isst, einen »heißen Wind« im menschlichen Mark erzeugt, der »zuweilen eitle Gedanken wachruft« und ein Lustgefühl, das »die Brust durchzieht, das Gehirn berührt, Leber und Herz durchbohrt und in die Geschlechtsteile hinabfällt«. Sie kennt diesen »brennenden Sturm«, der den Menschen »ein bisschen fröhlich« macht und sein Bewusstsein einschlafen lässt.

Das Kräuterhexenelement im Werk der heiligen Hildegard

Hildegard kennt die Wirkung des Bilsenkrauts und zögert nicht, Rezepte für Liebestränke weiterzugeben. All das würde sie zur Hexe machen, wenn sie nicht alle Informationen in ein christliches Weltbild einordnen und dem Schöpfer unterstellen würde. Sie macht in manchen Bereichen nicht vor abergläubischen Vorstellungen halt. Ihre Verwendung der Alraune, deren Wurzel an ein Männchen erinnert, folgt dieser Männchenform. Hat man Schmerzen im Arm, dann soll man den »Arm« einer Alraunenwurzel verspeisen. Sie gibt auch ein Rezept bekannt, dessen Bestandteil Einhornleber ist. Da es sich beim Einhorn um ein mythisches Fabeltier handelt, wird ihrer Empfehlung keiner folgen können.

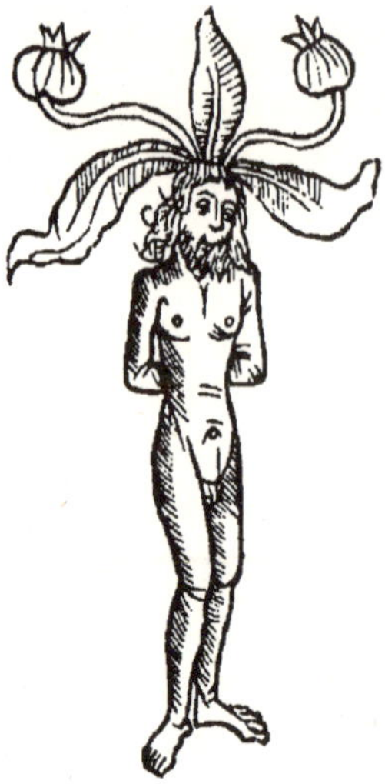
Alraunenmännchen aus der Wurzel der Pflanze

Obskur sind auch Rezepte wie getrocknetes Maulwurfsblut und pulverisierte Entenschnäbel gegen Epilepsie, die wahrscheinlich noch aus Ägypten stammen. Welche Quellen ihr zur Verfügung standen, wissen wir nicht. Laut Hildegards Angaben hat sie alles Wissen direkt von Gott empfangen und es nur niedergeschrieben. All das trägt bei den einen zur Skepsis oder gar schroffen Ablehnung bei, andere hingegen verwandelt es in staunende Gläubige. Im Mittelalter herrschte Ersteres vor. Obwohl Hildegards theologische Schriften von der Kirche sehr geschätzt wurden und sie zu einer der größten Persönlichkeiten ihres Jahrhunderts machten, wurden ihre medizinischen Schriften von Rom abgelehnt und fielen bis ins 20. Jahrhundert der Vergessenheit anheim.

Die Psychotherapie der heiligen Hildegard

Am interessantesten an der Hildegardmedizin für den heutigen Gebrauch ist ihre Psychosomatik. Das Rückgrat ist der Träger des Menschen, und jeder Wirbel verkörpert für Hildegard das Spannungsverhältnis zwischen einem Laster, einer Charakterschwäche und einer Tugend. Dabei handelt es sich aber um sogenannte »Urwirbel«, die nur zum Teil der wirklichen Wirbelsäule zuzuordnen sind. Wenn das Laster vorherrscht, entsteht ein Ungleichgewicht, das sich meist auch als Säfteungleichgewicht äußert. Dieses kann mit Arzneien beeinflusst werden. Das Konzept erinnert an das Yin-Yang-Denken der Traditionellen Chinesischen

Medizin in Polaritäten und an »Energiestaus« in einzelnen den Wirbeln zugehörigen Segmenten. Der wesentliche Unterschied: Bei Hildegard ergibt sich die Spannung der Gegensatzpaare aus dem Kompromiss, den man zwischen irdischen und himmlischen Bedürfnissen schließen muss. Es ist ein kreativer persönlicher Weg zu einem vorbildlichen Leben mit dem Ziel, dem göttlichen Vorbild gerecht zu werden. Für jeden seelischen Kernkonflikt gibt es eine Psychotherapie oder Verhaltenstherapie, die das Gegensatzpaar in Harmonie bringen und den Menschen auf Gott ausrichten soll.
Eine ausführliche Darstellung finden Sie in dem Buch von Wighard Strehlow: »Heilen mit der Kraft der Seele. Die Psychotherapie der heiligen Hildegard« (s. Anhang).

Es macht Spaß, sich in die Zusammenhänge zwischen diesen seelischen Grundkonflikten und Organzusammenhängen hineinzudenken und sich mit der Wirksamkeit einzelner Arzneien zu befassen. Weltschmerz beispielsweise ist Melancholie, also Schwarzgallenüberfluss, den man mit feuchten und wärmenden Arzneien beeinflussen kann. Vom Dinkel bis zum Aronstab-Wein sind alle nervenstabilisierenden Heilmittel tatsächlich »warm« im Sinne der Säftelehre. Dazu gehören auch Johanniskraut oder Baldrian. Wichtiger als die Frage, ob nun die einzelnen »Urwirbel« tatsächlich Beschwerden in den dazugehörigen Körperteilen hervorrufen, ist jene, ob wir nicht viel genauer darauf achten sollten, bei zu einseitiger seelischer Entwicklung gegenzusteuern und uns auf Gott auszurichten, um gesund zu bleiben.

Wirbel	Konflikt
Hals	**Grundkonflikte des Menschen**
1	Weltliebe – Himmelsliebe
2	Ausgelassenheit – Zucht
3	Vergnügungssucht – Schamhaftigkeit
4	Unbarmherzigkeit – Barmherzigkeit
5	Resignation – Optimismus
6	Zorn – Geduld
7	Schadenfreude – Gottessehnsucht
Brust	**Konflikte der Frau in der Schwangerschaft**
8	Schlemmerei – Enthaltsamkeit
9	Engherzigkeit – Freigebigkeit
10	Gottlosigkeit – Frömmigkeit
11	Lüge – Wahrheit
12	Streitsucht – Friedfertigkeit
13	Schwermut – Seligkeit
14	Maßlosigkeit – Maß
15	Gott nicht brauchen – Seelenheil
Hüfte-Knie	**Konflikte in Kindheit und Jugend**
16	Hochmut – Demut
17	Neid – Nächstenliebe
18	Ruhmsucht – Gottesfurcht
19	Ungehorsam – Gehorsam
20	Unglaube – Glaube
21	Verzweiflung – Hoffnung
22	Wollust – Keuschheit

Psychotherapie

Fasten, Dinkel, Fenchel, Sauna, Bürstenmassage, Dachsgürtel
Fasten, Bürstenmassage, Sauna
Fasten, Verbot von Wein und kostbaren Getränken
Fasten, Sauna, Bürstenmassage, Physiotherapie
Fasten, kaltes Wasser, Tautreten, Arbeit für alte, kranke Menschen
Fasten, Körper-Bürstenmassagen
Fasten, Körper-Bürstenmassage, Tageslicht meiden, abends ausgehen

---

Zurückhaltung beim Essen, kein strenges Fasten
Fasten und Gebete unter Leitung des »Fastenmeisters«
Fasten, Abhärtung, Wechselbäder, Bürstenmassage
Fasten, Bürstenmassage
Fasten, keine fetten Speisen, Bürstenmassage
In die Einsamkeit zurückziehen
Leichtes Fasten, keine fetten Speisen, Gehorsamkeit üben
Fasten, heilende Gebete, Nachtwachen, Arbeit an Armen und Kranken

---

Kein Fasten, körperliche Abhärtung, auf die Knie fallen, Reue
Kein Fasten, körperliche Abhärtung, raue Kleider, auf die Knie fallen
Fasten, Gebete, körperliche Abhärtung
Fasten, Einsamkeit, Abhärtung, sich demütigen, um Verzeihung bitten
Fasten, körperliche Abhärtung, Gebete, Kniebeugen vor Gott
Kein Fasten, Gebete, Stille, Kniebeugen
Fasten, körperliche Abhärtung, Gebete, Fürbitten

Wirbel	Konflikt
Knie-Wade	**Konflikte im Erwachsenenalter**
23	Ungerechtigkeit – Gerechtigkeit
24	Bequemlichkeit – Tapferkeit
25	Gottvergessenheit – Heiligkeit
26	Unbeständigkeit – Beständigkeit
27	Irdische Sorgen – Himmelssehnsucht
28	Hartherzigkeit – Zerknirschung
29	Habsucht – Weltverachtung
30	Zwietracht – Eintracht
Wade-Füße	**Konflikte im Alter**
31	Schrulligkeit – Ehrfurcht
32	Umherschweifen – Beständigkeit
33	Zauberei – Gottesdienst
34	Geiz – Genügsamkeit
35	Weltschmerz – Himmlische Freude

Psychotherapie

Fasten, Gebete, körperliche Abhärtung
Fasten, Gebete, körperliche Abhärtung
Einsamkeit, Fasten, raues Kleid, körperliche Abhärtung
Einsamkeit, Stille, kein Fasten
Fasten, körperliche Abhärtung unter Leitung eines »Fastenmeisters«
Fasten, Abhärtung, Gebete, Kniebeugen, Tränen der Reue vergießen
Fasten, Abhärtung, Almosen geben, Sozialarbeit, Fürsorge, Diakonie
Fasten, rücksichtslose Abhärtung, Bequemlichkeit, Komfort meiden

---

Fasten, körperliche Abhärtung, Einsamkeit, Stille
Fasten, körperliche Abhärtung, Kniebeugen, Gott um Hilfe bitten
Fasten, harte körperliche Abhärtung
Fasten, körperliche Abhärtung, denen dienen, die man betrogen hat
Fasten und Gebete unter Leitung des »Fastenmeisters«

Meditation in der Mönchsmedizin: Beten, beichten und büßen

Innere Einkehr

In den letzten Jahrzehnten ist es üblich geworden, zur inneren Einkehr die Stille von Klöstern zu suchen. Das war sehr häufig auch das Motiv der dort lebenden Mönche, die ein Leben im Dienst Gottes führen wollen. Zahlreiche Benediktinerklöster führen heute durch die Adventszeit und Fastenzeit und bieten neben Fastenkuren auch Meditationswochenenden an. Durch den großen Andrang an Interessierten entsteht dabei aber in letzter Zeit das Paradox, dass immer mehr Menschen in einem immer enger werdenden Raum zusammengedrängt werden, bis Stille unmöglich wird. Deshalb werden allerorten die Angebote wieder reduziert mit dem verständlichen Argument, dass Klöster keine Wellnessoasen, sondern Orte des Glaubens sind.

Der spirituelle Teil der Mönchsmedizin ist auch außerhalb von Klostermauern erlebbar, zum Beispiel in der Kirchengemeinde vor Ort. Aber selbst der Einzelgänger, der weder Christ ist noch einer bestimmten Gemeinde angehört, kann im christlichen Gedankengut wertvolle Anregungen zur Heilung von Krankheiten finden. Denn im Grunde genommen geht es nur um die Besinnung auf das christliche Meditationsgut.
Nehmen Sie zum Beispiel die Kardinaltugenden. Nach der christlichen Heilslehre gibt es drei Tugenden, die ein glückliches und erfülltes Leben ermöglichen. Diese heißen Glaube, Liebe und Hoffnung. Der *Glaube*, lateinisch fides, ist der Bund, den der Mensch mit Gott geschlossen hat. Es ist

ein Vertrag zwischen zwei Parteien, wobei der Mensch ein gottgerechtes Leben einsetzt, um nach seinem Tod als Lohn das ewige Leben zu erhalten. Die *Liebe* ist nicht die fleischliche Liebe des Amor, sondern die dilectio, die Liebe zu Gott und zum Nächsten. Ein gottgerechtes Leben ist nur aus dieser Liebe heraus führbar, denn das in den Geboten niedergelegte göttliche Gesetz kann nur durch eine Grundhaltung der Liebe umgesetzt werden. Die *Hoffnung*, lateinisch spes, ist eine Kurzform der Wörter »est pes«. Hoffnung ist der Fuß zum Vorwärtsgehen. Desperatio, das Fehlen aller Hoffnung, ist die Verzweiflung, das Fehlen eines Fußes. Im Sinn der Mönchsmedizin ist die Heilung von einer Krankheit ohne diese drei Kardinaltugenden nicht möglich. Dabei sollten sich Glaube, Liebe und Hoffnung nicht etwa auf den Arzt oder Heilpraktiker richten, sondern auf den rettenden, göttlichen Funken der Heilkraft in einem selbst – vielleicht auch im persönlichen Dialog mit Gott.

Die Ursache von Krankheiten

Alle Krankheiten kommen als Strafe von Gott. Im 5. Buch Mose heißt es: »Wenn du aber nicht gehorchen wirst der Stimme des Herrn, deines Gottes, wird der Herr dir die Pest anhängen, bis er dich getilgt hat in dem Land, in das du kommst, es einzunehmen. Der Herr wird dich schlagen mit Auszehrung, Entzündung und hitzigem Fieber, Getreidebrand und Dürre. Die werden dich verfolgen, bis du umkommst.«

Dieser Fluch wird nicht leichtfertig ausgesprochen. Selbst der autoritäre Gott des Alten Testaments legt es nicht darauf an, dem Erdenbürger Tod und Pestilenz bei geringstem

Anlass an den Hals zu wünschen. Allerdings hat er die sieben Todsünden definiert, als da sind: »Hochmut, Neid, Zorn, Traurigkeit, Habgier, Völlerei und Wollust«. All diese führen ins Unglück, zu dem auch die Krankheit gehört. »Hochmut kommt vor dem Fall«, heißt es im Volksmund, Arroganz ist aber nur eine Seite der Medaille, auf deren Kehrseite Krankheit steht. Auch Neid und Geiz halten uns davon ab, das Leben zu genießen. Zorn ist zerstörerisch für andere, trifft aber letztlich einen selbst. Völlerei ist die unkritische Aufnahme von Nahrungsmitteln, sicherlich eine auch aus physiologischer Hinsicht schädliche Maßnahme. Wollust ist die Würdelosigkeit der Sexualität, die Entwertung von Intimität. Wer traurig ist, begeht eine Todsünde – das erscheint erstaunlich. Kein Kind von Traurigkeit zu sein bedeutet aber tatsächlich sehr häufig, auch von Krankheiten verschont zu bleiben.

Die Erfüllung der Zehn Gebote als Gesundheitsgarantie

Beachten Sie, wie klug die Zehn Gebote darauf abzielen, Todsünden zu vermeiden. Die ersten drei Gebote beziehen sich darauf, Gott anzuerkennen, zu achten und in regelmäßigen Abständen zu würdigen. Darin liegt aus heidnischer Sicht die Anerkennung des Göttlichen in uns selbst und in anderen. Wer die Menschheit für Vieh hält, wird aus Zynismus krank. Im 4. Gebot heißt es: »Du sollst deinen Vater und deine Mutter ehren, auf dass es dir gut gehe auf Erden.« Bitterkeit den älteren Generationen gegenüber kann einen schon zermürben. Ähnlich wichtig ist das 6. Gebot, seinen Ehepartner zu achten. Ohne die Solidarität zwischen den Generationen und den Partnern ist das Leben viel schwieriger. Die Gebote zum Umgang mit den Mitmen-

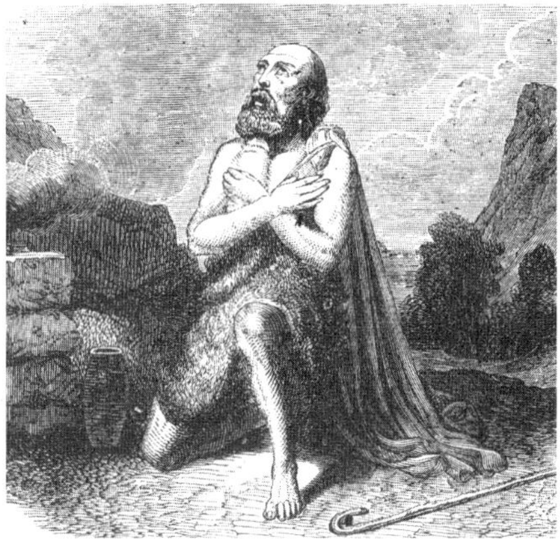

Gebetshaltung mit überkreuzten Armen

schen – nicht töten, nicht bestehlen, nicht verleumden, ihm nicht seinen Besitz neiden –, all das sind Grundbedingungen für ein zivilisiertes Miteinander. Wenn jeder des anderen Feind ist, innerhalb und außerhalb der Familie, wird der Mensch krank, denn es fehlt ihm jede Stütze. Deshalb ist es für einen Kranken unvermeidlich, zumindest einen Teil der Zehn Gebote einzuhalten. Hilfe suchend kann man sich an Gott, an die Eltern, an den Partner oder an die Mitmenschen wenden; Hilfe erfahren wird man aber von ihnen nur dann, wenn man die Gebote eingehalten hat oder zumindest deren Nichteinhaltung bereut und um Verzeihung bittet. All das hat wenig mit Religion zu tun, vielmehr mit Lebensweisheit oder Vernunft, zu der auch die Grundhaltung Demut gehört. Wenn man einen Fehler gemacht hat, muss die Demut so groß sein, andere um Verzeihung bitten zu können – darf allerdings nicht so weit ausarten, dass man sich vom anderen missbrauchen lässt. Wenn Sie darüber nachdenken, werden Sie schnell feststellen, dass die meisten körperlichen Symptome flüchtiger Natur in Situationen aufgetreten sind, in denen Sie entweder eine Todsünde begangen, die Zehn Gebote nicht geachtet oder die Demut vergessen haben. Im Grunde genommen sind das jenseits aller christlichen Erwägungen die Grundbedingungen für das menschliche Miteinander.

Beten

Die christliche Form der Meditation ist das Gebet, ein Zwiegespräch mit Gott. Das Gebet ist eine Besinnung darauf, dass man nach dem Angesicht Gottes geschaffen ist – das schafft Vertrauen, aber es verpflichtet auch. Im Gebet stellt man sich die Frage, inwieweit man sich von diesem Ursprung entfernt hat, inwieweit man ein gottgerechtes und gottgefälliges Leben führt. Das Beten ist eine Meditation über das göttliche Ideal und der erste Schritt dazu, für diese Ideale einzutreten.

Die Form des Gebetes kann frei sein. Im Wesentlichen ist es vor allem in der römisch-katholischen Kirche durch unzählige Andachtsbüchlein im Lauf der Jahrhunderte formalisiert worden. Im Protestantismus entstand dann eine Tradition, sich ohne die Vermittlung von Priestern oder theologisch angehauchten Schriftstellern selbst und direkt an Gott wenden zu wollen. Der Aufenthalt in einer stillen Kirche hilft auch heute noch zur Besinnung ebenso wie ein schöner Landschaftspunkt mit Ausblick. Die Gebetshaltung hat viele Variationen. Je formalisierter der Kontext, desto eher drückt der Betende mit seiner Haltung etwas Bittendes aus, kauert mit verkrümmter Haltung auf harten Gebetsstühlchen und wagt es nicht, in den Himmel zu blicken. An Foltermethoden erinnert das stundenlange Liegen von Mönchen in Kreuzform auf Kirchensteinböden, die Demutshaltung vor einem strafenden, allmächtigen Gott. Der Körper wird dabei als bloße irdische Hülle dafür bestraft, die unsterbliche Seele verführt zu haben. Je freier der Kontext, desto offener auch die Körperhaltung, die dann darin bestehen kann, angenehm in Kreuzform mit offenen Armen auf dem Rücken in einer Blumenwiese zu liegen und »kosmische Energie einzufangen«. Diese Gebetshaltung ist für Kranke sehr gut geeignet. Wenn man nachts entspannt mit offenen Armen im Bett liegt und zu Gott betet, nutzt man etwas, das im Heilmagnetismus als »Kanal bilden« für heilwirksame Kräfte bezeichnet wird.

Das Vaterunser

Das Hauptgebet, das Christus seine Glaubensgemeinde gelehrt hat, ist das »Vaterunser«. Es bietet auch aus medizinischer Sicht alles, um einem Christen, der krank geworden ist, wieder aufzuhelfen. Der erste Teil bezieht sich darauf, dass der Ursprung der eigenen Existenz im Himmel ist. Gott ist der Vater, der einen erschaffen hat und dem man verspricht, seinen Namen und seine Gesetze zu ehren, also das gottgerechte Leben zu führen, dessen Grundzüge in den Zehn Geboten niedergelegt sind:

Vater unser im Himmel,
Geheiligt werde Dein Name,
Dein Reich komme,
Dein Wille geschehe,
Wie im Himmel, so auf Erden.

Im zweiten Teil des Gebetes geht es um den Anspruch auf Nahrung im weitesten Sinn. Das tägliche Brot ist z. B. die Nahrung, die auf den Tisch kommt, die Arbeit, die dem Leben Sinn gibt. In seiner Lebensführung macht man ungeachtet der allgemeinen Absicht Fehler, mitunter sogar schwere Fehler. Diese Schuld kann einem Gott nehmen. Er tut das aber nur, wenn man selbst seinen Schuldigern vergibt. Gerade dieser Satz hat größte Bedeutung für Krankheiten mit seelischer Ursache. Um Fehler in Zukunft möglichst zu vermeiden, bittet man darum, nicht in Versuchung geführt zu

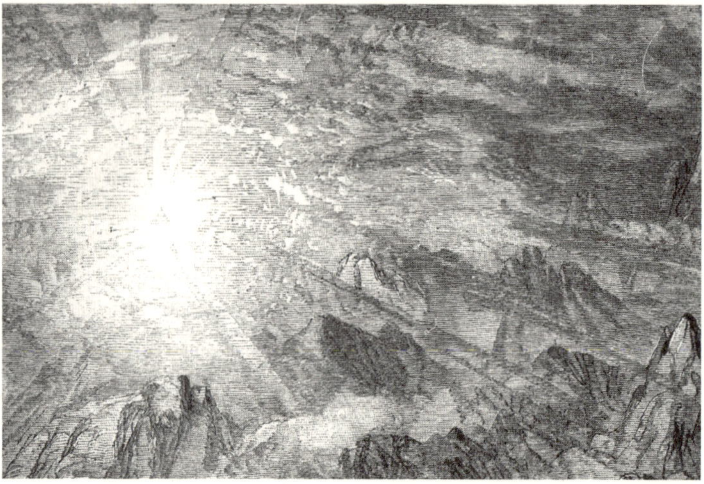

Gott als das Licht der Welt

werden, und spricht die Hoffnung aus, dass man von allem Bösem verschont bleibe:

Unser tägliches Brot gib uns heute,
Und vergib uns unsere Schuld,
Wie auch wir vergeben unseren Schuldigern.
Und führe uns nicht in Versuchung,
Sondern erlöse uns von dem Bösen.
Amen.

Es gibt in der Kirche aber auch eine lange Tradition, neben Gott die Mutter Gottes – Maria –, Engel oder Heilige anzurufen. So hat man für jeden Notstand und für jede Krankheit einen Heiligen als »Nothelfer« gesucht, zu dem man im Fall einer Krankheit sprechen kann und der dann bei Gott ein gutes Wort für einen einlegen soll. Diese Tradition ist wahrscheinlich auf die zunehmende Hierarchisierung der Kirche im Mittelalter zurückzuführen, hat aber, wie Wallfahrtsorte wie Lourdes vieltausendfach belegen, schon vielen Kranken geholfen.

Die 14 Nothelfer

Auf einer alten Gebetstafel im schwäbischen Mindelheim werden wir folgendermaßen über die 14 Nothelfer aufgeklärt:

Maria – die Mutter Gottes als Jungfrau rein, Allen in Noth und Tod hilft allein
S. Blasius – Bringt wegen Halsweh Fürbitt dar
S. Georgius – Ist anzurufen in Kriegs-Gefahr
S. Erasmus – Für Därm und Leibesschmerzen
S. Vitus – Ein großer Freund der Kinder-Herzen
S. Pantaleon – Patron der Ärzte, bei Gott mächtig
S. Christoph – Für Hagl und Wetter beschützt er kräftig
S. Dionysus – In Hauptweh wird gerufen an
S. Cyriacus – Von Teufel Besessnen helfen kann
S. Achatius – Dem christlichen Kriegsvolk hilft er behend
S. Eustachius – Betrübniß in der Ehe abwendt
S. Egidius – Hilft zu Erkenntnis heimlicher Sünd
S. Margaretha – Wo Teufelslist ein Zugang findt
S. Katharina – Wenn Weisheit im Studiren mangelt
S. Barbara – In Not die Sackrament erlangt

Der Gedankengang zu diesen 14 Nothelfern ist, salopp gesagt, folgender: Wenn jemand wie der heilige Dionysus zum Märtyrer wurde, indem man ihm den Kopf abschlug, war er bestens dazu geeignet, einem bei Kopfschmerzen zu helfen. Er hatte quasi die Maximalform eines Kopfschmerzes und wurde dadurch zum Experten. Darüber hinaus aber geht es um das Mitgefühl, das man sich von einem Heiligen erwarten kann, der Ähnliches durchgemacht und bezwungen hat. Er selbst hat als Mensch gelitten und diesen Schmerz durch Willenskraft überwunden. Dadurch wird er zu einem wichtigen Vorbild für Menschen in einer ähnlichen Situation. Ein anderer Weg für einen Heiligen, Heilkraft zu erlangen, war der Beweis von Wunderheilungen zu Lebzeiten. Diese Tradition war die des Heilands selbst, der Lahme kurieren konnte. Im Mittelalter nannte man ihn »Christus Medicus«, also Jesus als Arzt. Ob diese Form des Gebetes noch zeitgemäß ist, ist die Frage. Andererseits kann man beobachten, dass diese Tradition noch sehr lebendig ist und vielen Menschen hilft. Es gibt genug Erzählungen von Menschen mit schweren Erkrankungen, die nach Wallfahrten gesundeten. Dafür müssen Sie nicht nach Lourdes fahren. Ein geeigneter Wallfahrtsort für Kranke in Franken ist etwa die Basilika Vierzehnheiligen bei Bad Staffelstein, im »Gottesgarten am Main«, wo man auch heute noch zur warmen Jahreszeit Hundertschaften durch die Landschaft ziehen sieht, die sich durch Gebet in der Basilika Heilung von Krankheiten erhoffen. Ein geeigneter Ort dafür wäre auch die Michaelskirche des ehemaligen Benediktinerklosters in Bamberg, auf deren Decke man die Heilkräuter des Mittelalters aufgemalt sehen kann. Es ist dort auch der heilige Otto aufgebahrt, der die Pommern missionierte und auch einige

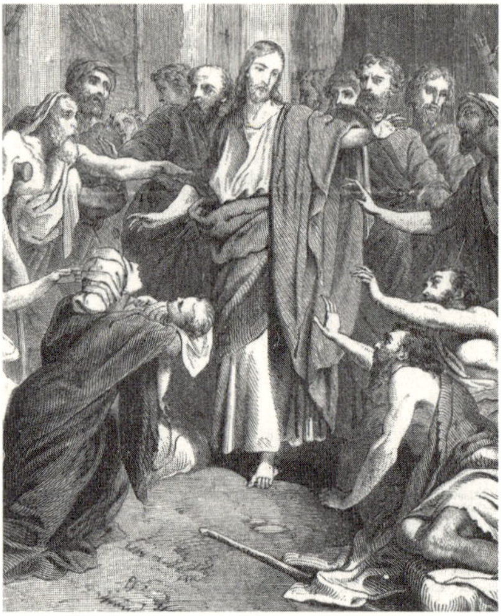

Jesus als Heiler

Kranke heilte. Wer durch die eigens dazu angebrachte Öffnung unter seiner Ruhestätte kriecht und dabei ein Gebet zu Gott spricht, kann Krankheiten abschütteln.

Beichten und Büßen

Neben der Tradition des Betens ist in der katholischen Kirche die des Beichtens und Büßens wichtig. Die Tradition des Ablasshandels hat damit Schindluder getrieben. Wieder war die Macht des Priesters, Sünden im Namen Gottes verzeihen zu können, eines der Mittel zur Etablierung kirchlicher Macht. Der Grundgedanke aber des Beichtens ist sehr wichtig. Wenn man seine Schuld in der eigenen Brust begräbt, kann keine Auseinandersetzung mit der Krankheit stattfinden. Das Leid muss auch geäußert werden, wie schon die Griechen wussten, als sie von Katharsis sprachen, jenem Zustand, in dem das Leid bewusst wird und noch einmal aufwallt, bevor es Körper und Seele verlässt. Den Mechanismus kennen die meisten von uns, wenn wir im Gespräch über eine vergangene Kränkung womöglich das erste Mal darüber zu weinen beginnen, uns für diese Gefühlsaufwallung schämen oder uns darüber wundern und danach bemerken, dass sie durch diesen Vorgang überwunden ist. Dieses Gespräch kann der Priester bei der Beichte übernehmen, aber auch ein Arzt, ein Freund oder ein Verwandter. Am wirkungsvollsten ist diese »Beichte« dann, wenn sie Menschen betrifft, die mit der Krankheitsursache in unmittelbarem Zusammenhang stehen. Ein Mörder, der auf die Familie des Ermordeten stößt und ihnen seine Tat gesteht, mag Hilfe bei seinen Schmerzen erfahren. Ein Dieb, der seit seiner Tat einen Gesichtstick entwickelt hat, kann ihn in dem Moment verlieren, in dem er seine Tat dem Bestohlenen beichtet und den Schaden ersetzt. Dieses Konzept wird schon den Alten bewusst gewesen sein und ist in die christliche Auffassung von Schuld und Sühne eingeflossen. Wer eine unsterbliche Seele hat, hat ein unsterbliches Gewissen, das ihn so lange kränkt, bis er dieses Gewissen durch Beichte und Buße erleichtert.

Die Mönchsmedizin stellt vor das »Cogito ergo sum« der Aufklärung das »Credo ergo sum« – nur durch den Glauben wird man ein Mensch. Nur wer den göttlichen Funken in sich ernst nimmt und ihm gerecht wird, hat eine Zukunft.

Das geheime Wissen der Hexen: Eins sein mit der Natur und frei

Das Wirkliche ist ebenso zauberhaft, wie das Zauberhafte wirklich ist.

Ernst Jünger

Das Wesen der Hexe

Der Begriff der »Hexe« ist heute etwas schwammig geworden und wird verschieden definiert. Wenn es um Traditionelle Europäische Medizin gehen soll, dann interessiert die Hexe vor allem als Heilerin. Allerdings reicht es nicht, sich dabei auf pflanzliche Rezepte zu beschränken, sondern wir müssen uns kurz mit den verschiedenen Hexenbegriffen auseinandersetzen.

Die Kräuterhexe als Volksmedizinerin

Im Jahr 1861 schrieb der französische Historiker Jules Michelet in seinem Werk »Hexe«: »Tausend Jahre hindurch war die Hexe der einzige Arzt des Volkes. Die Kaiser, Könige, Päpste, die reicheren Barone hatten einige Doktoren aus Salerno, Mauren und Juden, aber die Masse des gesamten Staates, ja man könnte sagen, die Welt, fragte nur die ›Saga‹ oder kluge Frau um Rat. Wenn sie nicht heilte, beschimpfte man sie und nannte sie Hexe. Aber gewöhnlich belegte man sie aus einem mit Furcht gemischten Respekt mit dem

Namen ›gute Frau‹ oder ›schöne Frau‹ (Belladonna), derselbe Name, den man den Feen gab.«
Wahrscheinlich wird es sehr häufig so gewesen sein, dass Kräuterhexen vor allem die Hüterinnen der sogenannten Volksmedizin und keiner heidnischen Religion waren. Wie wichtig diese medizinische Tradition war, erkennt man daran, dass auch dann, wenn man alle in den mittelalterlichen Werken der Mönchsmedizin vertretenen Gewürz- und Heilkräuter nimmt, der Großteil der heute noch verwendeten Pflanzen unberücksichtigt bleibt. Dazu gehören vor allem jene nachweislich wirksamen Rezepte, bei denen Baumbestandteile zur Anwendung kommen. Niemanden kümmert es heute mehr, dass die Eiche sowohl bei den Germanen als auch bei den Kelten ein heiliger Baum war und dass die Nutzung seiner Rinde bei der Therapie von Schleimhautentzündungen mit aller Wahrscheinlichkeit auf heidnisch-religiöser Basis begonnen hat. Während sich die ersten Missionarsmönche einen Namen damit machten, in Eichenhainen dem Donar gewidmete uralte Bäume mit der Axt zu fällen, um die Machtlosigkeit des heidnischen Gottes zu beweisen, übernahmen sie Jahrhunderte später kritiklos die Verwendung von Eichenrinde in ihre Medizin aus einem einfachen Grund: weil sie wirkte.

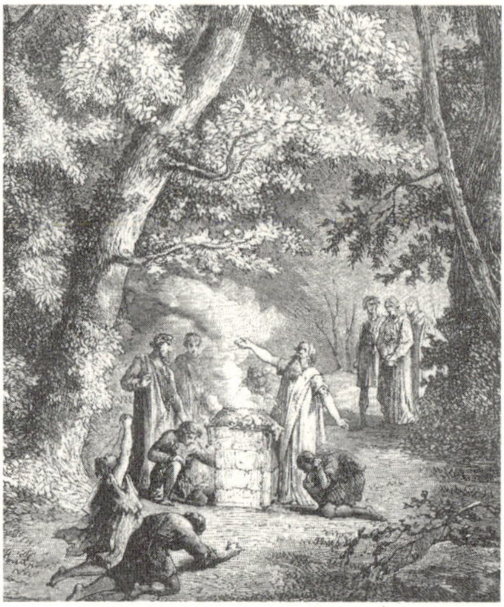

Germanen opferten Donar in Eichenhainen.

Die Kräuterhexe als Geheimnisträgerin

Die Kräuterhexe war sehr häufig aber auch die Hüterin des pflanzlichen Geheimwissens des Altertums. Sie bewahrte und benutzte das Wissen um Giftpflanzen und Aufputschmittel ebenso wie das um empfängnisverhütende oder abtreibende Heilpflanzen, die den Mönchen aus ideologischen Gründen suspekt waren. Dieses Wissen wurde von einer Generation zur anderen von Hexen an Hexen weitergegeben in Form eines vorwiegend weiblichen Geheimbundes. Wir wissen, dass junge Frauen in diesen Geheimbund mittels eines Initiationsritus aufgenommen wurden, bei dem jede Menge Bilsenkraut abgebrannt wurde, das Halluzinationen und Traumzustände erzeugte. Man kennt ähnliche Bräuche heute noch bei Jugendlichen, wo die gemeinsame rituelle Benutzung von Drogen oft den Beginn eines Drug-User-Lebens markiert. Gerade in der späten Pubertät gibt es auch noch zahlreiche andere an ehemalige Hexenbräuche erinnernde Phänomene wie satanische Zirkel, Geisterbeschwörungen und vieles andere mehr. Es sind das Schrumpfformen einer ehrwürdigen Tradition von Heilkünstlerinnen, die über Jahrtausende zum Wohle der Menschheit all jenes Wissen bewahrt haben, das in der Mehrheitskultur ihrer Zeit verpönt war.

Die Rauschdrogen

Aus historischer Sicht ist eine Hexe eine Frau, die gesellschaftliche Regeln nicht respektiert und die öffentliche Ordnung durch Freizügigkeit und Sinnlichkeit stört und ihre Umgebung (mitunter auch gegen deren Willen) mit Rauschdrogen versorgt. Hexen sind offenbar von Anfang der Zeit an notwendig gewesen, um die Stumpfsinnigkeit der täglichen

Existenz ertragen zu können. Weil wir alle mehr oder weniger Aufputschmittel brauchen, haben Hexen Gewalt über uns, und weil Aufputschmittel körperliche Schäden, Sucht und Tod zur Folge haben können, fürchten wir sie genauso, wie wir uns nach ihnen sehnen. Diesen Konflikt hat noch keine Kultur auflösen können, und dafür bezahlt haben mit großer Regelmäßigkeit die Hexen.

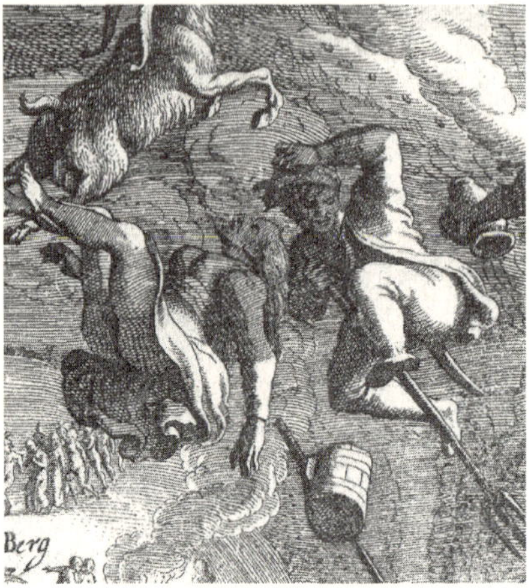

Bilsenkraut vermittelt das Gefühl, fliegen zu können.

Es wird keinen überraschen, wenn ich sage, dass die »Hexerei« so alt wie die Menschheit ist. Der Apfel vom Baum der Erkenntnis in der Hand Evas ist das Grundsymbol der Hexenkunst. Weniger bekannt ist die Tatsache, dass sich die Rauschdrogen seit Anbeginn der Menschheit bis heute kaum geändert haben. Die Alraune, auch bekannt als Mandragora, gab es schon als »Menschenpflanze« im alten Persien.

Ihre wirksamen Bestandteile sind die Alkaloide Atropin, Hyoscyamin und Scopolamin. Sie steigern die Freisetzung von Acetylcholin und wirken dadurch erregend. Atropin dämpft die Wahrnehmung und führt zu übersteigerten Reaktionen und Bewegungsdrang. Scopolamin stört das Kurzzeitgedächtnis. Ich bezweifle, dass Bier in unseren Breiten so beliebt geworden wäre, wenn es nicht seit frühesten Zeiten zur Wirkungsverstärkung mit Alraunwurzel oder Bilsenkraut aufgepeppt worden wäre. Bilsenkraut beinhaltet vor allem Hyoscyamin und ist der Namensgeber berühmter

Braustätten wie Pilsen, Bilsdorf oder Bilsengarten. In unseren Breiten haben manche Bierbrauer bis ins 19. Jahrhundert die Praxis, dem Bier Halluzinogene zuzufügen, fortgeführt. Diese Praxis hat eine ehrwürdige Tradition – schon die alten Germanen versetzten damit gewürzte Weine und Honiggetränke. Der harzige Wein, den die Griechen anlässlich ihrer dionysischen Orgien ausschenkten, enthielt: Poleiminze, Fliegenpilze, Bilsenkraut, Alraune, Stechapfel, Weihrauch, Myrrhe, Krokusöl, Alpenveilchen, Oleander, Christrose und Opium (!) – eine unglaubliche Mischung, die jeden heutigen Versuch von »Giftlerpartys«, mit Magic Mushrooms oder Engelstrompetentee außersinnliche Erfahrungen zu machen, in den Schatten stellt. Euripides fasste die Wirkung dieses Gebräus in folgenden Worten zusammen: »Mir ist, als ob der Himmel mit der Erde bunt gemischt sich drehe, den Thron des Zeus sehe ich vor mir, der Götter ganzen Glanz und Herrlichkeit. Könnt ich nicht küssen alle?« Man kann sich vorstellen, dass die Zubereitung dieser Getränke in der Hand der Küchenchefin lag, die über die Dosierung dieser Rauschgifte bestens Bescheid wissen musste, um nicht eine von Halluzinationen und Visionen, Euphorie und Sexualität geprägte Party mit der Bilanz mehrerer Vergiftungstoter ausklingen zu lassen. (Nachdem ich selbst einige Jahre auf einer internistischen Intensivstation zugebracht habe, kenne ich zur Genüge die keinesfalls harmlosen Wirkungen derartiger Rauschdrogen.)

Circe – eine griechische Hexe

In der Odyssee schildert Homer die Wirkung des Bilsenkrauts auf die Gefährten des griechischen Helden. Als Saubohne wurde es im alten Griechenland ganz gerne an Schweine verfüttert, die davon aber Bauchkrämpfe bekamen und sich dann in der Regel etwas merkwürdig verhielten. Im vorliegenden Fall war es so, dass ein Schiff mit Soldaten auf der kleinen Insel der Zauberin oder Hexe Circe landete, die sich durch diese Invasion offensichtlich bedroht fühlte und den Begrüßungstrank mit Bilsenkraut versetzte. Dieses enthält hohe Anteile an Atropin und Scopolamin und ruft Halluzinationen, sexuelle Erregtheit und hektisches Sprechen hervor. Charakteristischerweise erblickt man dabei Tiergestalten oder hat den Eindruck, fliegen zu können. Im vorliegenden Fall erschien es Odysseus so, als würden sich seine Gefährten in Schweine verwandeln. Der Schreck über die Fähigkeit Circes, dergleichen Reaktionen hervorrufen zu können, erzeugte Furcht und Achtung vor ihren Künsten. Vergil beschreibt Circes Kräfte in der Äneis wie folgt: »Sie verspricht, durch ihre Zauberformeln die Seelen zu befreien, denen sie wohl will, aber dagegen den anderen drückende Sorgen aufzubürden; das Wasser des Flusses zum Stehen zu bringen und den Lauf der Gestirne umzukehren; und sie ruft die Seelen der Verstorbenen herbei. Du wirst in ihrer Gegenwart unter den Füßen die Erde dröhnen sehen und die Eschen von den Bergen herabsteigen.« Eine bekannte Giftmischerin der griechischen Sagen ist auch Medea. Sie konnte mit Zauberkräutern den Drachen einschläfern, der das goldene Vlies bewachte.

Die Hexe als kultische Priesterin im alten Rom

Über dieses (Heil-)Pflanzenwissen hinaus gibt es schon im Altertum das Bild der Hexe als heidnische Priesterin. Ihr Kult beinhaltet Magie. Sie kann sich in Tiere verwandeln oder andere Menschen in Tiere verwandeln. Sie kann fliegen. Ihre Kraft entwickelt sie, indem sie sich nackt auszieht. Weibliche Sinnlichkeit und Spiritualität sind die Wurzeln solchen Hexentreibens, dem der Mann, der nicht selten dabei unter Drogen gesetzt wird, mal wohlwollend, mal verurteilend, mal ratlos gegenübersteht. Im römischen Schelmenroman des Apuleius im 2. Jahrhundert n. Chr. gibt es die Beschreibung einer griechischen Hexe namens Pamphile, die sich genauso verhält wie eine mittelalterliche Hexe, die zum Blocksberg fliegen möchte: »Zuerst zieht sich Pamphile fasernackt aus. Nachher schließt sie eine Lade auf, aus der sie verschiedene Büchschen nimmt. Eines von diesen Büchschen öffnet sie und holt daraus eine Salbe, die sie lange zwischen beiden Händen reibt, alsdann beschmiert sie sich damit von der Ferse bis zum Scheitel. Nun hält sie ein langes, heimliches Gespräch mit ihrer Lampe. Darauf schüttelt und rüttelt sie alle ihre Glieder. Diese sind kaum in wallender Bewegung, als daraus schon weicher Flaum hervortreibt. In einem Augenblick sind auch starke Schwungfedern gewachsen, hornig und krumm ist die Nase, die Füße sind in Krallen zusammengezogen. Da steht Pamphile als Uhu!«

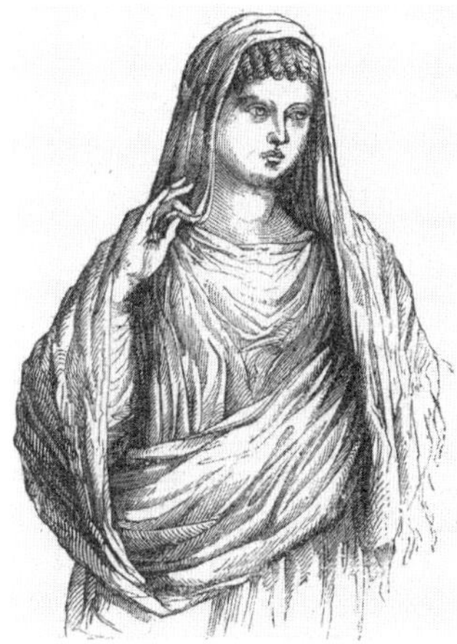

Römische »Hexe«

Die Bestandteile der sogenannten Hexensalbe waren verschieden. Dazu gehörten Aconitum, Mandragora, Belladonna, Bilsenkraut, Cicuta virosa, Cannabis, Helleborus, Veratrum und viele andere. In ihrem Zusammenwirken riefen sie Halluzinationen und Rauschzustände hervor. Diese blieben der Allgemeinheit bis zum Beginn der Neuzeit ein Rätsel. Der 1669 erschienenen Schrift »Blockes-Berges Verrichtung« aber ist eindeutig zu entnehmen, dass man das

»Fliegen« der Hexen nun als Drogenrausch erkannt hatte: »Damit die Zauberinnen und Hexenmeister die Bösen Geister zu sich locken/ pflegen sie mit solchen Salben, die den Schlaff verursachen, sich zu schmieren/ und dann legen sie sich in eine Bette und schlaffen so hart und feste, dass sie nicht aufwachen/ ob man sie gleich mit Nadeln sticht/ oder mit Feur brenne. Unterdessen bildet ihnen der Satan im Schlaff solche seltsame Phantaseyen ein/ dass sie ihnen bedünken lassen/ und leben in aller Lust und Freuden.« Dadurch war der allgemeine Wissensstand dort angelangt, wo die ägyptische Pharaonin und Heilkünstlerin Kleopatra schon eineinhalb Jahrtausende zuvor angelangt war, als sie ihren Geliebten Antonius vermisste. Shakespeare legt ihr folgenden Satz in den Mund: »Gebt mir Mandragora zu trinken, dass ich die Kluft der langen Zeit verschlafe, wo mein Antonius fort ist.« Da Mandragora weniger Müdigkeit als Halluzinationen hervorruft, muss man annehmen, dass sie damit Ablenkung und keinen Dornröschenschlaf meinte. Überhaupt scheint es aus heutiger Sicht so, dass die Welt des Altertums oft nur ertragen werden konnte, indem man mithilfe von Arzneien in Traumbilder und Gegenwelten flüchtete. Man denkt unwillkürlich an die südamerikanischen Indios, die ihre karge Existenz durch das Kauen von Kokablättern erträglich machen. Das Faktum, dass Drogen in Hochkulturen wie dem alten Griechenland oder Rom fast schon den Status eines Nahrungsergänzungsmittels hatten, spricht für eine große gesellschaftliche Akzeptanz. Vielleicht erklärt die dabei erreichte Befreiung des individuellen Men-

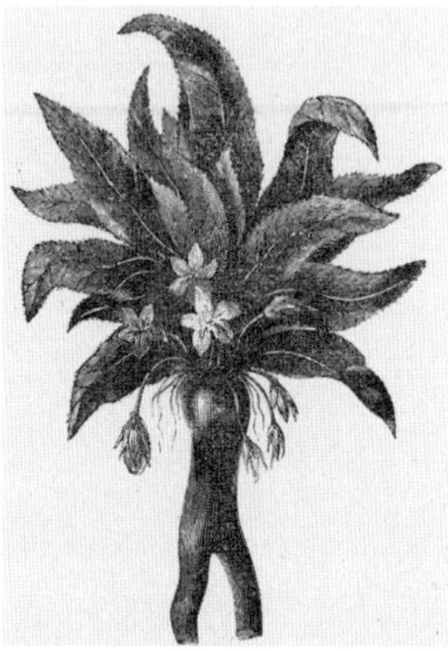

Mandragora, die Alraune

schen nicht nur Dekadenz und Niedergang der Kultur, sondern auch ihre Blüte.

Randbereiche des Hexentums – Magie und Wahrsagerei

Neben gut informierten Hexen-Hausfrauen fand man im Altertum die Magier. Der erste Vertreter dieser Zunft soll Zoroaster, König der Baktrier, zur Zeit der Assyrer gewesen sein. Er las in Eingeweiden, deutete den Vogelflug, beobachtete die Blitze des Himmels und las aus diesen Dingen die Zukunft heraus. Allerdings tat er das nicht nüchtern analytisch, sondern nur in geheimnisvollen Andeutungen, nämlich Orakelsprüchen. Es schien damals dafür großen Bedarf gegeben zu haben, weshalb bald jedes Kulturland so ein Orakel sein Eigen nennen wollte. Bekannt geworden ist Pythia, das Delphische Orakel. Benannt ist sie nach der Pythonschlange. Im delphischen Heiligtum am Fuße des Parnass sprach sie ihre Deutungen im Zustand der Verzückung aus, der mit großer Wahrscheinlichkeit durch Alraunwurzel hervorgerufen wurde – auch wenn es hieß, es seien die Erddämpfe dort. Diese Frau, die wohl auch einige Eigenschaften einer Hexe hatte, war so erfolgreich, dass man ihre Karriere über ihr eigenes Leben hinaus verlängerte. So gab Pythia über Generationen hinweg Auskunft darüber, was man in einem Drogenrausch so alles erleben kann. Ursprünglich war Delphi der Erdgöttin Gaia geweiht, der Urmutter. Damit wird Delphi das erste und einzige Hexenzentrum der Welt, das wirkliche Bedeutung hatte. Später wurde der Tempel dem Apoll geweiht, der unter den Göttern ein Arzt war. Also musste in Delphi neben dem Orakel auch eine Art Kurzentrum her. Die Therapie dort war Inkubation, eine Schlaftherapie, Traumtherapie, Psycho- und Musiktherapie. Es war

eine Gruppentherapie, die man mit seinen Begleitern gemeinsam wahrnahm. Zuerst zog man sich aus und wurde gewaschen. Dann legte man sich im Therapieraum auf eine Liege, die Kline hieß und den heutigen Kliniken ihren Namen gegeben hat. Es wurde Aromatherapie und Musiktherapie durchgeführt. Dann schlief man ein und träumte. Beim Erwachen musste man den Traum aufschreiben und dem Arzt erzählen. Im Therapieraum waren Löcher eingelassen, in denen Schlangen lebten. Da sie sich häuten, galten sie den Griechen als Bezwingerinnen des Todes und wurden zum Symbol der Heilkunst schlechthin.
Neben diesen Strömungen gibt es seit Urzeiten den Beruf des Wahrsagers. Wahrscheinlich war das anfangs eine Person, die sich abends auf einen Hügel setzte, Landmarken anpeilte und daraus den Sonnenstand ablas, um Zeiten für die Aussaat zu bestimmen. Dazu war nachts auch ein genaues Beobachten der Sterne nötig. Aus beidem ließ sich die Zukunft herauslesen. Kein Wunder, dass man mit den Jahrtausenden dazu geneigt war, aus der Beschaffenheit von Erde, Weltall und Natur auch persönliche Schicksale von Menschen abzuleiten. Schon vor 2000 Jahren hatte sich eine erstaunliche Vielfalt an Wahrsagerwissenschaften entwickelt. Selbst unsere römischen Vorfahren scheinen neben ihrer zupackenden Nüchternheit ein gerüttelt Maß an entsprechender Gutgläubigkeit gepflegt zu haben. Es gab für jede Art der Weissagung ganze Berufszweige. So zum Beispiel die Nekromanten. Sie besprachen Tote mit Zauberformeln und entlockten ihnen dabei Weissagungen. Die Aruspiziner entnahmen den Eingeweiden frisch getöteter Tiere wertvolle Informationen über die Zukunft. Hydromanten betrachteten durchaus professionell wirkend und in eindrucksvoller Aufmachung das Wasser und riefen dabei die Schatten der Dämonen heraus. Auguren hießen jene Leute, die dafür

bezahlt wurden, die Zukunft aus Vogelflugbildern abzulesen. Eine andere Untergruppe der Auguren waren die Astrologen. Sie betrachteten statt der Vögel die Sternbilder und nahmen sich dabei nicht nur ägyptische Vorfahren zum Vorbild, sondern wahrscheinlich weit ältere Kulturen. Damals war der Beruf des Astrologen schwierig genug, man durfte von ihm nicht erwarten, dass er einem auch ein Horoskop erstellte. Dafür war nämlich der Horoskop zuständig. Er erfragte die Geburtsstunde des Menschen und nahm sie als Anhaltspunkt für Mutmaßungen über dessen Zukunft. Der Horoskop war so etwas wie ein ganz besonderer Spezialist – zum Beispiel wie heute der Internist, der sich noch auf Gastroenterologie spezialisiert hat und tagtäglich einer riesigen Anzahl von Menschen seinen Schlauch in den Magen hinabschiebt, um darin herumzuspähen. So war es auch mit dem Horoskopen. Er kannte zwar die Sternbilder, aber erstellte irgendwann einmal nur noch Horoskope, weil das ein normaler Astrologe gar nicht mehr konnte.

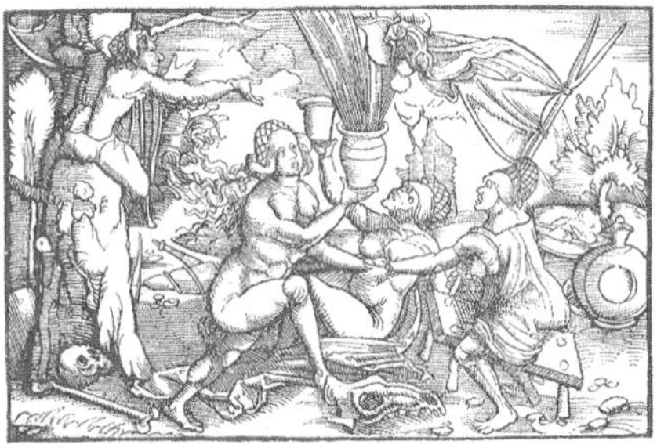

Hexen gehen mit Zaubertränken gegen dunkle Mächte vor.

Der Konflikt der Wahrsagerei mit dem Christentum

Die Welt der Wahrsager starb, als Rom unterging und Europa christianisiert wurde. Die Römer hatten zwar noch Götter gekannt, sie aber nicht mehr verehrt. Im Gegensatz dazu stand die christliche Welt im Zeichen Gottes. Gottes Macht war unendlich, und es gab daneben keine Naturgesetze. Alles,

was nicht von Gott kam, wurde zum Aberglauben erklärt und galt als verboten.
Das galt eine ganze Weile so, bis zur Aufklärung im 18. Jahrhundert, die Immanuel Kant folgendermaßen definierte: »Aufklärung ist der Ausgang des Menschen aus seiner selbst verschuldeten Unmündigkeit. Unmündigkeit ist das Unvermögen, sich seines Verstandes ohne Leitung eines anderen zu bedienen. Selbst verschuldet ist diese Unmündigkeit, wenn die Ursache derselben nicht am Mangel des Verstandes, sondern der Entschließung und des Mutes liegt, sich seiner ohne Leitung eines anderen zu bedienen. Sapere aude! Wage es, zu wissen!« Erst zu diesem Zeitpunkt war die europäische Kultur wieder so weit gekommen, wie das alte Rom trotz aller Irrationalitäten bereits gewesen war: dass Hexen in der Gesellschaft erträglich, wenn nicht sogar erwünscht sind.

Anmachen und Zudröhnen: Die moderne »Hexe«

Seien wir doch ehrlich: Hexen sind durch ihren Freiheitskampf und ihre Vergnügungssucht die Vorreiter der heutigen hedonistischen Gesellschaft des »Anything goes«. Dazu gehört ein gerüttelt Maß an Sex, Drugs und Rock'n'Roll – ein Wort, mit dem ja eigentlich das Rocking (Schaukeln) und das Rolling (sich herumwälzen) gemeint sind, also ein weiteres Wort für Sex. Den Zustand der Enthemmung zu erreichen, sich vollschichtig der Sexualität zu widmen, dazu sind Drogen nötig, und die »Dealer« des Altertums waren die Hüter der Gärten, in denen die Alraune, die Tollkirsche, das Bilsenkraut und der Stechapfel wuchsen.

Im alten Ägypten wurde nicht nur das Bier mit Alraunenwurzel versetzt. Wenn jemand lustlos war, konnte ihm mitunter mit höheren Dosierungen der sexuell enthemmenden

Alraunenwurzel geholfen werden. Sie wurde die Basis der »Liebestränke« des Altertums, die mit den heutigen Alcopops und Uppers mehr gemeinsam haben, als mancher denken würde. Der Liebestrank diente auch im Alkohol der allgemeinen Enthemmung bei Partys und mochte auch zum Untergang des einstmals stolzen Imperiums beigetragen haben.

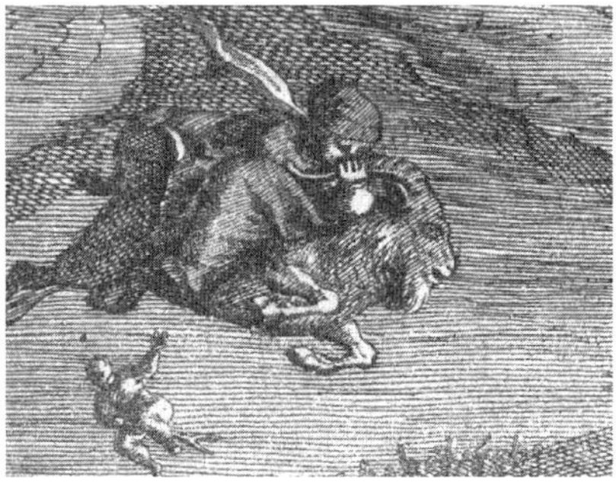
Flughexe in der Walpurgisnacht

Liebestränke und Co.

Das Thema des Liebestranks ist wahrscheinlich so alt wie die Menschheit. Das Leben mag ein Jammertal sein, voller Gefahren stecken und nur mit Mühe bewältigt werden, aber immer schon gab es Nischen der Ruhe und Intimität – und da man aus dieser Zeit das Beste machen und sich darauf optimal vorbereiten wollte, waren Liebestränke viel gefragt. Im klösterlichen Mittelalter war der Bedarf daran ungebrochen. Man konnte aber nicht erwarten, dass einem in diesem strengen und puritanischen, nur auf Gottes Gnade ausgerichteten Umfeld in dieser Hinsicht geholfen wurde. Also mussten Hexen sich mit dem Thema befassen – und man kann annehmen, dass sie es gerne taten. Denn neidvolle Erzählungen von nackten und sexuell aktiven Hexen sind in der Geschichte Legion. Über die Verherrlichung des Augenblicks hinaus passt die Freizügigkeit der Hexen aber auch zu der Naturreligion einer freigebigen Erdmutter, die sie vertraten.

Wir wissen, dass in Indien der Urzeit Moschussekret zur Steigerung der sexuellen Anziehungskraft verwendet wurde.

Der Moschushirsch in Fernasien lockte damit das Weibchen zum Liebesspiel. Heute dient es Frauen, die hochwertige Parfüms wie Chanel Nr. 5 verwenden, zur Steigerung ihrer Attraktivität.

Im alten Griechenland wusste man davon offenbar noch nichts. Man verwendete Schöllkraut, Stabwurz, Bärenklau und Tintenfisch zur Steigerung des Liebesverlangens. In Delphi wurden Weihrauch, verbrennende Stechapfelblätter und -samen zur Anregung der Liebeskraft verwendet, wobei sexuell enthemmende und halluzinogene Effekte des Stechapfels *Datura stramonium* dabei halfen, sich gehen zu lassen.

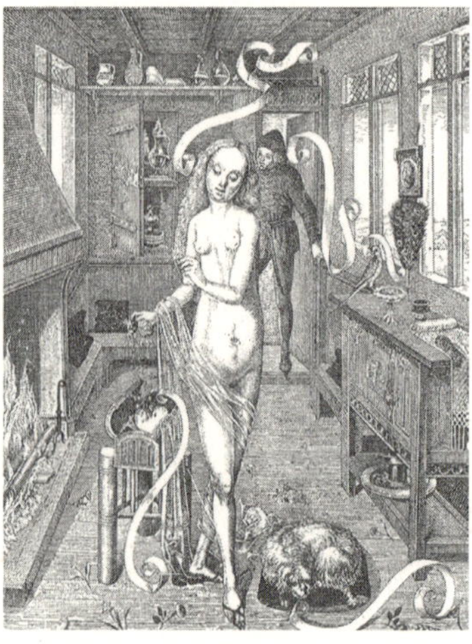

Liebestränke mussten von Hexen nackt zubereitet werden, um zu wirken.

Die Römer verließen sich auf die kulinarischen Wirkungen von Anis, Senf, Pastinak, Brunnenkraut und Wein. Wenn das aber nicht reichte, so schritten sie zu gegenseitigem Auspeitschen mit Brennnesseln zur Steigerung der Potenz. Dieses weitere Brennnesselrezept sei den im ersten Teil des Buches angeführten Rezepten hinzugefügt als Ausdruck des Respekts vor dieser großen, bescheidenen Heilpflanze. Vor oder nach der Liebesstunde sollten bei den Römern abgebrannt werden: Weihrauch 15 Teile, Sandelholz 4 Teile, Zimt 4 Teile, Veilchenwurzel 2 Teile, Rosenöl 4 Teile, Moschus 2 Teile. Das Rezept des Moschus hatte man offenbar aus dem Geheimfundus der Kleopatra aus Ägypten mitgebracht, die ja ein großes Werk zur Kosmetik geschrieben und aus dem fernöstlichen Raum an Duftnoten auch noch Ambra mitgenommen hat. Sie persönlich bevorzugte allerdings an ihrem Körper Rosenöl. Es heißt, sie habe davon so viel verwendet, dass man ein Schiff, auf dem sie kam, zuerst gerochen hat, bevor es am Horizont sichtbar wurde.

Der *Wein der Kleopatra* enthielt Opiumtinktur und Stechapfelblätter.

Aus *Arabien* gibt es die Empfehlung, vor Liebesnächten Safran, Anis, Karotten, Orangenblüten, trockene Datteln, Eigelb, Fische, Magenhaut des Kamels, in Kümmel eingemachtes Schaffleisch, Pistazien, Fenchel, Muskatnuss, Weihrauch und Honig zu verwenden. Dass Liebe auch durch den Kamelmagen gehen kann, ist daran neu. Im deutschen Mittelalter findet sich ein *typisches Hexenrezept* mit Alraune, Bilsenkraut, Stechapfel, Weihrauch, Balsam, Alpenveilchen, Myrrhe, Krokusöl, Oleander, Nieswurz und Opium. In »*Giftlerkreisen*« wird auch heute noch mit der *Alraune* gearbeitet. Auch ein *Fliegenpilzschnaps* wird von manchen Leuten nicht verachtet.

Es gab eine »*Hexenhammer*«-*Räuchermischung*, die aus Fliegenpilzhäuten, Bilsenkraut, Stechapfelsamen, Tollkirschenbeeren und Pfefferminzkraut besteht.

Es ist anzunehmen, dass diese Rezepte noch auf das Einführungsritual von Hexen in die Hexengemeinschaft zurückgehen. Bilsenkraut abzubrennen, war aber auch in den mittelalterlichen Badehäusern sehr üblich, in denen sich eine ganze Menge Menschen nackt aufhielten. Aufgrund der Wirkung des Bilsenkrauts standen Sexorgien nicht selten auf der Tagesordnung. Medizinisch sind diese Mischungen heute bedenklich aufgrund der schlechten Dosierbarkeit. Ich habe als Arzt nicht selten Menschen auf der Intensivstation begrüßt, die nach dergleichen Orgien »durch den Wind« waren, Blutdruckprobleme hatten und erst nach einigen delirierenden Stunden wieder einigermaßen kontaktfähig wurden.

Gegen Ende des Mittelalters verschwand die Hexenkunst nahezu völlig aus dem Bewusstsein der Bevölkerung, und man musste zur Zeit der Renaissance sich als Aufputschmittel vor einer Liebesstunde mit Artischocken und Eiern behelfen. Casanova rieb seine Geliebten im 18. Jahrhundert mit Rosenöl ein, um in Stimmung zu kommen. Nach der Liebesnacht aß er scharfe Gulaschsuppe mit viel Paprika, um rasch wieder fit zu werden.

Aus heutiger Sicht sind Parfüms mit Ambra und Moschus als Inhaltsstoffe empfehlenswert. Als harmloser Liebestrank ohne Aufputschmittel, aber mit stimulierender Wirkung kann folgendes Rezept gegeben werden:

LEICHTER LIEBESTRANK

20 g Holunderblüten, 3 Esslöffel Honig, 3 Gläser Weißwein, 5 Esslöffel Rosenwasser.

Holunderblüten mit Honig und Wein übergießen, 6 Stunden ziehen lassen, abseihen. Rosenwasser untermischen, gut gekühlt servieren.

Zur Steigerung der sexuellen Anziehungskraft kann man in 25 ml Basisöl 3 Tropfen Muskatellersalbeiöl, 3 Tropfen Ylang-Ylang und 1 Tropfen Jasminöl geben und als Massage- oder Badeöl verwenden. Das Gemisch eignet sich auch zur Verdunstung in einer Duftlampe. Eine andere Mischung sind 3 Tropfen Geraniumöl, 3 Tropfen Rosenholzöl, 1 Tropfen Patchouli, 2 Tropfen Sandelholzöl und 1 Tropfen Rosenöl.

»Abschalten« im Mittelalter mit Bilsenkraut & Co.

Dass Rauschdrogen kein Import aus dem Mittelmeerraum sind, beweisen Funde von keltischen Pfeifen, in denen Alraunenwurzel und Hanfsamen geraucht wurden. Äußerst populär war auch in der ärmeren Bevölkerung die sogenannte Hexensalbe als Rausch- und Genussmittel. Sie enthielt außer der Mandragorawurzel noch Tollkirsche, Bilsenkraut, Stechapfel und Schlafmohn. Wer sich mit dieser Salbe einrieb, erlebte Flugträume, hatte Visionen von seltenen Tieren, glaubte sich in Tiere wie Wölfe oder Eulen zu verwandeln und hatte große Lust, sich an sexuellen Ausschweifungen und Orgien mit dem Teufel einzulassen. Man kann sich vorstellen, was für einen Spaß es einem da bereiten konnte, sich gemeinsam mit einer Person oder mehreren Personen seines Vertrauens und einer Tube Hexensalbe in die Natur zurückzuziehen. Wenn man es so betrachtet, sind wir heute eigentlich Waisenknaben im Vergleich zu unseren keltischen Vorfahren, die schon vor Jahrtausenden wussten, wie man eine Party mit Halluzinogenen aufpeppt.

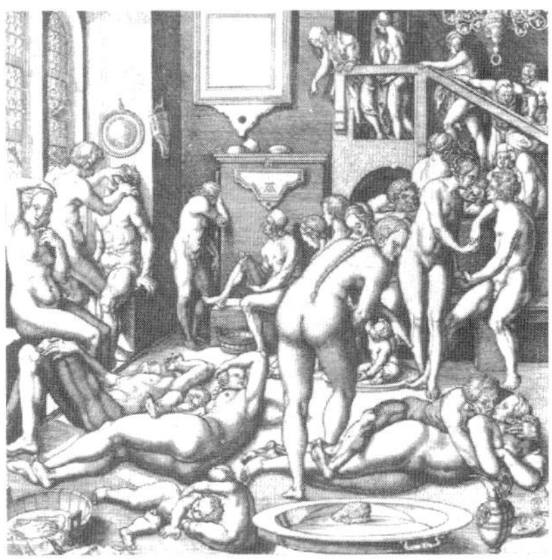

In mittelalterlichen Badehäusern wurde Bilsenkraut verräuchert, um sexuelle Enthemmung zu erreichen.

Eine anarchische, vergnügungssüchtige Gesellschaft ist der Feind jeder Großmacht. Das hatten auch die Staatenbauer des Mittelalters begriffen, die sich auf die Infrastruktur der christlichen Kirche stützten. So ist es nicht weiter verwunderlich, dass in dieser neuen Zeit jeder, der die Zusammensetzung von Liebestränken kannte oder gar verbreitete, als Drogendealer am Pranger stand. Eine Ausnahme machte die Äbtissin Hildegard von Bingen (1098–1179), deren Aufzeichnungen zur Wirkweise von Pflanzen auch die Formel für die

Zusammensetzung des Liebestranks beinhalten. Als sie ihre Hauptwerke schrieb, war sie schon eine der wichtigsten Gestalten der Kirche. Anfeindungen wehrte sie mit der Behauptung ab, sie habe nur göttliche Visionen aufgezeichnet. So konnte sie dieses Hexenwissen weitergeben, ohne Schaden zu nehmen. Geholfen hat sicherlich auch die Tatsache, dass ihre heute so berühmten Schriften zu ihren eigenen Lebzeiten nur wenigen wirklich vertraut waren.

Schlechter als Hildegard ging es der strenggläubigen Johanna von Orléans (1412–1431), die später sogar heiliggesprochen wurde, in ihrer Zeit aber, dem auslaufenden Mittelalter, im Rahmen eines Hexenprozesses auf dem Scheiterhaufen landete. Neben der Anschuldigung, mit Feen Umgang zu pflegen, wurde ihre Kenntnis der Wirkungen der Alraunenwurzel offizielle Begründung für das Todesurteil – auch wenn sie dies Wissen mit vielen ihrer Altersgruppe geteilt haben dürfte. Es dauerte dann aber noch ein Jahrhundert, bis auch führende Gelehrte wie Cardano oder Della Porta die wesentlichsten Phänomene des Hexenwesens – wie die Tierverwandlung, Flüge und Teufelserscheinungen – ganz offiziell auf den Gebrauch von halluzinogenen Stoffen in Salben und Getränken zurückführten und damit das Thema geheimnisvoller Hexenkräfte und Pakte mit dem Teufel beendeten. Die Benutzung von Rauschdrogen stellt zwar nur ein Nebenkapitel in der Tätigkeit der Kräuterhexen dar, ist aber gleichwohl etwas, was die Menschheit bis zum heutigen Tag fasziniert.

Hexenwesen als Politikum

Der Beruf der Hexe scheint schon seit Jahrtausenden bekannt zu sein. Der römische Kaiser Tiberius erließ um 40 n. Chr. seine »Lex Cornelia de sicariis«. Sie war keinesfalls ein Gesetz gegen das Betreiben von Zauberei, sondern verbot alles schädigende Zaubern, vor allem den Giftmord, auf den die Todesstrafe stand. Weiterhin legal waren Liebestränke und ihre Gegengifte, Abtreibungsmittel, Wettermacherei, Erntediebstahl, das Beschwören von Toten, das Vergraben von Bleiplatten, Fluchtafeln und vieles andere mehr. Aber auch in der späten Kaiserzeit bis zum Untergang von Rom war die heilende Zauberei erlaubt bis erwünscht, allerdings mit einer Einschränkung: Gewerbsmäßige Wahrsagerkunst stand unter Strafe.

Wenn man das Altertum verlässt und in das Mittelalter eintaucht, findet man kurz nach der Übergangsperiode der Völkerwanderungszeit um 500 im ältesten fränkischen Rechtsbuch, der »Lex salica«, den Scheiterhaufen als Strafe bei Mord durch Gifttrank. Schwere Strafen standen auch auf Unfruchtbarkeitstränke, Abortivtränke, Aufputschmittel vor Zweikämpfen und auf die Benutzung von krankheitserzeugenden Zaubermitteln – es hatte sich also schon einiges geändert.

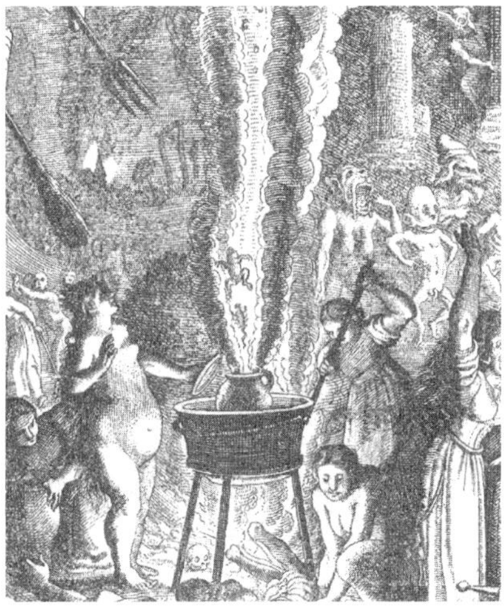

Zubereitung von Tränken in der Walpurgisnacht

Der Begriff der Hexenjagd reichte dann bis ins 20. Jahrhundert. Vor allem in den Vereinigten Staaten von Amerika wurde jede Form der Freiheitsbewegung, von der Emanzipation der Frau bis zur Emanzipation der Afroamerikaner, von der Mehrheitskultur mit einer »Witch-Hunt« beantwortet. Die

»Hexenkultur« der Sechzigerjahre, die Kombination von Hippiekultur und Studentenbewegung, zu der häufig Drogenkonsum dazugehörte, bildeten ein prägendes Erlebnis für unsere Gesellschaft, die bis zum heutigen Tag anhält, und die Verdienste dieser Babyboomer-Generation um individuelle Freiheit sind unbestreitbar.

Hexendenken am Beispiel von ADHS (Aufmerksamkeitsdefizit-Hyperaktivitätssyndrom)

Die heutige Spaßgesellschaft ist nur ein anderes Wort für »Hexengesellschaft«. Schattenseiten dieser Entwicklung sind abnehmende Leistungsbereitschaft und mangelnde Disziplin. Freiheit endet oft in Orientierungslosigkeit und Aggressivität und erzeugt dann so etwas wie diese Unzahl von Kindern mit Verhalten, das der Fachwelt unter dem Oberbegriff ADHS – Aufmerksamkeitsdefizit-Hyperaktivitätssyndrom – Rätsel aufgibt. Interessanterweise sind Rastlosigkeit, Sprunghaftigkeit und mangelnde Aufmerksamkeit und Kooperation ja auch häufige Symptome bei Drogenmissbrauch. Als Gegengift für Hexen, die von »Uppers« aufgedreht waren und »hyper« wurden, gilt in der Partyszene seit jeher der »Downer«, zum Beispiel durch Valium. Ähnlich muss man sich das derzeit gültige Behandlungskonzept gegen ADHS mit Amphetaminen vorstellen, die ja in Drogenkreisen gern benutzte Aufputschmittel sind. Ritalin ist eine Partydroge und wirkt wunderbar anregend und enthemmend. Angeblich soll die Wirkung bei verhaltensgestörten Kindern unter geringerer Dosis gegenteilig sein. Manchmal weiß man bei derart behandelten Kindern dann aber trotzdem nicht mehr, ob deren auffälliges Verhalten noch »Medikamentennebenwirkung«, Drogenhauptwirkung oder Krankheit ist. Ritalinkinder bekommen Schlafstörungen, kriegen Tics, manche werden psychotisch, haben Appetitstörungen, Magenschmerzen, Kopfschmerzen und Schwindel. Es ist schon eine merkwürdige Welt, in der ein zunehmender Prozentsatz der Kinder schon im Schulalter mit dergleichen Aufputschmitteln zugedröhnt wird.

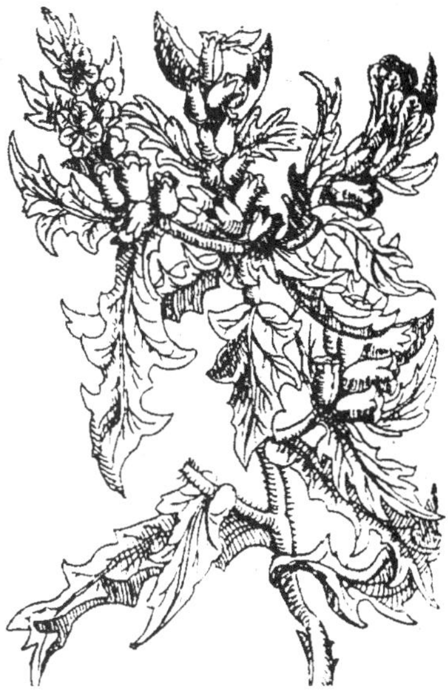

Bilsenkraut

Ungeachtet der Fehlentwicklung durch Drogenkonsum ist das Verdienst der Hexen für die westliche Kultur unbestreitbar. Schon die Alten wussten, dass Gesundheit das Resultat eines klugen Wechsels und ausgewogenen Spannungsverhältnisses zwischen Ruhe und Aktivität, Pflicht und Pflichtvergessenheit, Leistungsbereitschaft und Faulheit ist. Ich kann mir vorstellen, dass im mittelalterlichen Gottesstaat die gesellschaftlichen Beschränkungen mitunter so bedrückend wurden, dass man den Sonntag heiß ersehnte, wo nach dreistündigem Gottesdienst ein freier Nachmittag im Biergarten wartete, wo sich nach einigen Maß mit Bilsenkraut versetzten Gebräus die lieblichsten Visionen einstellten. Oder man zog sich mit Gleichaltrigen ins Gebüsch zurück, um Hexensalbe auszuprobieren. Dass es dabei auch schon einmal zu bösen Trips mit Albträumen oder vereinzelten Todesfällen kam, lastete man dann leider lieber den Herstellern dieser Hexensalbe an als der Obrigkeit, die dergleichen Auswege durch ihre strengen Regeln provozierte.

Empfängnisverhütung ist so alt wie die Menschheit

Zu den ältesten schriftlichen Aufzeichnungen der Menschheit gehört ein Rezept darüber, wie man Nachwuchs verhindert. Im Papyrus Ebers, das etwa 1500 v. Chr. geschrieben wurde, heißt es: »Wenn eine Frau die Schwangerschaft im ersten, zweiten oder dritten Abschnitt beenden möchte, nehme sie die unreife Frucht einer Akazie und Koloquinten-Samen und lasse sie in sechs Siebentel Maß Honig einziehen. Dann bestreiche man damit ein Blätterpessar und führe es in die Scheide ein.« Wirkte das Ganze? Offenbar schon, denn als griechische Ärzte ein Jahrtausend später den sogenannten hippokratischen Eid: »Ich schwöre bei Apollon dem Arzt und bei Asklepios, Hygieia und Panakeia, alle Maßnahmen nach Kräften und gemäß meinem Urteil zum Nutzen der Kranken einzusetzen« schworen, mussten sie dabei auch versichern, keinesfalls mittels eines Pessars abzutreiben. Wenn schon, dann durch eine andere Methode, zum Beispiel, indem man etwas schluckte. Während Jahrhunderte vergingen, wuchs der Druck auf die Ärzteschaft, von Abtreibungen gänzlich abzusehen. Ein Arzt sollte sich keinesfalls damit befassen, dem Staat zukünftige Krieger schon im Mutterleib zu rauben.

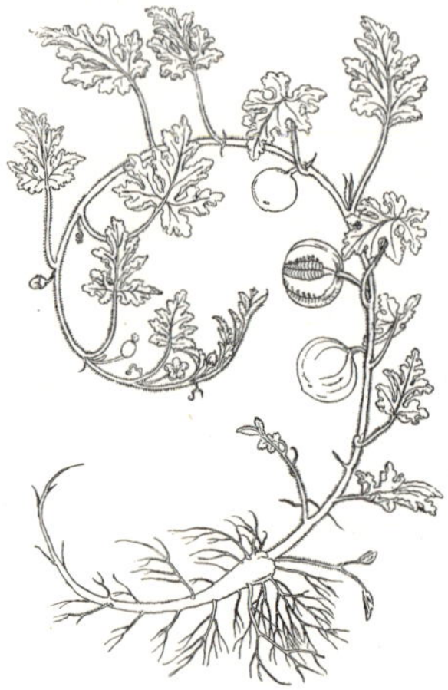

Koloquinte

Also musste es Frauen geben, die dieses Wissen weitertrugen. Und dass sie es sehr effektiv taten und die dabei nützlichen Pflanzen nicht vergaßen, zeigt die intakte Überlieferung von Ägypten über Griechenland und Rom bis in unsere Breiten und bis in die Jetztzeit. Diese mündliche Tradition war Frauen vorbehalten, die andernorts mitunter auch mit anderen medizinischen Tätigkeiten auffielen, wobei sie sowohl über Aufputschmittel als auch über Heilmittel bei Krankheiten Bescheid wussten. Sie sammelten Heilkräuter im Wald, rührten sie in dampfende Kessel ein und erstellten in ihren Behausungen kleine Apotheken, die immer wieder Objekt der Begierde, des Hasses oder der Neugier der Bevölkerung wurden. Sie wurden dann, wenn die offizielle Medizin nicht weiterwusste, von Notleidenden kontaktiert; und waren sie erfolgreich, dann konnten sie sich in dieser Gemeinschaft auch halten.

Sexuelle Revolution im alten Rom

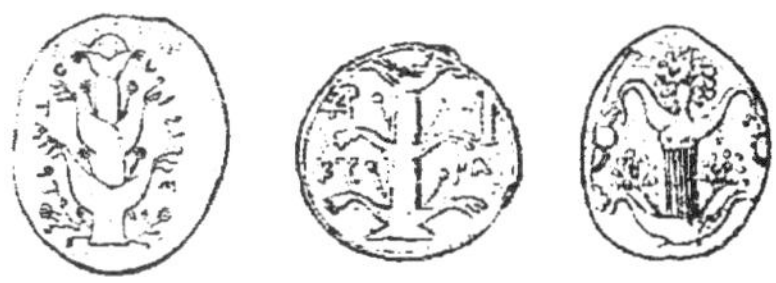

Silphiumstaude auf alten Münzen

Die »Pille« hat es auch schon im alten Rom gegeben. Dort hieß sie Silphium. Es handelte sich dabei um ein Kraut, das am silphischen Strand in Cyrene wuchs, wie der römische Dichter Catull 50 v. Chr. in seinen Gedichtzeilen andeutet, wenn er fragt: »Wie viele Küsse können Lesbia und ich teilen? – So viele, wie es Körner am Silphiumstrand in Cyrene gibt.« Schon in der Arzneimittellehre des Dioskorides stand zu lesen, dass man einmal im Monat den Saft eines erbsengroßen Stücks Silphium mit Wasser trinken musste, um sowohl die Empfängnis verhindern zu können als auch Föten damit abzutreiben.

Die Entdeckung dieser Pflanze löste eine ähnliche sexuelle Revolution aus wie bei uns Anfang der Sechzigerjahre die Entdeckung der Pille. Man kannte schon im alten Griechenland die Feste des Dionysos, wo man sich mittels Halluzino-

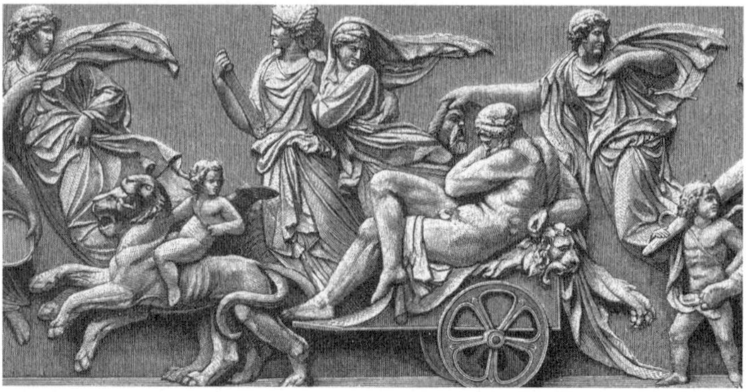

Am Bacchuszug nahmen Menschen teil, die sich Wein, Weib und Gesang verschrieben hatten. Der Wein beinhaltete zahlreiche Halluzinogene.

genen im Wein enthemmten Orgien hingab. Diese Feste hatten in Rom als Bacchanalien Einzug gehalten, wobei dann aufgrund anhaltenden Kindesmissbrauchs der Gesetzgeber einschreiten musste. Die Orgien unter Erwachsenen selbst aber – die heute in Schrumpfform noch als »Swinger-Clubs« existieren – mit ihren Ausschweifungen gab es weiterhin. Der Wermutstropfen dabei aber waren die Folgen: unerwünschte Schwangerschaften. In diese Lücke stieß nun das Silphium und führte zu einem gesellschaftlichen Wandel, der später von strengeren Gesellschaftsformen gerne als »Degeneration« bezeichnet wurde. Leider fehlten im alten Rom die Labors, die Silphium herstellen hätten können, und das Kraut selbst wuchs in seiner ursprünglichen Form tatsächlich nur auf Cyrene. Erst schnellte der Preis in die Höhe: 70 n. Chr. war Silphium schon sein Gewicht in Silber wert. Gegen 100 n. Chr. waren der Strand von Cyrene abgegrast und die Pflanze ausgestorben.

Wir kennen heute noch eine Verwandte des Silphium, die etwas weniger gute Dienste leistete: der Stinkasant, *Ferula asa foetida*, ein Doldenblütler. Ungeachtet ihres abstoßenden

Namens ist die Pflanze heute noch sehr populär, sie verleiht nämlich der Worcestersauce ihren unverwechselbaren Geschmack. Im Laborexperiment mit Ratten konnten durch *Asa foetida* etwa 50 Prozent der befruchteten Eizellen abgetötet werden, weshalb 1963 *Asa foetida* von der Schulmedizin als effektives Kontrazeptivum für Menschen anerkannt wurde. Noch wirkungsvoller und an das alte Silphium gemahnend ist eine Normvariante, *Ferula jaeschikaena*, bei der 100 Prozent der befruchteten Eizellen von Ratten abgetötet werden konnten. Mönche wussten von der empfängnisverhütenden Wirkung des Stinkasants, der im Mittelalter ein teurer persischer Import war, und pflanzten ihn in den Klostergärten an.

Wer die Wirkung wohl entdeckt hat? Wenn man *Asa foetida* schluckt, bekommen nichtschwangere Frauen eine Schwellung der Brüste mit milchiger Absonderung, und die Monatsblutung kommt zu früh und zu schwach und dauert zu kurz. Es ist davon auszugehen, dass es Frauen waren, die im Selbstversuch die Wirkungen von Pflanzen studierten – und das schon vor Tausenden von Jahren.

Gynäkologie im Mittelalter

Im 12. Jahrhundert gab es in Salerno eine Ärztin namens Trotula, die vorwiegend als Hebamme tätig war und ein Buch über ihre Tätigkeit schrieb. Salerno war damals das erste und in Europa einmalige Zentrum für etwas, das wir heute Gynäkologie nennen. Diese von Galens Humoralpathologie und der Mönchsmedizin der Benediktiner geprägte Schule bildete zum Großteil Frauen als Geburtshelferinnen aus. Wenn man Trotulas Ratschläge liest, staunt man darüber, was sie wusste und wie sehr ihre Empfehlungen denen

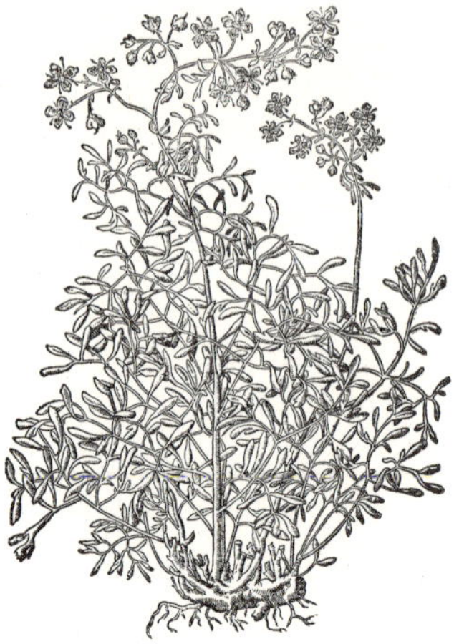

Raute

der heutigen Schulmedizin ähneln, zum Beispiel, wie man einen Dammriss nach der Geburt chirurgisch versorgt oder wie man hygienisch vorgeht – und das mehr als ein halbes Jahrtausend vor der Entdeckung der Bakterien. Das Buch enthält auch einige eher verschleierte Hinweise über Abtreibungsmaßnahmen.

Dass die dabei infrage kommenden Pflanzen und ihre Wirkung im Mittelalter Allgemeinbildung waren, kann man aus den Worten der Ophelia entnehmen, der Shakespeare die Anspielung in den Mund legt, ihre »Rue«, also Reue, sei etwas anderes, nämlich *Ruta graveolens*, die im Englischen ebenso »Rue« heißt. Die Rutaceen sind auch von der Schulmedizin anerkannte Pflanzen mit abtreibender Wirkung, mit einer bis 100%igen Effektivität. Ihr Inhaltsstoff Chalepensin wird in der Dosis von 2 mg/kg Körpergewicht heute als »Day-after-Pill« verkauft. Eigentlich kein großer Fortschritt, wenn man bedenkt, dass ein Aufguss aus der Pflanze auch schon zur Renaissancezeit gleiche Wirkung zeigte.
Wir können die Spuren weiblichen Wissens wie bei Shakespeare manchmal nur indirekt aus der Feder eines Mannes erfahren. So wissen wir zum Beispiel, dass im »Macer floridus« die Pfefferminze, vor dem Verkehr in die Scheide eingebracht, als Fruchtbarkeit verhindernd aufgeführt wird. In Aretinos Roman »Dialoge« aus dem 16. Jahrhundert lesen wir die Episode eines Frauenhelden, der sich darüber wundert, dass der Schambereich einer Frau, mit der er geschlafen hatte, nach Minze gerochen habe.

Empfängnisverhütung und Abtreibung als »Verbrechen«

Man kann sich das Mittelalter und die Renaissance auch als eine Zeit vorstellen, in der oberflächlich die Kirche herrschte, die vor allem im Schrifttum tonangebend war. Hinter dieser Fassade aber gab es eine starke medizinische Tradition, die sich durch keinen Kirchenlehrer beirren ließ. Diese Tradition wurde von Frauen getragen, die bei kirchlichen »Säuberungsaktionen« dann als Hexen angeklagt und oft auch getötet wurden. Bei der Anklage wurden dann offensichtlich magische Gedankengänge von Hexen wie der, dass eine Frau nur dreimal einem Frosch in den Mund spucken musste, um dann ein Jahr lang nicht empfangen zu können, herangezogen, um die ganze Heilmethode schlechtzumachen.

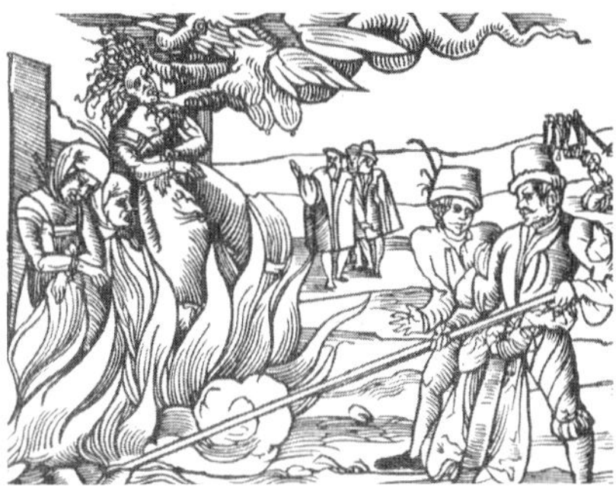

Hexenverbrennung

Der Widerstand der Kirche gegen Geburtenkontrolle geht bis auf den Apostel Paulus zurück, der in seinem Brief an die Galater die fleischlichen Sünden beschreibt und darunter die Drogen und die Zauberei auflistet. Marcus Minutius Felix schied im 3. Jahrhundert n. Chr. christliche von heidnischen Frauen insofern, als Letztere »die Drogen einnehmen, um zukünftiges Leben zu verhindern, und vor der Geburt zu Kindermördern werden«. Wer also christlich war, nahm von dergleichen Praktiken Abstand. Einer der Kirchenväter dieser Zeit, Tertullian, verbot Abtreibungen sogar als Mord. Die Beichtväter des Mittelalters fragten ihre Schäfchen: »Hast du ein Malefiz getrunken, ein

Kraut oder andere Mittel, um keine Kinder zu bekommen?« Wenn ja, dann musste die Frau 40 Tage lang büßen. Dessen ungeachtet gab es Frauen, die Malefiz, einen abortiven Trank, herstellten und verkauften und derart die Vorherrschaft der Kirche gefährdeten. Dieser Widerstand führte dann im Spätmittelalter zu den Hexenverfolgungen und damit zum Versuch, Drogen und Mittel der Empfängnisverhütung aus der Gesellschaft zu entfernen.

Dante und Chaucer bezeichneten in ihren im Spätmittelalter erschienenen Schriften Empfängnisverhütung als Mord. Auch der berühmte Thomas von Aquin lehnte Kontrazeptiva ab. Die großen muslimischen Gelehrten dieser Zeit waren da übrigens eher nachsichtig, denn der Prophet Mohammed hatte drei Stadien der menschlichen Entwicklung im Mutterleib erkannt, wobei Gott die Seele dem Menschen erst knapp vor der Geburt verleihe. Henry Boguet schrieb um 1580 in seiner »Hexenuntersuchung«, Hexen lieferten Kinder dem Teufel aus, »und das oft schon, bevor sie überhaupt den Mutterschoß verlassen haben«. In den Anklageschriften der Kirche steht zu lesen, wie Hexen in ihren Töpfen mit Babyfett, abortiven Pflanzen und Nachtschattengewächsen kochen. Der Brühe seien mitunter auch Fledermausblut oder Leichenteilaufgüsse beigemischt.

Das rote Pulver

Im Mittelalter kam bei Verletzungen das sogenannte »rote Pulver« zum Einsatz. In den Klöstern konnte man es nicht beziehen, denn es war eine unchristliche Arznei. Also wurde sie von Hexen in ihren Waldapotheken zubereitet. Dort wurden in der freien Natur die Kräuter gesammelt, zubereitet und gelagert.

Die weite Verbreitung des roten Pulvers zeigt die Wichtigkeit der Hexen in der Ökonomie des Mittelalters. Denn wenn es

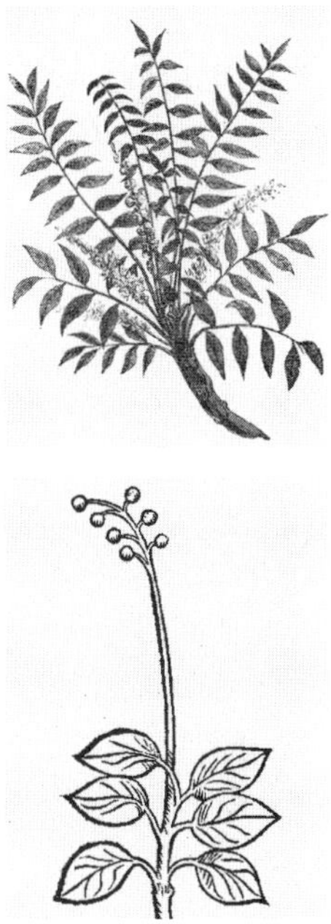

Weihrauch (oben) und Bibernelle (unten)

im Haushalt der Menschen überhaupt eine Hausapotheke gab, dann musste sich darin rotes Pulver befinden. Seine Inhaltsstoffe zeigen wie unter einem Brennglas die Denkweise der Menschen damals und was vom Hexenberuf gefordert war, bei dem auch Zauberei im Spiel sein musste: Schwarzer Beinwell, Blutstein (Hämatit), Griechisches Pech und Mastix, Weihrauch, Drachenblut, Mumie, Schwarze Bibernelle. Der *Schwarze Beinwell* war schon im Altertum ein wichtiges schmerzlinderndes Mittel nach Schlachtenwunden, die meist Schürfwunden, Rissquetschwunden, Prellungen und Knochenbrüche waren. Seine Wirkung ist heute anerkannt und Beinwellsalbe bei Prellungen sehr hilfreich. Der *Blutstein* ist das Hämatit, der Eisenstein. Wenn man ihn reibt, wird er rot. Hier sieht man Magie am Werk, nämlich das, was man zumindest im Mittelalter noch unter Magie verstand: Die Natur gab einem ein Zeichen, und wer es erkannte, konnte ihre Heilkräfte nutzen. Wenn der Stein zu bluten beginnt, wenn er gerieben wird, dann hilft er auch zur Blutstillung. Tatsächlich ist Eisen ein wichtiger Ersatzstoff bei Blutungen – eine Bestätigung, dass diese sogenannte Signaturenlehre nicht von der Hand zu weisen ist. *Griechisches Pech* und *Mastix* sind Kleberharze, die eine gute Paste erzeugten, einen Füllstoff. *Weihrauch* war schon im Altertum ein wichtiges Schmerzmittel und wirkt auch gegen Entzündungen, wie heute in zunehmendem Maß anerkannt wird. Im Altertum war es ein Allheilmittel, was seine Verwendung in kirchlichen Zeremonien bis heute erklärt.

Wenn wir nun unsere Analyse fortführen, finden wir drei Bestandteile, die aus heutiger Sicht nur schwer nachzuvollziehen sind. Die Schwarze Bibernelle war wahrscheinlich Meerrettich, genau weiß man nicht mehr, welche Pflanze damit gemeint war. Es könnte sein, dass man die Gerbstoffe darin als hilfreich bei der Wundheilung ansah – oder den üblen Geruch, der Dämonen abschrecken konnte. Das Drachenblut wird wohl nur von einer Hexe zu beschaffen gewesen sein, eine wichtige Forderung – denn sonst hätte ja jeder den Volksapotheker spielen können. Wahrscheinlich wird das Blut anderer Herkunft gewesen sein. Vollends staunen wir aber, wenn wir von einer Mumie lesen. Was konnte damit gemeint sein? War vielleicht ein trockener, luftgeselchter Tierknochen gemeint?

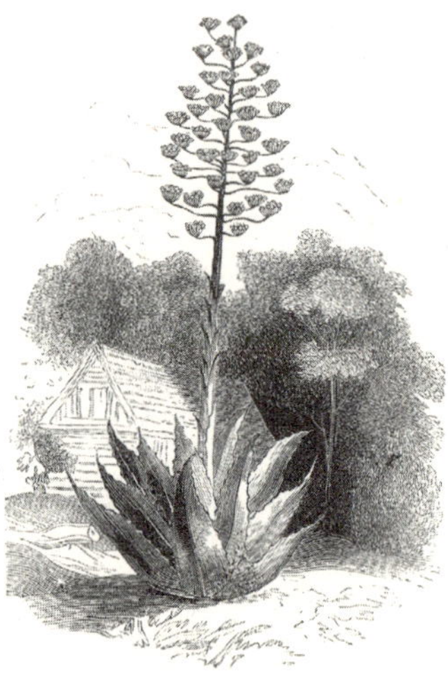

Aloe

Nein, es ist weit grauenhafter. Selbst bei Paracelsus, dem Begründer der modernen Medizin, lesen wir in seinem Traktat über die Heilwirkung der Mumie: »Die beste Mumie wird aus Gehenkten bereitet.« Es ging also um die Lebenskraft des Verstorbenen, und wer sich als Verbrecher die Freiheit genommen hatte, sein Leben selbst zu gestalten, musste mit starker Lebenskraft bestückt sein. Ein älteres mittelalterliches Rezept für die rote Tinktur merkt lapidar an, sie sollte aus einem »jungen, kräftigen Hingerichteten« bereitet sein, den man »zerschneiden, mit pulverisierter Mumie und Aloe bestreut in Branntwein einweichen lasse. Dann wird die rote Tinktur abgezogen.« Ein weiteres Rezept sagt: »Man nehme einen rothaarigen

Menschen, ernähre ihn bis zum 30. Jahre mit Früchten und ertränke ihn dann in einem Gefäß mit Drogen und Honig, lasse ihn darin versiegelt 120 Jahre stehen, worauf man die Mumie herausnehme.« Warum musste der Mensch rothaarig sein? Weil Rot die Farbe der Macht war, ein alter germanischer Glaube. Der Purpur des Königs oder der Kardinäle erinnert daran. Noch bis in die Mitte des 19. Jahrhunderts wurde eine Mumie als wertvolles Heilmittel angesehen, mit dem sich Fürsten beschenkten. Die Königin von England erhielt noch 1808 eine Mumie als Talisman, und in der österreichischen Pharmacopeia des Jahres 1843 steht noch ägyptische Mumie als Wirkstoff. Vor diesem Hintergrund kann es nicht verwundern, dass streunende Kinder, die offenbar dem Tod geweiht waren, von der einen oder anderen Hexe aufgrund ihrer hohen medizinischen Bedeutung durchaus geschlachtet und in die Waldapotheke als Bestandteil von »rotem Pulver« aufgenommen werden konnten.

Das Heilkonzept der Kräuterhexen: Mutter Natur und ihre Zeichen

Gibt es einen Höhepunkt der Hexenmedizin, der an die Humoralpathologie der Mönchsmedizin heranreicht? Wie stellten sich »Hexen« Heilung vor? Das alte Rezept, das aus dem keltisch-romanischen Formenkreis stammt, ist jenes der Einheit mit der Natur. Ist dieser Einklang, dieses Zusammenspiel gestört, dann wird der Mensch krank. Am tiefsten wird die Natur erfahren in der Ekstase. Diese kann sexueller oder spiritueller Natur sein, wobei zwischen den beiden kein wirklicher Unterschied besteht. Ein Für-sich-Sitzen im heiligen Hain in der Nähe einer Eiche, das nackte Sich-Reiben an einer Birke oder das ausgelassene Miteinander in der Walpurgisnacht verbindet der Gedanke, dass die Natur die Lösung jeder Krankheit bietet und die intensive Annäherung an die Natur Glück verheißt. Diese Basis der Hexenmedizin gilt bis heute.

Die Erdgöttin

Oberste Gottheit der Hexen ist die Erde selbst, auch bekannt als Erdgöttin Gaia, Große Göttin oder Mutter Natur. Die Ägypter sahen Isis als Königin der Natur und Herrscherin über alle anderen Götter an. Auch die Römer kannten diese Gestalt, wenn man dem Schelmenroman »Der goldene Esel« des Apuleius trauen darf, ein Buch, in dem viel Hexenwissen die Zeit überdauert hat. In einer Szene steigt seinem Helden Lucius die Erdenmutter aus dem Meer entgegen und spricht: »Ich bin die Natur, die Allmutter, die Herrin über alle Elemente, das erste Kind der Zeit, die Höchste aller Gottheiten, die Königin der Toten ebenso wie die Königin der Unsterblichen, die vereinigte Manifestation aller Götter und Göttinnen.« Die meisten Hexenmythen kennen eine Anrufung und Verehrung dieser Göttin im Gegensatz zur christlichen Überlieferung. Sie wird auch die weiße Göttin genannt und mit weißen Blumen, weißen Kleidern oder Opfergaben in Verbindung gebracht. Deshalb sind Brautkleider weiß, und man tanzt auch weiß in den Mai, wenn die Natur am intensivsten blüht. Aus medizinischer Sicht am wichtigsten daran ist die Erkenntnis, dass man gegen die Natur nicht verstoßen darf, wenn man gesund bleiben will, und dass erst über die Würdigung der Naturgesetze Heilung möglich wird.
Zu dieser Anschauungsweise gehört auch ein verstärktes Beachten der Zyklen, denen unser Leben unterworfen ist, den Biorhythmen. Darauf hat die von Männern dominierte Mönchsmedizin nicht geachtet. Erst mit der Entdeckung

dieser Rhythmen im Körper und der damit verbundenen schwankenden Wirkspiegel der Hormone im 20. Jahrhundert rückte es auch in der Schulmedizin in das Zentrum der Aufmerksamkeit. Schon im Alten Testament heißt es: »Alles hat seine Stunde, und es gibt eine Zeit für jegliche Sache unter der Sonne: eine Zeit für die Geburt und eine Zeit für das Sterben, eine Zeit zu pflanzen und eine Zeit, das Gepflanzte auszureißen, eine Zeit zu töten und eine Zeit zu heilen.« Das Bewusstsein, dass sich alles zu einem Kreis schließt, ist eine wichtige Erkenntnis bei jeder Bestrebung, Krankheiten zu heilen. Man darf, wenn man einen Weg betreten hat, sich nicht durch jeden kleinen Zwischenfall abhalten lassen. Ist ein Heilmittel verabreicht worden, braucht es seine Zeit, um Heilung hervorzurufen. Eine Krankheit, die über zehn Jahre bestanden hat, braucht mindestens ein Jahr, um zu heilen – da nämlich die verschiedenen Lebensrhythmen, der Ablauf der Tageszeiten und Jahreszeiten, der Wechsel von Arbeitszeit und Urlaubszeit, von Arbeitstag und Wochenende, neben den körperlichen Zyklen von Nahrungsaufnahme, Nahrungsverdauung und Ausscheidung oder die sich wiederholende Monatsblutung Rhythmen auf dem Weg zur Gesundheit sind. Die Hexen haben früher große Bedeutung auf die Sommersonnenwende und Wintersonnenwende gelegt und teilten das Jahr durch Feste in acht Abschnitte auf.

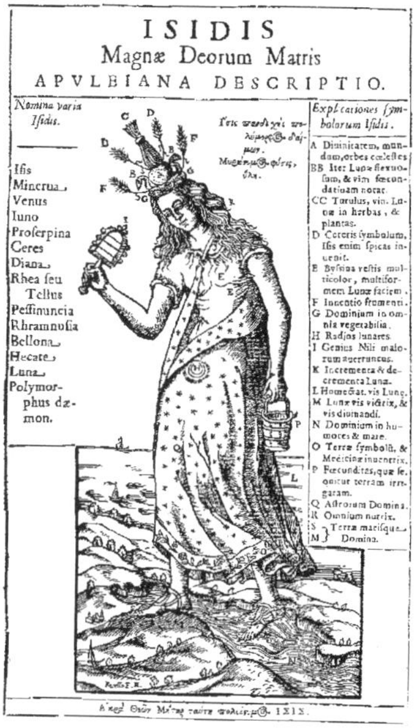

Isis, die Erdmutter

»Hexenfeste« im Jahreskreis

Vor einigen Jahrtausenden, während der Jungsteinzeit, Kupferzeit und Eisenzeit, lebten in unseren Breiten Ackerbau treibende Völker, bei denen der Zeitpunkt der Aussaat verschiedener Pflanzen entscheidend für den Ernteertrag und den allgemeinen Lebensstandard war. Man kann annehmen, dass den Hexen bei uns ursprünglich ihr Geheimwissen, wie Sonne, Mond und Sterne zusammenspielen, Macht verschaffte. Durch das Anpeilen von Landmarken konnten sie bestimmen, an welchem Punkt im Jahreskreis man sich befand. Da der Brocken in Norddeutschland die höchste Erhebung darstellt, geriet er ins Zentrum dieser Kalkulationen und wurde so im Laufe der Jahrtausende zum »Hexenberg«.
Als sich das Christentum in Mitteleuropa ausbreitete, übernahm es eine große Anzahl von heidnischen Gebräuchen, bei denen das Feiern der Veränderung der Natur im Jahreskreis im Vordergrund steht. Diese Tradition war so stark, dass die christliche Kirche, die ähnliche Feste schon in der jüdischen Tradition kannte, sie übernahm und verfremdete. Bei manchen Festtagen wie dem 1. Mai, dem größten heidnischen Fest, das aus der Hexennacht hervorgeht, wurde einfach die Nacht umgetauft nach dem Namen der heiligen Walburgis, einer der ersten englischen Missionarinnen des 8. Jahrhunderts. Dabei störte nicht weiter, dass man zu Ehren des Tages den phallischen, an die ungestüme Wuchskraft der Natur gemahnenden Maibaum aufstellte und die Gläubigen beim Beklettern des glatt geschabten Stammes ein altes Baumritual übten, bei dem nicht selten ein Orgasmus ausgelöst wird. Das Ganze hatte einen christlichen Namen und durfte so die Jahrhunderte überdauern. Selbst die Unruhe und die Hexenrituale der vorhergehenden Nacht wurden akzeptiert, solange dann morgens im kirchlichen Gottesdienst wieder Feiertagsruhe einkehrte.

Ähnliche Bräuche gibt es im süddeutschen Sprachraum auch am 5. Dezember, wo der »Teufeltag« dem »Nikolaustag« vorausgeht, an dem ein gutmütiger Bischof den Teufel wieder an die Kette nimmt. Ähnlich steht es mit den sogenannten zwölf Raunächten vom 25. Dezember bis 6. Januar, wo zwischen dem Weihnachtsfest mit der Geburt Christi und dem Stefanitag, an dem des Besuchs der Heiligen Drei Könige an der Jesuskrippe gedacht wird, sich Hexen und Teufel bei sogenannten Perchtenläufen austoben dürfen. Die Bezeichnung »Waldmandl« erinnert an die Waldapothekerin, der Ausdruck »Schiachperchte« an die Frau Perchta, eine wahrscheinlich keltische Göttin, die mit dem Besen den Winter auskehrt und augenfälliges Vorbild der auf dem Besenstiel reitenden Hexe ist. Die Perchten vertreiben den Winter, indem in den Raunächten oder Los- und Orakelnächten eine Wettervorhersage für das nächste Jahr abgefasst wird. Es ist das eine ungeschminkte Anknüpfung an das Julfest der Germanen zur Wintersonnenwende mit dem Lichterbaum und ein Beispiel dafür, dass viele Jahrhunderte christlicher Missionierung den heidnischen Hexenkult nicht auslöschen konnten.

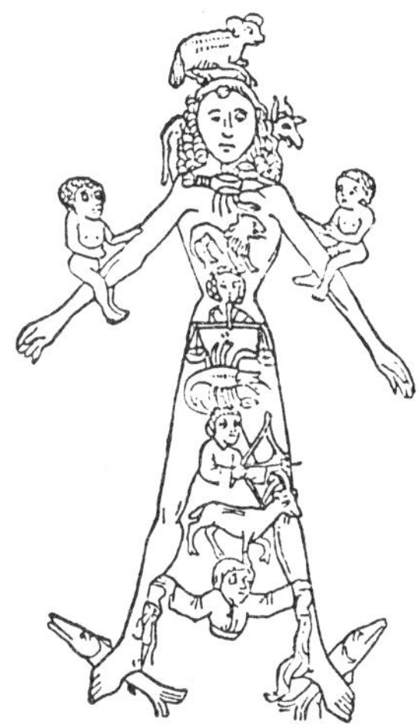

Der Jahreskreis und sein Einfluss auf den Körper des Menschen

So wurde auch das der weißen Göttin gewidmete Lichtfest im Vorfrühling christlicherseits als Mariä Lichtmess übernommen, die Frühlings-Tagundnachtgleiche um den 21. März wurde zu Ostern, dem Namen einer sächsischen Frühlingsgöttin. Die Ostereier sind Symbole für die Wiedergeburt der Natur. Das Gottesfeuer Beltane am 1. Mai wird zur Feier des Aufblühens des Weißdorns abgehalten. Der Maibaum feiert die Wuchskraft des Bodens im Frühling. In der Walpurgisnacht auf den 1. Mai findet ein Hexensabbat statt, eine geschlossene Gesellschaft an geheimen Orten, wo wilde Gelage gefeiert wurden und jeder außergewöhnliche sexuelle Wunschtraum in Erfüllung ging. Wer so eine Nacht aphrodisischer Ekstase erlebt hatte, wurde zu diesem Fest hingezogen, denn es war grausig und schön, erschreckte durch seine Dämonie und verzauberte die Sinne. Im Mittsommer kommt das Mittsommerfest, kurz nach der Herbst-Tagundnachtgleiche das Erntedankfest. Der erste Winterfrost wird mit dem heute Halloween genannten Fest begangen, dem Hauptfest der Hexen, zu dem Kinder spielerisch sich kostümieren, weissagen und sich von den mythischen Ureltern Rat holen.

Mondzyklen

Eine große Bedeutung hat auch die Beachtung der Mondzyklen. Wie wir aus den Bewegungen des Meeres, den Gezeiten, wissen, hat die Nähe oder Ferne des Mondes und ob er nachts von der Sonne beschienen wird, große Bedeutung für die Ozeane. All das ist nämlich Ausdruck der Stellung von Himmelskörpern, die durch ihre Gravitationskraft Auswirkung auf die Natur und damit auch auf den Menschen haben. Auch der Mensch besteht zu großen Teilen aus Wasser und ist »Gezeiten« unterworfen. Wer darauf achtet, wird merken, dass seine geistige, seelische und körperliche Befindlichkeit bei Vollmond anders ist als bei Neumond.

Der Neumond ist eine günstige Zeit für einen Neubeginn, für persönliches Wachstum und Heilung. Der zunehmende Mond schenkt Mut und neue Energien. Jetzt kann man sich am besten erholen. Es ist die Zeit, sich kreativ zu betätigen. Bei Vollmond befindet sich die Lebensaktivität auf dem Höhepunkt. Das kann bedeuten, dass man hektisch arbeitet, sich leichter streitet oder intensiv liebt. Bei Vollmond sind Träume aussagekräftiger und man schläft schlecht. Deshalb ist da die beste Zeit für Magie, Hellseherei und Bannung feindlicher Kräfte. Beim abnehmenden Mond nehmen die Kräfte ab. Es ist die beste Zeit, sich von Menschen oder Gewohnheiten zu trennen, zum Beispiel das Rauchen aufzugeben. Eine besondere Zeit ist noch der sogenannte dunkle Mond, das ist drei Tage nach Neumond. In dieser Zeit kommt man am besten zur Ruhe und Besinnung.

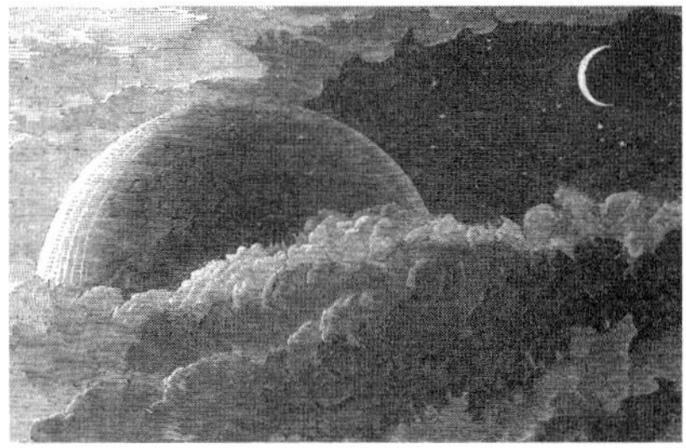

Aus der Naturbeobachtung entstand dann im Laufe der Jahrtausende auch das Konzept der Zeichen- oder Signaturenlehre, das man in Spuren auch bei anderen Naturvölkern findet. In Europa wurde die Zeichen- oder Signaturenlehre allerdings auf eine ausgesprochen hohe Stufe gehoben, sie dominiert heute die Homöopathie und ist als Heilkonzept der Säftelehre Galens gleichzusetzen.

Der »Schwarzkünstler« Paracelsus

Bevor wir näher darauf eingehen, müssen wir aber Paracelsus erwähnen, einen genialen Arzt und Schwarzkünstler (jemand, der Gold synthetisieren möchte – ein Alchemist), der am Übergang des Mittelalters zur Neuzeit um 1500 wirkte. Eigentlich hieß er Theophrastus Bombastus von Hohenheim, ein Schweizer, der in Kärnten aufwuchs und im Laufe seines Lebens in zahlreichen Teilen Deutschlands ärztlich tätig war. Paracelsus hat die Entwicklung der Schulmedizin als Provokateur vorangetrieben und kann als Begründer der heutigen Pharmamedizin gesehen werden, da er als Chemiker Heilstoffe zu synthetisieren versuchte. Da er von der damaligen Naturwissenschaft enttäuscht war und offen gegenüber alternativen Heilmethoden, konnte er auf seinen zahlreichen Reisen das gesamte Heilwissen seiner Zeit im Bereich der Volks- und Hexenmedizin, dessen Kernstück die Signaturenlehre war, in sich aufnehmen und entwickeln. Paracelsus lebte noch in der Zeit vor den großen Hexenverfolgungen, als noch ein relativ zwangloser Umgang mit Kräuterweiblein und Magiern herrschte. Seine Lehre baute zu großen Teilen auf altem Hexenwissen von der Natur als großer Heilkünstlerin auf. Er lehnte auch die Haltung der Kirche in Bezug auf »giftige« Arzneien ab, denn er war der Meinung, dass nichts ein Gift sei. Ob etwas als Gift wirke, ergebe sich nur aus der Dosis. Man kann die Richtigkeit dieses Satzes ja am Kochsalz betrachten, das in der Dosis von 1 kg absolut tödlich, in der Dosis von 1 g eine gute Speisewürze ist und als homöopathische Arznei in winzigen Spuren höchst interessante Wirkungen hervorruft. Dieser Spruch wird von der heutigen Wissenschaft gerade im Bereich der Kräuterheilkunde vernachlässigt, wenn man Pflanzen, die in hohen Dosierungen einen Giftschaden hervorrufen können, ganz aus dem Verkehr zieht, anstatt ihre Heilwirkung in niedrigen Mengen zu nutzen.

Die Signaturenlehre als Basis der Naturheilkunde

Der wichtigste Teil der Kräuterhexenmedizin, überformt, ausgebaut und mit mehr oder weniger Wissenschaftlichkeit ergänzt, ist die Signaturenlehre. Sie gilt in den meisten naturheilkundlichen Strömungen bis heute. Diese Denkweise entspringt der alten Vorstellung, dass es kein Zufall sein kann, dass eine Rose rot ist. Mit ihrer roten Farbe erinnert sie an das Blut, und das Blut ist ein Sinnbild von Lebenskraft. Dadurch kann die Rose die Lebenskraft entfachen. Erst im 20. Jahrhundert hat Gertrude Stein die gegenteilige Überzeugung berühmt gemacht: Eine Rose ist eine Rose ist eine Rose. Dieser Skeptizismus des vergangenen Jahrhunderts macht heute zumindest in deutschen Landen wieder zunehmend dem Glauben Platz, dass eine Rose nicht nur eine Rose ist, sondern ein Zeichen, ein Signum, das dann, wenn es nur richtig verstanden wird, uns von Krankheiten befreien kann.

Es ist schon erstaunlich, welche Blüten die Signaturenlehre in Europa getrieben hat und welche Bedeutung sie heute in Naturheilkundekreisen hat. Alle großen Heilmethoden wenden sie an, wenn auch mitunter schamhaft, denn sie hat einen schlechten Ruf. Die Anthroposophen haben das Konzept der Prinzipien des Paracelsus und auch seine Signaturenlehre übernommen und weiterentwickelt und mit der philosophischen Denkweise Rudolf Steiners verbunden. Die Bachblütentherapie geht auf die instinktiven Erfahrungen ihres Begründers, Dr. Edward Bach, mit der Signatur einzelner Pflanzen zurück. Bach war Arzt und Homöopath. Seine Schlüsse über die Wirkweise von Pflanzen sind jedoch eine Form der Signaturenlehre, die weniger auf die Homöopathie als auf das im Mittelalter übliche magische Denken zurückgreift. Eine Pflanze, die Impatiens, die Ungeduldige, heißt, hilft auch ungeduldigen Menschen. Das heißt, der Name erklärt die Wirkweise, nicht die Wirkweise den Namen. Die Kenntnis der Pflanzengestalt, ihr Geruch und das Gefühl, das dabei im Menschen ausgelöst wird, bilden die Grundlage ihrer vermuteten Wirkung.

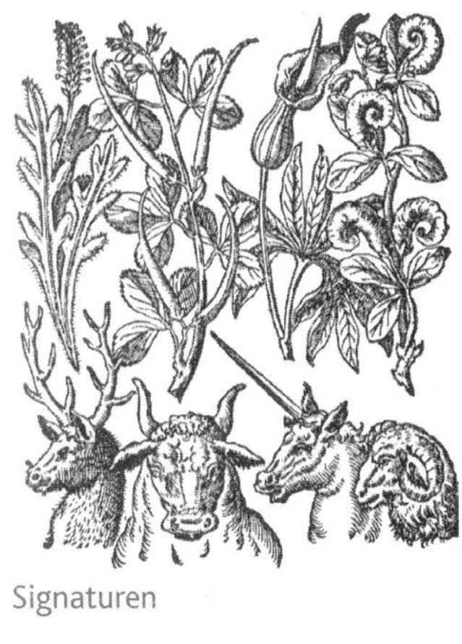

Signaturen

Die klassische Homöopathie als Erbin der Signaturenlehre

Die Homöopathie nach Samuel Hahnemann ist im Vergleich zur Bachblütentherapie eine Wissenschaft, da sie ihre Erkenntnisse aus klinischen Untersuchungen und Arzneimittelprüfungen zieht. Aber es gibt kaum einen Homöopathen, der bei der Mittelfindung ganz auf die Signaturenlehre verzichtet, und selbst die großen Lehrer der Homöopathie, die so gerne auf die wissenschaftliche Basis der Heilmethode pochen, füllen den überwiegenden Teil ihres Unterrichts mit einer Signaturenlehre, die ähnlich wie bei Dr. Bach oder Paracelsus im Grunde genommen im Dunkel der Vorzeit wurzelt und sich vom Denken der Hexen im Mittelalter oder der keltischen Druiden des Altertums nur graduell unterscheidet. Denn sie hat sich einen großen Anteil an Mystik und Magie erhalten. Nicht zufällig hat man als Homöopath mitunter den Eindruck, mit Globuli »zaubern« zu können, mit winzigen Inhaltsstoffen maximale Wirkungen zu erzielen. Und nirgendwo sonst hat sich auch die therapeutische Haltung eines Hexenmeisters so sehr erhalten wie in der Homöopathie. Der Laie, der nicht in die Riten eingeweiht ist, verordnet sinnlos und wirkungslos Milchzuckerkügelchen. Der Meister aber, der aufgrund seines gigantischen Wissens, seiner Sehergabe und Einfühlsamkeit das richtige unter den zahlreichen Mitteln seines Arzneimittelschatzes zu wählen weiß, kann mit einem einzigen im Mund zergangenen Globulus ein Leben völlig umstürzen. Übrigens gibt es zwei weitere Dinge, die die Homöopathie als Überbleibsel der Hexenkunst wahrscheinlich machen. Wenn man dem englischen Wiederentdecker der Hexenkunst, Gerald Gerard, glauben darf, galt bei den Hexen der Brauch, mittels eines heftigen Schlags Gegenständen magische Kraft verleihen zu wollen – eine Grundvoraussetzung für das »Potenzieren« der

Homöopathie, bei dem nicht das Verdünnen der Arzneien, sondern ihr Verreiben und das Schlagen der Arznei gegen eine prallelastische Unterlage im Vordergrund stehen. Weiterhin augenfällig ist, dass man in der Homöopathie Arzneien in den Vordergrund stellt, die in der Mönchsmedizin gar nicht vorkommen – so zum Beispiel Pflanzen wie Thuja, den Lebensbaum, oder Lycopodium, den Bärlapp, auch bekannt als Hexenkraut. Die Pflanzensorte weist auf die Baummedizin unserer Vorfahren hin und der Name auf die mystische Dimension, die sie diesen Pflanzen zuerkannten.

Friedrich Samuel Hahnemann als Erbe der Antike

Die Homöopathie, nämlich das Heilen mit ähnlichen Arzneien anstatt mit gegensätzlichen, ist über 2000 Jahre alt. Wer in Berlin schon einmal den Pergamon-Fries bewundert hat, sieht darauf das Heilprinzip der Homöopathie im Mythos des Telephos abgebildet. Dieser griechische Held wurde in der Schlacht von Achilles am Oberschenkel verletzt. Die Wunde wollte nicht heilen bis zu dem Tag, an dem Telephos in das Lager des Feindes ging, um vor Achilles zu treten; dieser rieb Metallspäne von der Spitze seines Speers und streute sie in die offene Wunde, die sich daraufhin auch prompt verschloss. Ähnliches wurde hier mit Ähnlichem geheilt: Die spitze Waffe wurde in Form von Metallstaub zu Arznei. Aber auch das Prinzip der niedrigen Dosierung und der »energetischen« Zubereitung, indem dem Eisenstaub durch Verreiben Heilkräfte eingehaucht werden, weist auf die Homöopathie voraus. Da kann es nicht verwundern, dass auch schon die Heiler der griechischen Insel Kos, die um 300 vor Christus ihre Schriften im »Corpus Hippocraticum« gesammelt haben, davon sprechen, dass man in der Medizin nach dem Prinzip des Gegensatzes, aber auch nach dem Prinzip der Ähnlichkeit heilen könne. Letzeres würde sich vor allem für innere Krankheiten eignen, deren genaue Ursache man nicht kennt. Das gilt ja auch für die Wunde des Telephos. Sind es wirklich Verunreinigungen der Wunde, die dafür verantwortlich sind, dass sie sich nicht schließt – oder ein psychosomatischer Konflikt, bei dem der in der Schlacht Unterlegene glaubt, der Kampf sei noch nicht entschieden, so lange sich die Wunde noch nicht geschlossen hat, und der erst in dem Augenblick zu sich findet, in dem er dem Gegner im Frieden begegnet und sich dieser als Freund um seine Wunde bemüht? Die Griechen der klassischen Episode, die auch mit ihrer Lehre von den Elementen und Körpersäften die Grundlagen der Naturheilkunde geschaffen haben, sind dadurch auch die Schöpfer der Homöopathie und der Idee der Heilung von psychosomatischen Kernkonflikten geworden.

Homöopathika mit alten Wurzeln

Als Friedrich Samuel Hahnemann (1755–1843) seine sanften Arzneien entwickelte, stellte er sich von Anfang an in die Tradition der Alchemisten, die ihrerseits das Hexenwissen der Signaturenlehre bewahrt hatten. Eine der bekanntesten homöopathischen Arzneien überhaupt ist Calcium carbonicum, der kohlensaure Kalk, eine der am weitesten verbreiteten chemischen Verbindungen der Erde, die man vor allem in Sedimentsteinen findet. Marmor, Kalkstein und Dolomit sind Kalziumkarbonatverbindungen. Hahnemann aber wählte ein ganz besonderes Kalziumkarbonat für seine Arzei, nämlich die Innenschicht von Austernschalen. Er tat das nicht aufgrund irgendwelcher physikalisch-chemischer Erwägungen, sondern durch die Signatur der Schale, die dem Tier Sicherheit und Schutz verleiht. Wer Kalziumkarbonat aus dieser organischen Quelle nimmt und zu einer Arznei verarbeitet, tut das in der Absicht, das »Wissen« oder die »Energie« der Kalziumkarbonatmoleküle zu bergen. Denn diese wurden von der Auster in die Schale in der Absicht eingelagert, sich einen Schutz gegen Anfeindungen zu schaffen; und jedes andere weiche Lebewesen, das sich als ungeschützt und angreifbar erlebt, müsste von einer Verreibung dieses besonderen Minerals eine Botschaft für die Seele empfangen. Das Wissen, dass man sich so schützen kann, teilt sich als Gefühl der Sicherheit mit. Nicht zuletzt deshalb gilt Calcium carbonicum Hahnemanni als eine der wichtigsten Arzneien für ein Neugeborenes, besonders, wenn dieses weichlich wirkt, auf Temperaturschwankungen stark reagiert oder besonders infektanfällig zu sein scheint; auch Hauterscheinungen wie der Milchschorf können als vergeblicher Versuch des Babys aufgefasst werden, seine Haut gegen die Umwelt widerstandsfähiger zu machen.

Eine weitere Arznei Hahnemanns, die heute noch viel verwendet wird, ist Austerschalenkalk, der mit Schwefelblumen gemeinsam verbrannt wird. Daraus entsteht Hepar sulfuris calcareum oder Kalkschwefelleber, ein Kalziumsulfit, das heute von der Nahrungsmittelindustrie als E226 in vielen Speisen als Konservierungsstoff und Antioxidans beigemischt wird. Aus alchemistischer Sicht liegt die Sache anders. Schwefel war im Altertum das, was heute mit Antibiotika oder Kortisonpräparaten versucht wird. Der brennbare Stoff, der außerdem die Farbe der Sonne hatte, wurde als Verkörperung des Elements Feuer gesehen und barg dadurch Lebenskraft. Nach dem Ähnlichkeitsprinzip traute man ihm zu, in niedriger Dosierung alle Arten innerer Überhitzung austreiben zu können. Aufgrund der gelben Farbe der Galle und der alten Zuordnung des Stoffwechselorgans Leber als Organ des Feuers im menschlichen Körper meinte man deshalb bald, mit Schwefel fast alle Krankheiten heilen zu können, denn Infektionen waren die häufigste Todesursache überhaupt. Für Hahnemann wurde Schwefel deshalb zu der Arznei, die er fast jedem seiner Patienten verabreichte, um damit eine ganz allgemeine Befindlichkeit der Menschheit, die »Psora«, löschen zu können. Dass Schwefel mit Kalziumkarbonat gemeinsam eine Verbindung eingehen kann, war schon den Alchemisten als bedeutsam erschienen, denn hier reichten sich das Element Feuer und das Element Erde die Hände, um einen Großteil der menschlichen Krankheiten auszulöschen.

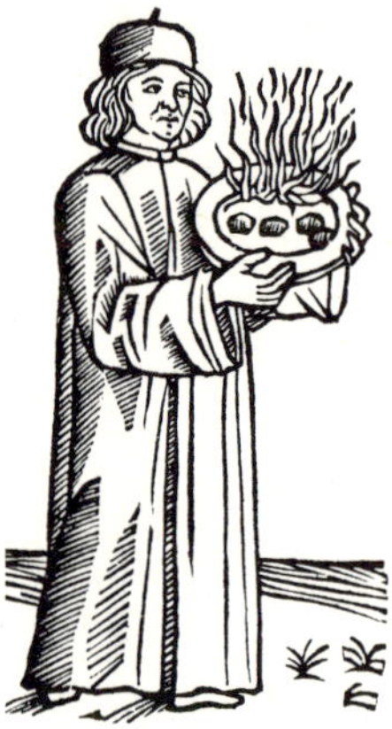

Alchemist

Auch ein weiterer Versuch der Alchemisten, das perfekte Mineral, den Stein der Weisen zu finden, mit dem sich alle Probleme der Menschheit lösen ließen, hat sich über Hahnemanns Erbe bis zum heutigen Tag als Arznei in den Apotheken gehalten. Es ist die unter dem Namen Causticum häufig angewandte Arznei, die Hahnemann auch Ätzkalk genannt hat, weil er beim Probieren etwas Scharfes auf der Zunge spürte. Die Arznei wird heute noch nach einer originalen Versuchsanordnung Hahnemanns zubereitet – aus chemischer Sicht kann man ansonsten nicht sagen, was darin eigentlich enthalten sein soll. Vielleicht sind es Spuren von Ammoniak oder Kalium, die für die Tausenden von Wirkungen dieser Arznei des mittleren und hohen Lebensalters verantwortlich sein sollen. Doch auch hier greift eine naturwissenschaftliche Analyse zu kurz. Die Zubereitung aus frisch gebranntem Marmorkalk und doppelsaurem, schwefelsaurem Kalium stellt den Versuch dar, aus alchemistischer Sicht Hepar sulfuris noch einmal auf einem anderen, intensivierten Weg herzustellen und damit der perfekten Arznei nahezukommen.

Paracelsus als Vorreiter der Schüßler-Salz-Medizin

In den letzten Jahrzehnten ist eine Heilmethode, die dem Oldenburger Homöopathen Wilhelm Heinrich Schüßler (1821–1898) zugeschrieben wird, mehr und mehr in den Mittelpunkt der Aufmerksamkeit gerückt: Die Verwendung homöopathisch zubereiteter Mineralien des Körpers für die Behandlung von Funktionsstörungen eben dieser Mineralien im Körper. Nach Sichtweise der Schüßler-Medizin hängt z. B. eine tropfende Nase damit zusammen, dass der Transport von Natriummolekülen in der Schleimhaut nicht so abläuft wie vorgesehen. Die Gabe geringer und homöopathisch »energetisierter« Mengen von Natriumchlorid kann hier Abhilfe schaffen. Schüßler definierte selbst zwölf Mineralien, die im Jahr 1925 von Dieter Schöpwinkel durch neun weitere Mineralien ergänzt wurden, die nicht mehr streng die Auflage erfüllen, körpereigene Mineralien zu sein. Im Laufe der letzten Jahrzehnte sind von Heilpraktikern noch sechs zusätzliche »Schüßler-Salze« in den Kanon aufgenommen worden. Es ist zu erwarten, dass diese Faszination dazu führen wird, dass mehr und mehr homöopathisch zubereitete Mineralien zu Heilzwecken eingesetzt werden. Aus der Distanz betrachtet ist diese Volksheilweise ein Wiederaufleben der Heilkunst des Paracelsus, der alchemistische Rezepte anwendete. Dabei benutzte er einen Großteil der damals bekannten Mineralien, darunter vor allem die Edelmetalle, bei verschiedensten Krankheiten – unter Regeln, die direkt aus dem magischen Denken des Altertums und des Mittelalters stammen. Die Signatur für Metalle wurde dabei bevorzugt dem Weltall entnommen. Dass die sonnennahen Planeten Mars und Venus, die die Erde in unserem Sonnensystem begleiten, dabei dem Element Luft zugeordnet wurden und der Mars aufgrund seiner rötlichen Eisenoxydfarbe dem Element Eisen und damit dem Prinzip des Kriegerischen, während die Farbe der Venus eher dem Jod ähnelt, das in unserem Körper die Geschlechtsorgane und damit die Liebesgefühle moduliert, sind auf dem ersten Blick Vorausahnungen späterer wissenschaftlicher Erkenntnisse. Vor allem aber sind sie gelungene Beispiele dafür, wie weit die Signaturenlehre manchmal tragen kann. Das Eisen des Mars ist auch das Element in unserem Körper, das Kraft vermittelt, und die Farbe von Eisen, von Schwarz über Blutrot bis zu Orange kann oftmals eisenhaltigen Pflanzen dazu dienen, uns über die Farbe ihrer Blüten ihre Signatur mitzuteilen. Ähnlich steht es mit den jodhaltigen Pflanzen und Tieren der Meere, deren Orangerot untrügliches Zeichen dafür ist, dass sie das die Schilddrüse stimulierende Jod bergen, mit dem sich Feuchtigkeit und Wärme in unseren Körper einbringen lassen.

Die Signatur zu erkennen, ist sehr schwer

Man kann die Signaturenlehre auf unterschiedlichem und auch sehr niedrigem Niveau betreiben. Nehmen Sie zum Beispiel die Gelbsucht. Wenn die Leber durch eine Infektion funktionsuntüchtig wird, kann der Blutfarbstoff nicht mehr umgewandelt und ausgeschieden werden: Er wird in Form eines gelblichen Pigmentes in Haut und Schleimhäuten sichtbar. Nach der Signaturenlehre kann es da kein Zufall sein, wenn uns die Natur gelbe Pflanzen zur Verfügung stellt. Also begannen unsere Vorfahren, gelbe Dinge gegen die Gelbsucht anzuwenden.
Das *Schöllkraut, Chelidonium majus*, mit seinem orangeroten Milchsaft und den gelben Blüten, scheint dazu besonders geeignet – und siehe da, sein hoher Gehalt an Flavonoiden und wohl auch andere, noch nicht erforschte Inhaltsstoffe scheinen dafür verantwortlich zu sein, dass Schöllkraut Hepatitisfälle schneller ausheilen lässt. Das *gelbe Johanniskraut*,

Hypericum perforatum, scheint zwar für die Leber nicht ganz so bedeutungsvoll, hilft aber gegen Magen-Darm-Beschwerden und ist stimmungsaufhellend, was es in anderen Bereichen der Medizin wertvoll macht. Wie steht es aber mit dem zu Pulver zerstoßenen gelben Vogel Pirol, der in unseren Breiten vor einigen Hundert Jahren noch gegen Gelbsucht angewandt wurde? Hier ist die Signaturenlehre offenbar zu weit gegangen, das magische Denken, das hier aktiv war, wirkt heute lächerlich und wenig effektiv. Das wusste auch Paracelsus, weshalb er forderte, es müsse ein Weg gefunden werden, die Zeichen der Natur durch eine wissenschaftliche Methode auf ihren Aussagegehalt zu überprüfen. Dabei vertraute er der Alchemie, der uralten Methode des Salzscheidens, dem Ursprung der Chemie, und verbrachte sein Leben mit Experimenten, die ihn zur Wurzel des Lebens führen sollten.

Paracelsus und die Medizin seiner Zeit

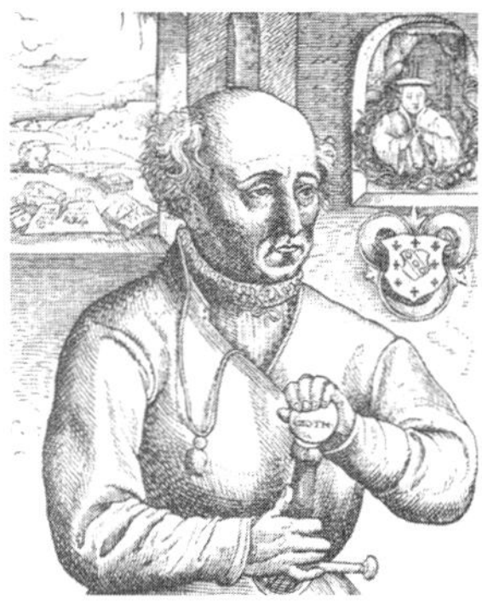

Paracelsus

Welche Ausnahmeerscheinung Paracelsus war und wie bedeutsam sein Beitrag zur Medizingeschichte ist, das kann man nur im Vergleich mit Zeitgenossen erkennen. Wenn man das Ausmaß seiner Erkenntnisse und seines Wissens betrachtet, erscheint selbst die Wissenschaft, die wir heute unter dem Namen Schulmedizin betreiben, kümmerlich. Das kann nicht weiter verwundern, denn die heutige Schulmedizin mit ihrer Neigung, für jede körperliche Beschwerde eine rasche, augenblicklich wirksame Antwort finden zu wollen, hat mehr mit dem Baderwesen des Mittelalters zu tun als mit der damals üblichen Medizin. Die Bader waren Friseure, die dann, wenn jemand mit einem Fersenschmerz kam, entweder an der der Ferse nächsten Blutader einen Aderlass anlegten oder gar behände die Ferse aufschnitten, um schlechte Säfte herauszulassen. Ganz Beherzte konnten da auch schon einmal den Fuß amputieren, da man ja nie wusste, was sich daraus entwickeln sollte. Diese Vorgehensweise unterscheidet sich vom heutigen Verhalten eines Orthopäden nur graduell. Nach erfolgter Diagnostik verordnet er ein entzündungshemmendes Mittel – das entspricht einem Ausleitungsversuch. Wenn es dann nicht gut wird, denkt man an eine Operation. Ähnlich limitiert wie im Altertum ist der Arzneimittelschatz des heutigen Schulmediziners, er kann mit einer Handvoll Medikamente auskommen.

Ganz anders steht es mit Heilpraktikern, die Anthroposophen oder Homöopathen sind. Einige Hundert Medikamente und ihre Wirkweisen bis ins verästelte Detail zu kennen, ist da Pflicht. Auch kann man dabei auf einen Wissensschatz zurückgreifen, den ein einziger Mann gehoben hat: Paracelsus, 1493 in Maria Einsiedeln in der Schweiz geboren, in Kärnten in einer ehrwürdigen Klosterschule erzogen, in Wien an der Universität mit der Schulmedizin vertraut gemacht, zur Wissensvertiefung in Humoralpathologie nach Ferrara, dem Mekka der damaligen Ärzte, verzogen und zum Arzt beider Fakultäten, der Leib- und Wundarznei, also zum Internisten und Chirurgen, promoviert, bevor er einen sehr mutigen Schritt wagte: auf diese offiziell gelehrte Heilkunst zu verzichten und in jahrelanger unermüdlicher Reise über den ganzen Kontinent die Heilkunst von Laien zu erlernen und sich der damals üblichen Hexenmedizin zu öff-

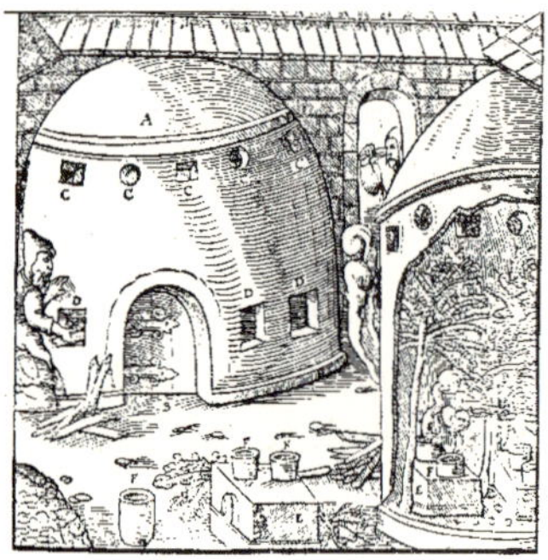

Mittelalterliche Alchemistenwerkstatt

nen. Dazu hat er »in allen den enden und orten fleißig und empsig nachgefragt ... auch bei denen scherern, badern, gelernten erzten, weibern, schwarzkünstlern«.

Das Heilkonzept des Paracelsus

Viel belächelt war der erste Ansatz von Paracelsus, den menschlichen Körper und seine Reaktionsweisen über die Humoralpathologie hinaus verstehen zu wollen. Man kann darin allerdings auch schon die Basis der neuen Medizin, der Pathologie, der Physiologie und der Biochemie, erkennen. Laut Paracelsus besteht der menschliche Körper aus den Prinzipien der Brennbarkeit, genannt Sulfur, der Flüchtigkeit, genannt Mercurius, und des Rückstandes, genannt Sal. Krankheit war ihm zufolge dann Ergebnis von Störungen im Verhältnis chemischer Prinzipien. Paracelsus definierte also den Stoffwechsel, und es war durchaus genial, als wichtige Kraft darin den Schwefel zu erkennen, der auch aus heutiger Sicht gerade im Eiweißstoffwechsel die höchste Bedeutung hat. Auch die Erkenntnis, dass Mineralien sich bei Krankheitsprozessen aus dem Knochen oder anderen Orten der Stabilität lösen und in Bereichen ablagern können, wo sie Beschwerden hervorrufen und die Funktion von Organen beeinflussen können, geht weit über die Denkweise des Altertums hinaus. Eine wichtige Erkenntnis war es, dass man viele Krankheiten mit mineralischen Substanzen heilen kann.

Lebensakteur »Archeus« im Gegensatz zur Lebenskraft »Chi«

In der Traditionellen Chinesischen Medizin spielt der Begriff der Lebenskraft eine große Rolle. Sie ist eine Art Kapital, das dem Menschen zum Leben zur Verfügung steht. Paracelsus dagegen definierte die Lebenskraft als »Archeus«, eine lebendige, geistige, schöpferische Kraft, die allen lebenden Dingen innewohnt und die Menschen zu Glückssuchern macht. Sie erlaubt es dem Menschen, sein Leben zu gestalten. Das gilt auch in Bezug auf Krankheiten, die durch die Kreativität des Menschen entstehen und verschwinden können. »Hilf dir selbst, dann hilft dir Gott« ist die kirchliche Ausformung dieser alten europäischen Überzeugung, dass der Mensch Eigenverantwortung hat und dadurch seines eigenen Glückes Schmied ist.

Wer Krankheit verstehen will, muss aber tiefer in das Wesen des Menschen eindringen. Um zu verstehen, was uns, wie Goethe es formulierte, im »Innersten zusammenhält«, müssen wir jene fünf Ebenen betrachten, die Paracelsus die »Wesenheiten« nannte. Drei dieser Wesenheiten fallen in den psychischen Bereich. Krankheit kann als Erstes in der »Sternenwesenheit« entstehen. Wir sind unter einem bestimmten Stern geboren, an einem bestimmten Ort, und was wir danach erlebt haben, formt unsere Persönlichkeit. In meine Praxis kommen nicht selten Menschen, die in der DDR gelebt haben und durch den Zusammenbruch dieses politischen Systems und seiner Verheißungen sozialer Rundumversorgung Angstsyndrome mit Panikattacken entwickelt haben. Heilung findet hier eher im Verstehen der Zusammenhänge und im Auflösen alter politischer Zerrbilder statt. Dergleichen biografische Brüche haben zum Beispiel in der Nachkriegszeit Opfer und Täter des NS-Regimes oder nach dem Ersten Weltkrieg deutsche Adelige im europäischen Osten nach der kommunistischen Revolution erlitten. Diese psychische Ebene, die sich auf die soziokulturelle Prägung bezieht, ergänzte Paracelsus mit der »Seelenwesenheit« und »Gotteswesenheit«. Mit »Seelenwesenheit« meinte er das Zusammenspiel zwischen Mensch und Mitmensch. Der »Archeus« des Einzelnen trifft auf den »Archeus« des anderen. Egoistisches, neiderfülltes Verhalten verhindert bei beiden die Glückserfüllung und macht krank. Deswegen ist es wichtig, sich in der »Seelenwesenheit« einig zu werden. Dass es sich hier um Hexendenken handelt, erkennt man schon daran, dass hier Paracelsus als Vermittlungsweg das Verständnis der eigenen Signatur und der Signatur des anderen vorschlägt. Man soll das ausleben, was in einem steckt – und Forderungen in anderen Bereichen zurückstellen. Im Umgang mit anderen soll man die Entfaltung des anderen genauso wie die eigene fördern. Dieser »Pursuit of Happiness« wurde in der amerikanischen Bill of Rights festgeschrieben und bestimmt auch heute noch sehr häufig den sozialen Umgang in den Vereinigten Staaten. Ich habe den Verdacht, dass sozialer Neid und Missgunst hierzulande wesentliche krankheitserzeugende Kräfte sind und würde mir manchmal wünschen, man würde über die »Seelenwesenheit« des Paracelsus mehr nachdenken. Als dritte psychische Ebene, auf der man erkranken kann, nennt Paracelsus die »Gotteswesenheit«. Er räumt Gott Gewalt über unsere Gesundheit ein. Gesundheit ist nur dann möglich, wenn man ein gottgefälliges Leben führt. Diese Vorstellung herrscht auch in der Mönchsmedizin vor und soll hier nicht weiter ausgeführt werden.

Auf körperlicher Ebene gibt es noch die »Naturwesenheit« und die »Giftwesenheit«. Die »Naturwesenheit« kann durch die eigenen Heilungskräfte nicht beeinflusst werden. Wer mit einer Lippen-Kiefer-Gaumenspalte geboren ist, kann nur durch chirurgische Korrektur Linderung erfahren. Ähnlich steht es mit Alterserscheinungen, bei denen Körperteile zerstört werden, zum Beispiel Hüftgelenke, deren Knorpel abgenutzt ist. Diese Krankheiten hielt Paracelsus für unheilbar. Anders steht es mit der »Giftwesenheit«. Gifte schwächen den Körper und damit auch die Seele. Am bekanntesten sind hier

Berufskrankheiten oder Amalgambelastung, aber man kann auch annehmen, dass Umweltgifte, und dazu zählt zum Beispiel auch elektromagnetische Strahlung, dem Körper zusetzen. Hier hat Paracelsus eine wichtige Erkenntnis formuliert, die heute sehr gerne vergessen wird: »Nur die Dosis bestimmt, ob ein Gift giftig ist.« Man kann mit hohen Dosen von Arsen oder Strychnin morden – in der Homöopathie aber sind winzige Spuren dieser Gifte Heilmittel. Ein Kilogramm Kochsalz ist absolut tödlich, eine Prise lebenswichtig, und winzige Spuren davon große homöopathische Arzneien. Dieser Gedanke hilft uns, Umweltbelastungen besser zu ertragen. Wenn von hohen Quecksilberspiegeln oder Dioxinbelastung erzählt wird, sollte man sich zur Beruhigung an Paracelsus erinnern. So ist es auch im Bereich der Genussgifte wichtig, geringe Mengen von Alkohol, Nikotin oder anderen Drogen von großen Mengen zu unterscheiden. Entscheidend ist nicht die Tatsache, dass man mit bestimmten Substanzen umgeht, sondern das Maß, das man dabei hält. Das wichtigste Vorbild sind uns hier die Hexen, die tagtäglich mit sogenannten giftigen Pflanzen hantierten, sie in ihren Zaubertränken anmischten und damit Heilungen erreichten.

Die wichtigsten Arzneien aus der Hexenwelt

Aconit

Allen Arzneien voran steht Aconit, der Extrakt des Sturmhuts, der auch als Eisenhut oder Isenhut bekannt ist. Der Name geht auf die höchste ägyptische Gottheit, Isis, zurück. Die Griechen sahen den Sturmhut als Pflanze an, die aus dem Geifer des Höllenhundes Zerberus hervorwächst. Der Held Herakles hatte den Zerberus aus dem Totenreich entführt:

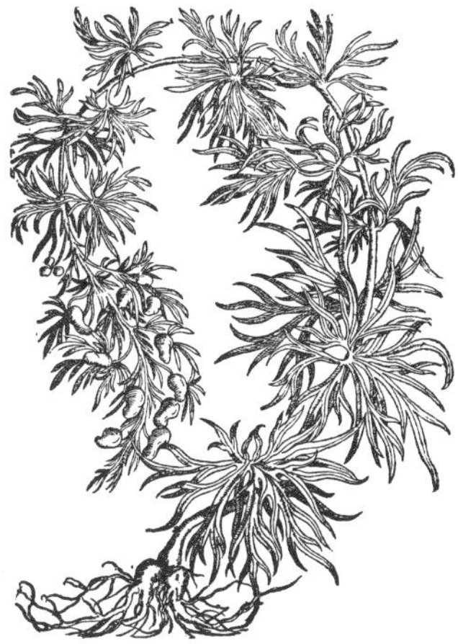
Aconit

»Der Hund, wie sehr er sich sträubte, wie wild er das Aug vor des Tages blitzenden Strahlen verdrehte, das Untier, gestachelt zu wilder Wut, erfüllte die Luft mit drei Gebellen zugleich und sprengte aufs grüne Gefild' seines Geifers weißliche Tropfen. Die, nachdem sie geronnen, haben im fruchtbaren Boden Nahrung gefunden und so die Kräfte zu schaden gewonnen. Weil es wuchernd wächst auf dem harten Grunde der Felsen, nennen es die Bauern das Steinkraut.« Es darf nicht weiter verwundern, dass diese Höllenhundpflanze das stärkste pflanzliche Gift der Erde darstellt und vom Altertum bis ins 18. Jahrhundert auch bei uns von Gerichten als Mittel zur Tötung von Verbrechern eingesetzt wurde.
Heute hat Aconit die größte Bedeutung bei dramatischen, akut heftigen und schmerzhaften Zuständen, die meist als Folge starker Unterkühlung oder eines großes Schocks oder Schrecks auftreten. Auffallend ist die rote Gesichtsfarbe, die trockene, heiße Haut und manchmal hohes Fieber. Bezeichnend ist die unerträgliche Angst, bei der man die Gewissheit verspürt, bald sterben zu müssen. Wenn Sie so einen Zustand je erleben, sollten Sie einige Kügelchen Aconit C30 nehmen – Sie werden sich wundern, wie rasch Sie sich besser fühlen.

Atropa belladonna

Die Kräuterhexen nutzten auch sehr häufig Belladonna, den Saft der Tollkirsche. Ihren Namen hat sie von der Parze Atropos, die den Lebensfaden abschneidet. Kinder, die die sehr gut schmeckenden, steinlosen Beeren dieses Strauches gegessen haben, sterben nach einer wilden, zuckenden, mit Halluzinationen einhergehenden Phase. Im Altertum benutzten die Frauen den Saft aus kosmetischen Gründen, nämlich um ihre Pupillen künstlich zu erweitern. Mit diesen riesengroßen Augen sahen sie selbst zwar weniger gut, aber dafür umso besser aus.

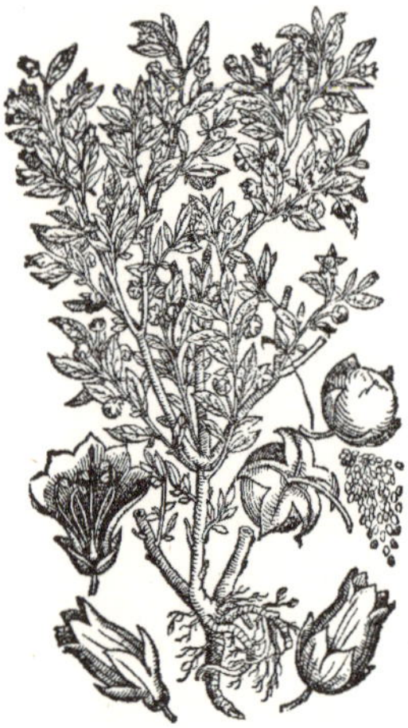

Belladonna

Der Wirkstoff Atropin wird heute von Augenärzten benutzt, um durch Pupillenerweiterung den Augenhintergrund besser einsehen zu können. In der Anästhesie ist Atropin beliebt gegen zu starke Verschleimung der Atemwege. Als homöopathische Arznei wirkt es bei Fieber mit Eintrübung der Wahrnehmung, Halluzinationen, hochrotem Gesicht, Schwitzen am Kopf und kalten Händen oder Füßen. Seine Wirkung geht aber über diese Situationen weit hinaus. Alle Zustände mit starker Rötung und pulsierender Empfindung können mehr oder minder stark von Belladonnagaben profitieren. Der Unterschied zu Aconit ist die feuchte statt der trockenen Haut, die geringere Angst und das Fehlen von Todesangst. Typisch dagegen sind Halluzinationen im Fieber. Auch hier gibt man einige Kügelchen Belladonna C30. Das Medikament ist wie alle anderen Homöopathika rezeptfrei in der Apotheke erhältlich. Bei neuerlicher Verschlimmerung wiederholt man die Arzneigabe.

Es ist interessant, dass Aconit und Belladonna zu den am häufigsten gebrauchten Fiebermitteln gehören. Jedes Fieber ist auch ein Ausnahmezustand im geistigen Bereich, kann die Empfindung vermitteln, zu fliegen, und führt bei Kindern nicht selten zu Halluzinationen. Durch die schlichte Erhöhung der Körpertemperatur wird ein Zustand ausgelöst, den die Hexen durch Aufstreichen von Flugsalbe im Intimbereich oder in den Ellenbeugen durch Aconit, Belladonna und andere Arzneien zu erreichen versuchten. Nach dem Heilprinzip der Homöopathie, dass Ähnliches durch Ähnliches kuriert wird, eignen sich diese Arzneien deshalb besonders gut in der Fiebertherapie.

Agaricus

Amanita muscaria, der Fliegenpilz, hieß es früher, steigert bei Kriegern die Kampfeslust, ist ein bewährtes Rauschmittel und hilft bei Verbrennungen und schweren Vergiftungen. Aufgrund seiner halluzinogenen Wirkung war er häufig auch Bestandteil der Flugsalbe.

In der Homöopathie findet das Mittel bei Störungen des Nervensystems Anwendung, bei Patienten mit unregelmäßigen, eckigen, unsicheren und übertriebenen Bewegungen. Typisch sind ein Zittern, Zucken, vor allem der Augenlider und der Zunge. Die Haut ist rot, juckt und brennt, die Wirbelsäule empfindlich. Sollte dieser Symptomenkomplex zusammenkommen, kann man eine C30-Gabe einmalig probieren und sehen, ob die Beschwerden davon gelindert werden. Gerade Jugendliche, die sich mit Engelstrompetenaufgüssen in rauschhafte und halluzinatorische Zustände versetzen, leiden oft als Folge unter Tics, die sich nach Verabreichung von Amanita muscaria C30 als homöopathische Arznei wieder nach dem Ähnlichkeitsprinzip zurückbilden.

Hyoscyamus niger

Das häufigste Rauschkraut des Mittelalters war das Bilsenkraut. Wie schon erwähnt, war es so alltäglich, dass man es in Badehäusern abbrannte, dem Bier zumischte oder in die Hexensalben einrührte. Seit dem Altertum wurde es mitunter auch bei chirurgischen Eingriffen verwendet, da die Halluzinationen auch etwas die Schmerzwahrnehmung beinflussten. *Hyoscyamus niger* ist eine weiche, weißhaarige bodennahe Pflanze mit blasslila Blüten. Sie wirkt auf den Darm entkrampfend. Es stellen sich dabei aber auch Halluzinationen mit dem Gefühl zu fliegen ein und eine sexuelle Erregtheit, bei der sich Menschen schamlos entblößen können.
In der Homöopathie wird Bilsenkraut gerne bei hyperaktiven Kindern gegeben, die krankhaft eifersüchtig und vorlaut sind, sich entblößen und gegen andere hetzen.

Unter dem Namen »Buscopan« können Sie sich dieses Kraut bei Bauchkrämpfen und anderweitigen Koliken in gut verträglicher Dosierung als schulmedizinisches Mittel, das Hyoscyamin und Scopolamin enthält, zuführen. Die glatte Muskulatur wird dabei weich. Selbst unter normaler Dosierung kann es passieren, dass Sie vom Fliegen oder von Erotischem träumen: ein guter schulmedizinischer Einstieg in die Hexenmedizin!

Datura stramonium

Der Stechapfel ist ein weiteres giftiges Nachtschattengewächs mit den Inhaltsstoffen, wie wir sie von Belladonna und dem Bilsenkraut kennen. Die Mischung der Halluzinogene und Toxine ist jedoch etwas anders, weshalb bei Stramonium auch andere Vergiftungserscheinungen in den Vordergrund treten. Es sind Erregungszustände mit manischen Zügen, mit unmotiviertem Lachen, unkoordinierten Bewegungen, Angst vor dem Alleinsein, extremer Angst vor der Dunkelheit und mitunter Wutanfällen, die sich auch in körperlicher Aggression äußern. Wer Stramonium nimmt, ist des Teufels, starke Gewalttätigkeit ist möglich. Es findet deshalb in der Potenz C30 als einmalige Gabe Anwendung meist bei Kindern, die diese Schlüsselsymptome aufweisen.

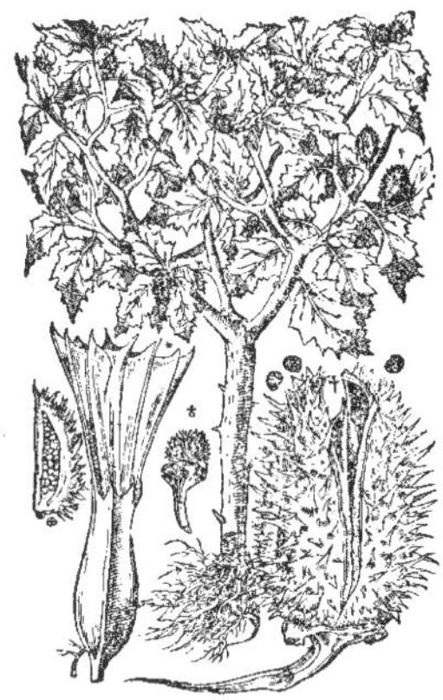

Stramonium

Conium maculatum

Aconitum wurde früher in Europa oft zur Tötung von Kriminellen verwendet. Diese Rolle übernahm im Griechenland des Altertums *Conium maculatum*, der Schierling. Wir wissen von Sokrates, dass man ihm einen Schierlingsbecher zu trinken gab. Die Hexen des Altertums benutzten Conium und seine Spielart Cicuta virosa als Abortivum. Die Hexen des Mittelalters verwendeten den Schierling als Bestandteil der Flugsalbe.

In der Homöopathie hat Conium seinen Stellenwert in der Behandlung von schmerzhaften Drüsenerkrankungen. Neben Thuja ist es ein wichtiges Mittel bei Tumoren vor allem der weiblichen Geschlechtsorgane, die offenbar aufgrund jahrelanger Enthaltsamkeit aufgetreten sind.

Bryonia alba

Wir kommen nun zu einem Mittel, das nicht so giftig ist, aber durch die merkwürdige Gestalt seiner Wurzel unseren

Vorfahren Furcht einjagte. Die südrussische Zaunrübe *Bryonia alba* hat menschenähnliche Wurzeln, die meist der Gestalt eines kleinen Kindes gleichen. Die Vorstellung war die, dass hier irgendein Zauber einen konkreten Menschen in Form eines Gemüses gefangen hielt. Der Gedanke, dieses zu verspeisen oder gar als Unkraut auszurupfen, war undenkbar, da man dadurch den Fluch dunkler Mächte hervorgerufen hätte. Im Umkehrschluss konnte Wohlverhalten diese dunklen Mächte positiv beinflussen und Schaden abwenden. Deshalb sah man das Vorhandensein einer Zaunrübe im Hof des eigenen Hauses als Glückszeichen für die ganze Familie. Man umzäunte sie, damit sie nicht verletzt wurde, und durfte sie nicht anrühren oder ausgraben, ohne Münzen und ein Stück Brot auf die Erde zu legen. Man konnte die Wurzel dann in einen Fetisch verwandeln, der dem Haus Glück und Reichtum brachte.

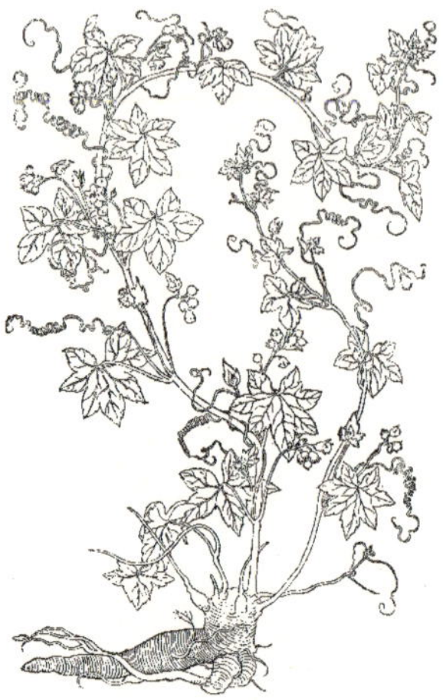

Bryonia

Obwohl der Beginn der Nutzung dieser Arznei im Zauberglauben liegt, handelt es sich doch um eine der wertvollsten Arzneien der Homöopathie. Bryonia wird eingesetzt bei heftig stechenden Schmerzen, die sich durch Ruhe und Druck bessern. Es ist ein gutes Heilmittel bei Schleimhautentzündungen mit Sekretausschwitzung, zum Beispiel bei feuchter Rippenfellentzündung. Typisch sind starker Durst mit Trinken von reichlich Flüssigkeit, Schwindel beim Aufrichten und reichlicher harter Stuhlgang. Wieder würde ich einige Kügelchen Bryonia C30 einnehmen und abwarten, ob sich dadurch die Schmerzen bessern. Bei Verschlimmerung nimmt man noch einige Kügelchen nach.

Efeu

Diese Pflanze galt den Menschen als Hexennest und somit als Aufenthaltsort von Hexen, wo sie übernachteten und ihr Unwesen trieben. Wenn wir heute Efeu als Heilpflanze erkannt haben, dann auch aus der Überzeugung, dass ein Teil der Kraft der Hexen auf sie übergegangen ist.

Efeu wird heute vor allem bei akuter und chronischer Bronchitis eingesetzt und verbessert Asthma. Er wirkt hustenstillend und schleimlösend. Man kann den Extrakt der Blätter in Kapseln in der Apotheke kaufen. Seine Wirkung ist wissenschaftlich erwiesen und dem sogenannter Schleimlöser überlegen. Nebenwirkungen sind extrem selten aufgetreten.

Lycopodium

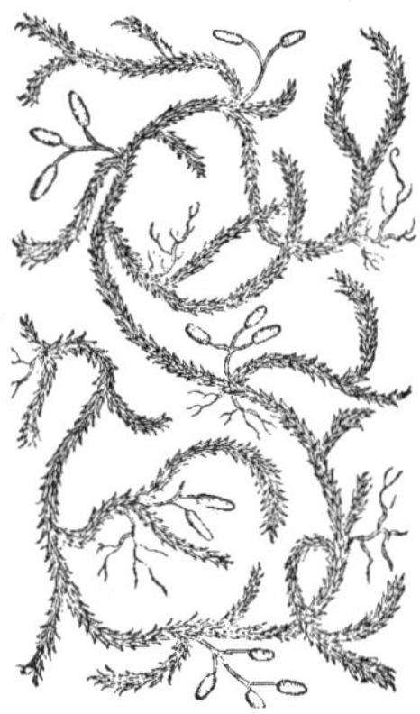
Lycopodium

Die Bärlappsporen, aus denen diese homöopathische Arznei gewonnen wird, heißen im Volksmund auch Hexenmehl oder Hexenpulver. Auch der Bärlapp wird mitunter als Hexenkraut bezeichnet, ein Name, der aber auch für viele andere Kräuter verwendet wird. In großen Mengen eingenommen ist er giftig und tötet Kleintiere schon in geringen Mengen.
In der Homöopathie steht Lycopodium als eine der häufigsten Arzneien im Vordergrund. Interessanterweise hat Lycopodium sonst in der Volksmedizin und auch in der Mönchsmedizin nicht die geringste Bedeutung. Die Herkunft vom Geheimwissen der Kräuterhexen ist unzweifelbar. Durch sein breites Wirkspektrum gilt Lycopodium als eine der wenigen

»Polychreste« der Homöopathie, das heißt, die meisten Menschen reagieren mehr oder minder darauf. Am besten hilft der Bärlapp bei ehrgeizigen Menschen, die eher dünn sind, mit durch Blähungen vorstehendem Bauch und mageren Beinen. Das Gesicht wirkt vorgealtert. Es sind intelligente, strebsame Naturen mit einem scharfen Witz, die zu Zynismus neigen. Das Sich-Aufblähen ist ihnen neben der körperlichen Geblähtheit zweite Natur. Sie lieben wirre Ideen und können sich gefühlsmäßig aufplustern. Im Gegensatz zu anderen zornigen oder überheblichen Menschen reicht aber ein Nadelstich und sie schrumpeln wie ein Ballon mit Loch zusammen, werden kleinlaut und kleinmütig. Lycopodium hilft sehr oft bei Beschwerden, die rechts beginnen und sich nach links verlagern. Wenn man sich mit dieser Beschreibung identifizieren kann, sollte man einige Kügelchen einer C30-Potenz einnehmen und dann einige Wochen abwarten, um zu sehen, ob es zur Linderung oder Heilung einzelner Beschwerden gekommen ist.

Thuja

Ein anderes großes Mittel der Homöopathie ist der Lebensbaum, als Thujenhecke im Garten den meisten Menschen wohl vertraut. In der Mönchsmedizin kommt sie als Arznei nicht vor, in der Volksmedizin aber gibt es vereinzelte Rezepte, die den Thujensaft zum Beispiel bei Warzen neben Wolfsmilch und anderen Arzneien als hilfreich bezeichnen. Gerade bei Warzen weiß man ja, dass Magie dabei am besten hilft. Ob man nun Kinder mit Warzen vor eine Rotlichtlampe setzt, sie bei Mitternacht und Vollmond darauf spucken lässt oder sie wegbetet – je stärker die Suggestion, desto leichter verschwinden sie auch. Nicht zufällig hat hier Thuja in der Homöopathie, deren Wirkung gerade im geistig-seelischen

Bereich so wichtig ist, seine Bedeutung. Der Lebensbaum findet seine Anwendung bei Menschen, die dazu neigen, überstark zu reagieren. Dieses Phänomen kann als Neigung zu heftigen Gemütswallungen, als überaus starke Schweißsekretion oder als eine Reihe von gutartigen Tumoren auftreten. Diese Eigenschaft geht einher mit der Neigung zu verschleiern, sich zu verleugnen, und mit dem Gefühl von Zerbrechlichkeit und innerer Schwäche. Hat man nun einige Warzen, eine fettige Gesichtshaut und starke Schweißsekretion, sollte man eine Dosis Thuja C30 probieren und sehen, ob damit eine Linderung der Symptome in allen Bereichen – geistig, seelisch und körperlich – eintritt.

Arnica montana

Diese Pflanze gilt im alpenländischen Raum als Allheilmittel. In Schnaps eingelegt wird sie bei Prellungen äußerlich und bei Magen-Darm-Beschwerden innerlich angewendet. Begonnen hat ihre Nutzung aber wegen ihrer angeblichen Wirksamkeit gegen bösen Zauber. Ähnlich dem Johanniskraut kann sie Hexen abwehren und hat die höchste Zauberkraft, wenn man sie in der Nacht des 24. Juni, der Johannisnacht, gepflückt hat. Der Klostermedizin war diese Pflanze unbekannt, Hildegard allerdings erwähnt sie. Auch die Schulmedizin hat sie erst im 19. Jahrhundert eingeführt. Wie es zu der hohen Bedeutung von *Arnica montana* in der Medizin gekommen ist, ist letztlich ungeklärt, könnte aber an seiner Blüte liegen, die an eine Sonne erinnert. Als Korbblütler kann sie aber an die Seite zahlreicher anderer Arzneien gestellt werden, die schon im Altertum bei Verletzungen eingesetzt wurden. Dazu gehören auch die Ringelblume und das Gänseblümchen.

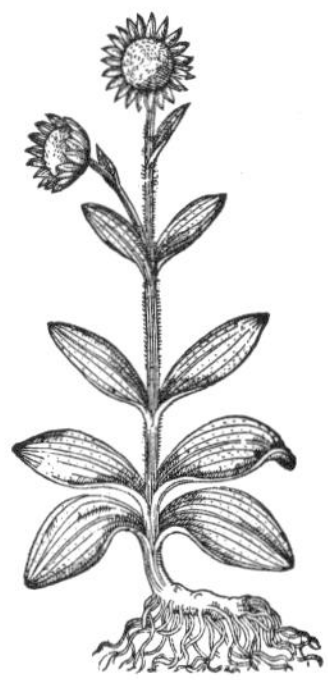

Arnica

Die heutige Anwendung ist in der Homöopathie als Arnica D4, 3 x 5 Globuli täglich nach Prellungen, Quetschungen und anderen Verletzungen. Man kann auch Umschläge mit der Urtinktur machen.

Tierische Arzneien

Von den Druiden, den Heilern der Kelten und Germanen, ist bekannt, dass sie manchen Kranken Blut verschiedener Tiere zu trinken gaben, um ihnen zu helfen, sich mit diesem Lebenssaft auch die Eigenschaften dieses Tieres einzuverleiben. So sollte der Dachs beispielsweise Klugheit vermitteln und der Bär große Kraft. Dass unsere Vorfahren zu Tieren ein näheres Verhältnis pflegten, als wir das heute tun, erkennt man an der großen Anzahl der Fabeln, die über die Jahrhunderte in Form von Märchen vermittelt wurden. Hexen definieren sich unter anderem dadurch, auch die Gestalt von Tieren annehmen zu können, darunter vor allem Tiere, die mit Weisheit assoziiert werden. Dazu zählen die Eule, der Rabe und andere Vögel, aber auch Schlangen. Man kann diese Nahebeziehung von Tier und Mensch auch an den Arzneien erkennen, die man aus ihnen gewann. So setzt Hildegard von Bingen das Fell vom Dachs zu verschiedensten Heilzwecken ein. Und natürlich sind Tiere und ihre Körperbestandteile und Ausscheidungen ein natürlicher Inhaltsstoff der »Dreckapotheke« des Altertums und des Mittelalters; aus ihnen hofft der Mensch Informationen zu gewinnen, um Krankheiten zu überwinden.

In der anthroposophischen Medizin Rudolf Steiners (1861–1925) ist diese Denkweise, in der Körperbestandteile von Tieren Heilwirkungen auf den Menschen ausüben können, in die Neuzeit gebracht worden und bildet auch heute immer noch die Basis vieler Heilanstrengungen anthroposophischer Ärzte und Heilpraktiker. Steiner hatte sich intensiv mit altem Heilwissen beschäftigt, dabei sowohl die Signaturenlehre der Hexen wie auch alchemistisches Wissen verarbeitet und teilte den Menschen in vier »Wesensglieder« ein. Das »Ich« des Menschen lässt sich mit Mineralien regulieren, während seine Seele, der »Astralleib«, mit pflanzlichen Arzneien therapiert werden soll. Der »Ätherleib« ist die Lebenskraft, die im »physischen Leib« schlummert. Um diese Kraft zu steigern, soll man die Information, die in gesunden tierischen Körperbestandteilen enthalten ist, durch ein Aufbereitungsverfahren gewinnen, das der Homöopathie entnommen scheint, tatsächlich seine Wurzel aber auch im Alchemistischen und in der Hexenmedizin hat. Diese Substanzen sind verdünnt und mit dem Zauberstab des Reibens und Schüttelns behandelt worden, jedoch nicht so verdünnt, dass der physikalische Inhalt schon fast oder ganz verloren geht. Und in diesem Bereich können dann auch die Gelenkknorpel aus der Hüfte oder den Knien von Rindern erkrankten Gelenken von Menschen Botschaften mitteilen, die weit über die physikalische und chemische Ebene hinausgehen – die Standfestigkeit und Vitalität der Gelenke eines Rindes sollen so auf den Menschen übertragen werden.

Bufo rana

Die älteste und im Mittelalter vorherrschende tierische Hexenarznei war die Kröte. Wenn Sie heute in ein medizinisches Museum gehen, werden Sie aus der Volksmedizin des Mittelalters vor allem Darstellungen von Kröten finden. Groß oder klein, aus Holz, Gips, Stein oder Metall, als Dekoration für Haus und Hof oder als Kettenanhänger oder Ringschmuck: Die Kröte vermittelt den Gedanken der Lebenskraft schlechthin. Warum ist das so? Weil man fand, dass eine Kröte äußerlich einer Gebärmutter ähnelt und die Gebärmutter das Organ ist, das Leben schenken kann. Wenn sie dazu fähig ist, dann müssten eigentlich auch die geschwächte Lebenskraft durch eine Gebärmutter wieder zu stärken und Kranke dadurch zu heilen sein. Der Gedanke, dass der Hyster oder Uterus, wie die Gebärmutter bei den Ärzten hieß, auch »hysterisch« machen kann, war bis ins 20. Jahrhundert hinein weitverbreitet. Die Hysterie war das Bild überschießenden Lebens. Nach der Elementelehre manifestiert sich darin das Element Luft zu stark, was im Gefühlsbereich Angst bedeutet und im Körper gefährliche Hitze schaffen kann, durch die der Mensch in Form einer Blutvergiftung sterben kann. Will man dieses Element regulieren, scheint die Kröte ein gutes Heilmittel, denn nach der Signaturenlehre ist sie gewissermaßen die Gebärmutter in anderer Form. Dadurch kann man bei einer Frau, die unfruchtbar ist, eine schlafende Gebärmutter aktivieren. Man kann eine alte Frau, deren Aussehen dem einer Kröte ähneln kann, wieder verjüngen, indem man die Lebenskräfte, die eine Kröte in sich birgt, wieder aufweckt – wie in dem Märchen »Gevatterin Kröte«, in der das Tier einem jungen schönen Mädchen nachstellt, bis dieses ihm in die Unterwelt folgt. Die Kröte verwandelt sich dabei in eine schöne Frau und zeigt ihm sein Patenkind, eine Nixe, die als Bild jenes Mädchens gemeint ist, das dieses Mädchen in Zukunft gebären wird. Hier zeigt sie die Macht der Gebärmutter (Kröte), Leben zu schenken.

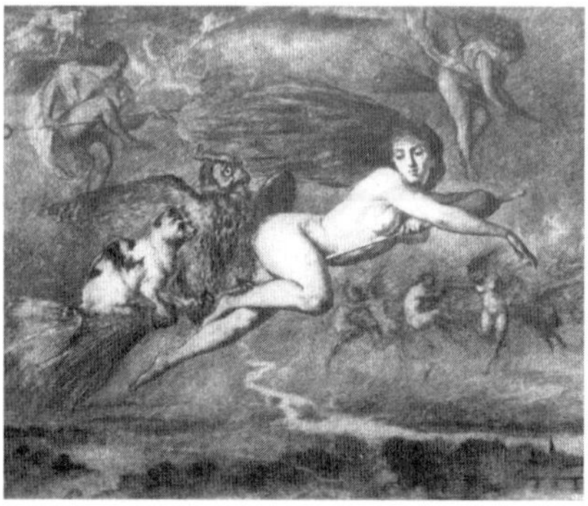

Hexenflug in der Walpurgisnacht. Hexen waren mit der Natur und damit auch Tieren vertraut. Sie benutzten sie auch zur Herstellung von Arzneien.

In der Homöopathie kann man Kröte in Form der Arznei Bufo rana zu sich nehmen, bei der das Gift in der Haut einer Kröte gewonnen, verdünnt und energetisiert wird. Dieses Gift wird immer dann ausgeschieden, wenn sich eine Kröte von einem Feind bedroht fühlt. Verwendet wird diese Hexenarznei folglich vor allem bei einer Reaktion des Menschen auf einen Angriff von außen, der auf die Gebärmutter gerichtet ist und dadurch im weiteren Sinne auch auf die Sexualität, die Gebärfähigkeit, die Lebenskraft einer Frau: Ehrbeleidigungen der Frau, die Verachtung durch einen Mann, aber auch der Fluch einer Hexe, die einem Kinderlosigkeit prophezeit.Typische körperliche Symptome wären hier eine verstärkte Regelblutung seit diesem Trauma, verstärktes Schwitzen und im schlimmsten Fall Störungen des Denkvermögens bis hin zu epileptischen Anfällen. Bufo rana wird bevorzugt in Form von Hochpotenzen eingesetzt. Man gibt meist einmalig fünf Kügelchen Bufo rana C200.

Schlangengifte

Schon in den Heilstätten des griechischen Altertums gab es oft in der Mitte einen kleinen Tempel, den Tholos, in dem Schlangen gehalten wurden. Wenn oben im Erdgeschoss Bilsenkraut verräuchert wurde, um Kurenden einen Heilschlaf zu ermöglichen, ließ man im Keller Schlangen frei, deren Anwesenheit offenbar dazu dienen sollte, diesen Heileffekt zu verstärken. Auch die Schlange scheint altes Heilwissen zu bergen, denn sie »verjüngt« sich durch Häutung viele Male und weckt dadurch den Eindruck, ewig zu leben. Es ist kein Zufall, dass sich die Schlange am Stab des Heilgottes Asklepios hochringelt, denn auch die Schlangen, die man in Pergamon, Ephesos und anderswo ärztlich hielt, mögen mit ihrem Gift, mit dem sich das Blut verdünnen kann und Thrombosen aufgelöst werden, oft bei Notfällen wie einer Lungen-

embolie große Heilwirkung gehabt haben. Auch heute noch ist es in den Intensivstationen der Krankenhäuser üblich, synthetische Varianten von Schlangengift einzusetzen. So scheint die Schlange, die eigentlich ihr Gift zur Abwehr von Feinden bildet und im Altertum vielfach auch gehalten wurde, um im Notfall schnell und relativ schmerzlos wie Kleopatra aus dem Leben scheiden zu können, auch in verminderter Dosis medizinische Bedeutung gehabt zu haben.
Im Mittelalter leben Hexen in enger Verbindung mit Echsen oder Drachen, die als Symbol ungestümer weiblicher Lebenskraft in der Vorstellung der Menschen existieren. Der Ritter, der einen Drachen tötet, ist gewissermaßen der Knabe, der sich aus der Umklammerung der Mutter befreit. Wenn er dann doch in einer Schlacht verletzt wird und ängstlich und kleinlaut den Schutz der Hexe in Anspruch nimmt, gibt sie ihm »rotes Pulver«, ein Bildnis der Lebenskraft, das seine Heilwirkung aus dem Inhaltsstoff »Drachenblut« zieht. Rezepte zur Verwendung von Giftschlangen gibt es in der Volksmedizin bis heute. So kann man in Griechenland selbst heute noch vereinzelt erleben, dass Giftschlangen mit Paprika in Essig und Öl eingelegt und im Winter gegessen werden, um die Lebenskraft zu stärken. Und selbst in Mitteleuropa ist es in ländlichen Regionen bis heute keine Seltenheit, die Haus- oder Krönlschlange mit Opfergaben von Milch bei Laune zu halten – oder das Tier auch in Alkohol angesetzt als Stärkung zu sich zu nehmen.
Die Hexen das Mittelalters hatten Schlangengift auch in Form eines Theriak, also Lebenselixiers anzubieten, bei dem Kreuzotterngift mit Erzengelwurz und einem alchemistischen Salz vermengt wurde, dessen Inhalt wir heute nicht mehr kennen.

Folgendes Rezept für ein Lebenselixier können Sie aber noch heute probieren:

Theriak

20 ml Vipera berus D6 (Das Gift der Kreuzotter)
100 ml Archangelica Fluidextrakt (Erzengelwurz)
20 ml Pyrit D6 (Eisendisulfid, erhältlich von Staufen-Pharma)

Diese drei Bestandteile miteinander verrühren, mit Wein auf 250 ml auffüllen, vor Gebrauch jeweils 10 x kräftig schütteln, jeden Tag einen kleinen Schluck nehmen, bis die Flasche leer ist.

Die Schlangengifttherapie wurde aber auch in der Medizin des 20. Jahrhunderts kurze Zeit populär, als der Arzt Waldemar Diesing das Gift in den 1930er-Jahren durch chemische Aufbrechung der Eiweißbrücken nutzbar machte. Diese Therapie mit Giftnattern wie der Kobra, der Schwarzotter, Korallenotter und grünen Mamba und den Vipern Buschmeister, Klapperschlange, Puffotter, Kreuzotter, Hornviper, Krötenotter, Sandviper, Kettenviper und der Mokassinschlange ist in Deutschland in den letzten Jahren durch gesetzliche Verbote verschwunden, wird aber in Nachbarländern wie Holland weiterhin ausgeübt.

Lachesis muta

Wirklich populär ist die Heilanwendung von Schlangengiften mit der Homöopathie geworden und hat sich hier bis zum heutigen Tag gehalten. Die Schlangengifte wurden zu großen Teilen von einem Schüler Hahnemanns, dem sächsischen Emigranten Constantin Hering (1800–1880) in Amerika geprüft. Hering wurde der amerikanische Vater der Homöopathie und konnte vor allem durch die Nutzung von Schlangengiften bei Herzschwäche oder Herzrhythmusstörungen die Heilmethode in den Vereinigten Staaten populär machen. Als effektivste dieser Arzneien gilt die Buschmeisterschlange, Lachesis muta.

In einer Hochpotenz verabreicht – z. B. Lachesis muta C30, 5 Kügelchen als einmalige Dosis –, kann es Beschwerden der linken Körperseite (die als »Herzseite« gilt und vor allem bei Gefühlskonflikten Beschwerden entwickelt), bei Enge im Hals oder um den Bauch und besonders bei Herzrhythmusstörungen wie der absoluten Arrhythmie große Heilwirkungen hervorrufen.

Weitere populäre Schlangengifte der Homöopathie sind bei folgenden Beschwerden:

Naja tripudians (Kobra) – bei Herzhypertrophie, Depression und Kälteempfindlichkeit,

Elaps corallinus (Korallenotter) – bei Kopfschmerzen, Depression, Lähmungen,

Crotalus horridus (Klapperschlange) – bei Kopfschmerzen, Blutungsneigung, Atemnot,

Vipera berus (Kreuzotter) – bei Kopfschmerzen, Rückenschmerzen, Infektneigung

Hexenmilchen

Unter die Hexenarzneien zu zählen sind auch jene weißen Nahrungsmittel, die von Tieren produziert werden, um ihresgleichen zu ernähren. Diese Milchen gibt es bei jedem Säugetier und als Kuhmilch, Ziegenmilch oder Schafsmilch, aber auch als Katzenmilch, Hundemilch, Saumilch haben sie heute in der Homöopathie noch große Bedeutung, denn auch sie können nach der Signaturenlehre als Produkte aufgefasst werden, die in einer chemischen Sprache einem Jung-

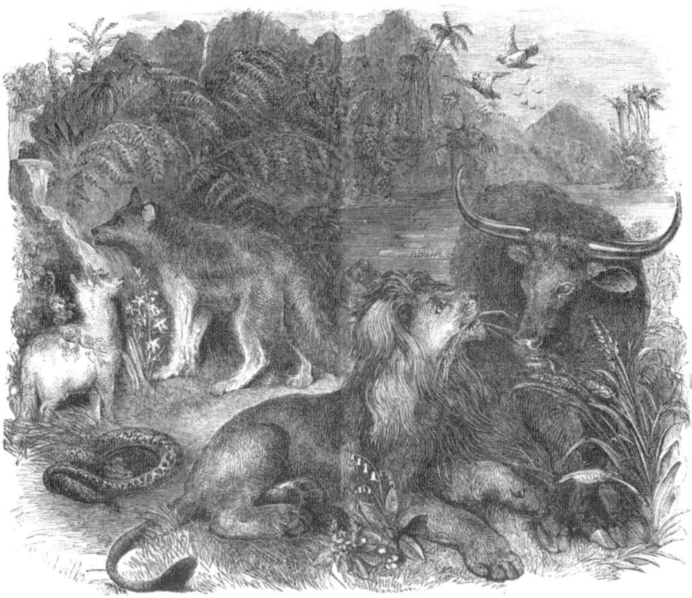

Milchen von verschiedensten Säugetieren gehören zu den Hexenarzneien und haben auch in der heutigen Homöopathie noch große Bedeutung.

tier sagen, was es bedeutet, seiner Art anzugehören. Was wir unter die Verhaltensweisen eines »typischen« Schafs, einer Katze oder eines Hundes zählen, findet man ja oft auch bei einem Menschen. Nach der Ähnlichkeitslehre ist es deshalb sinnvoll, eine entsprechende Milch anzubieten, wenn das Verhalten eines Patienten übertrieben erscheint und an das Verhalten eines Tieres erinnert.

Dass auch die pflanzliche »Wolfsmilch« als Bestandteil zu den vielen Hexensalben gehört, basiert auf diesen Überlegungen. Wolfsmilchgewächse sind giftig und deshalb aus der Sicht einer Hexe eine scharfe Arznei, die große Heilwirkungen verspricht und einer natürlichen, ernährenden Milch vorgezogen werden muss. Das Wolfskraut hieß im Mittelalter deshalb auch abwechselnd Teufelskraut, Schlangenkraut oder auch »Scheißkraut«, weil man damit eine abführende Wirkung erzielen konnte. Plinius schrieb der kreuzblättrigen Wolfsmilch eine Zauberkraft zu, mit der sich verschlossene Türen öffnen und Felsen sprengen ließen.

In der Homöopathie wird heute die tierische Wolfsmilch unter dem Namen Lac lupi angeboten und soll wölfische Eigenschaften vermitteln. Viel häufiger gebraucht aber ist das Erbe der Hexen, die pflanzliche Wolfsmilch. Unter dem Namen Euphorbium gehört sie heute zu den am häufigsten angewandten homöopathischen Arzneien überhaupt, weil sich damit Schnupfenbeschwerden, vor allem entzündlicher Art, lindern lassen. Man setzt Euphorbium aber auch bei Entzündungen der Gesichtshaut oder der oberen Luftwege ein und verwendet dabei meist Euphorbium D12, 3 x 5 Kügelchen täglich, bis die Symptome abgeklungen sind.

Bäume

Von Hexen heißt es im Volksmund auch, sie lebten zwischen der Baumrinde und dem Schaft von Bäumen. Diese Denkweise kann man am Maibaum erkennen, der am Festtag der Hexen völlig seiner Rinde entkleidet wird, um darauf herumzurutschen wie eine Hexe auf dem Besenstiel. Gerade die Bäume hatten im keltischen und germanischen Kulturkreis hohe Bedeutung, und es ist äußerst wahrscheinlich, dass wir den Großteil der Rezepte, bei denen Baumprodukte zum Einsatz kommen, den Hexen zu verdanken haben. Wenn wir heute an germanischen Kultstätten die Schalensteine bewundern, stellen wir fest, dass diese meist von Eichen überwölbt werden. Den germanischen Kriegern galt die *Eiche* als Sitz des Kriegsgottes Donar und somit als Symbol der Kraft, Stärke und Ausdauer. Fand man eine hoch auf

einem Hügel stehende, starke Eiche, so konnte man sich deren Kraft aneignen, indem man sie umschlang und sich unbekleidet daran rieb und drückte.
Der Aufguss der *Eichenrinde* ist Viren abtötend und enthält ein hohes Maß an Tanninen. Er wird als Gurgellösung bei Entzündungen von Zahnfleisch und Mundschleimhaut eingesetzt, lindert als Teilbad verstärkten Fußschweiß und ist ein bewährtes Mittel als Sitzbad bei entzündlichen Erkrankungen des Afters.
Als Spül- und Gurgellösung kocht man 2 Esslöffel Eichenrinde in $^1/_2$ Liter Wasser auf, gießt nach 15 Minuten ab und gurgelt den Sud mehrmals täglich. Als Teilbad stellt man den Sud mit 1 Pfund Eichenrinde in 5 Liter Wasser her und macht die Anwendung 2 x täglich. Eichenrinde wird vom Darm kaum aufgenommen, weshalb man den Sud auch gefahrlos bei entzündlichen Darmerkrankungen trinken kann.

Der wichtigste Baum bei Erkrankungen von Frauen war die *Birke.* Man umhalste sie und rieb sich an ihrer Rinde, während man nach Südosten schaute. Man drückte den Baum so lange, bis Seelenruhe eintrat. Birkensaft galt als Schönheitstrunk. Durch ihren hohen Gehalt an Flavonoiden, Salicylsäure und Vitamin C wirkt die Birke antientzündlich und antioxidativ und verbessert Wechseljahresbeschwerden. Birkensaft, der durch Anbohren der Rinde gewonnen wird, soll Haarausfall stoppen und fettes Haar und Schuppen lindern. Die ausleitende Wirkung auf die Nieren beugt der Steinbildung vor. So wird Birkenblät-

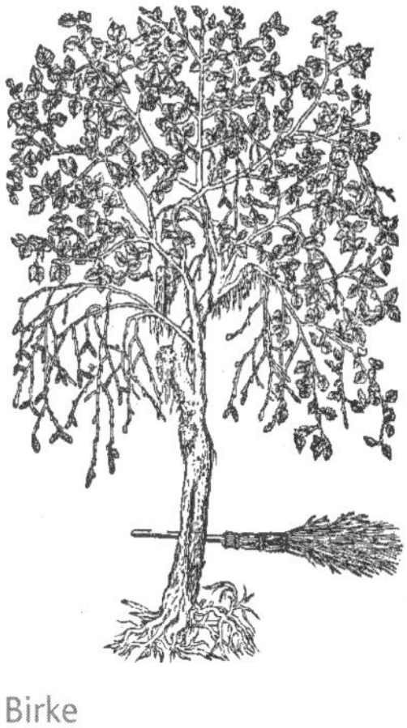

Birke

tertee zubereitet: Man nimmt 1 Esslöffel Birkenblätter, übergießt sie mit einem Viertelliter kochendem Wasser und lässt sie 10 Minuten ziehen. Dann abseihen und täglich 3 Tassen mäßig warm trinken. Die Birke hilft sehr gut bei Harnwegsinfekten, aber auch bei anderen bakteriellen entzündlichen Erkrankungen.

Äußerst beliebt bei grippalen Infekten ist auch Lindenblütentee. Er fördert die Schweißbildung. Empfohlen wird er bei allen fieberhaften Erkrankungen. Am besten kocht man die Blätter in Milch auf, nicht in Wasser. Gut abseihen, damit Sie nicht zu viele der Blüten mittrinken.

Hier eine kurze Übersicht von Erkrankungen, die durch die Blätter und Blüten einzelner Bäume gebessert werden:

Apfelbaum:	bei Durchfall
Birke:	bei Gicht, Rheuma, Wunden, einzelnen Hautkrankheiten
Birnbaum:	bei Bluthochdruck, Nierenerkrankungen
Eberesche:	bei Rheuma, Magenverstimmungen, vielen Blähungen
Eiche:	bei Schleimhautkatarrhen, Hautausschlägen, Hämorrhoiden
Erle:	bei Rachenentzündungen und Hautausschlägen
Fichte:	bei Bronchitis, Husten
Kiefer:	bei Blasenentzündungen, Bronchitis
Kirschbaum:	bei Bronchitis, Verdauungsstörungen
Lärche:	als Fiebermittel, bei Erkältungen
Linde:	als Fiebermittel, zur Blutreinigung
Pappel:	bei Erkältungskrankheiten, Rheuma
Quittenbaum:	bei Bronchitis, Magen-Darm-Entzündungen

Thuja:	bei Entzündungen der Ohren und Bronchien, Wucherungen
Walnüsse:	bei Lymphdrüsenschwellungen und Venenentzündungen

Meditationen und Rituale der Kräuterhexen

Gehet in die Wälder und werdet Menschen!

Jean-Jacques Rousseau

Die Hexe als Hagazussa – »die Frau in der Hecke« – ist eine Waldbewohnerin. In alter germanischer Zeit musste, wenn einer krank wurde, die Verbindung mit Mutter Erde wieder aktiviert werden. So wurde in einer Wiese ein Streifen in den Rasen geschnitten, und der Kranke musste dann auf die blo-

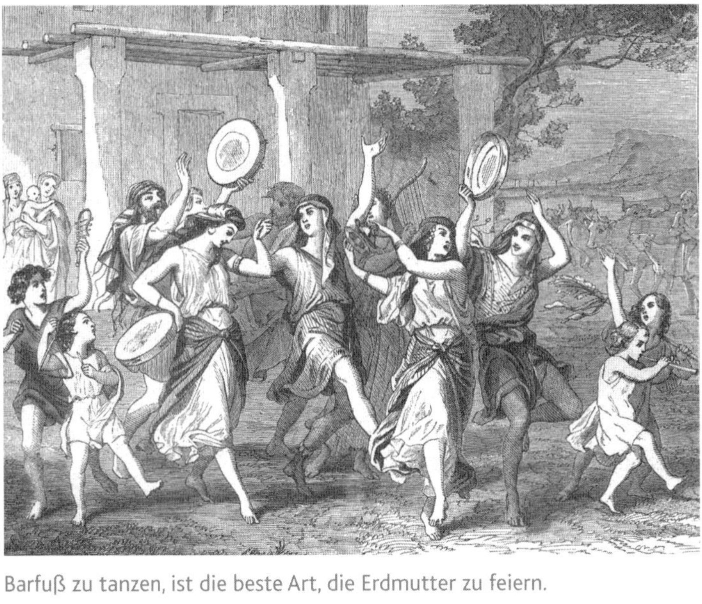

Barfuß zu tanzen, ist die beste Art, die Erdmutter zu feiern.

ße Erde gelegt werden oder auf der Erde stehen. Symbolisch kehrte er dabei in den Schoß der Mutter Erde zurück, konnte sich wieder erden und wurde dabei geheilt. Wer unfruchtbar war, musste nur barfuß gehen und barfüßig tanzen, um Kontakt mit der Mutter Natur aufzunehmen. All das ist auch heute noch bedeutungsvoll. Barfuß laufen ist über den Gedanken des »Abhärtens« gegen Infektionskrankheiten, zur Vorbeugung von Nagelpilz oder unschönen Zehenverformungen hinaus auch noch der Versuch eines spirituellen Kontaktes mit der Erdmutter. Durch lange Aufenthalte im Wald, Wahrnehmung und Erforschung von Pflanzen stärkt sich diese Anbindung an die Erdmutter. Dazu gehört auch das Erleben der Rhythmen der Natur, des Kommens und Gehens von Regen, des Wechsels der Tages- und Jahreszeiten. Die Frau in der Hecke ist ohne Wald nur schwer denkbar. Wenn man bedenkt, wie einsam das Leben ohne Menschen in den Tiefen und der Gesetzlosigkeit der Wälder vergangener Zeiten war, kann man ermessen, welches Maß an Selbstständigkeit, Bedürfnislosigkeit und Härte den Hexen eigen war. In der Naturverbundenheit erlebten sie aber eine beglückende Harmonie.

Im Kontakt mit anderen Menschen kann man eine Neigung von Hexen zu Ritualen erkennen. Es gibt heute zahlreiche Hexenvereinigungen, die sogenannten Covens der Wicca, der modernen Hexenbewegung, die verschiedene Rituale praktizieren. Dazu gehören Bann- und Reinigungsrituale. Dafür zeichnet man das Pentagramm, den Fünfzack, über Türen, auf Schwellen oder in den Boden. So wie der Mönch dem vom Teufel Besessenen mit dem christlichen Kreuz entgegentritt, zeichnet die Hexe ein Pentagramm in die Luft und spricht mit lauter Stimme unter Berufung auf die Erdmutter eine Formel gegen böse Geister, die sie belästigen. Es gibt Fruchtbarkeitsrituale, an denen beide Partner teilnehmen. Es wird ein magischer Kreis gezogen, eine Muschel, eine Handvoll Erde, ein Schuss Milch mit Honig und Anissamen in einen Kessel gegeben und unter Absprechen einer Formel eine Kerze entzündet, bis der Kreis wieder aufgehoben wird. Es gibt Hexenschachteln und Hexenflaschen, die mit Nadeln, Nägeln, Haaren oder Urin gefüllt und an bestimmten Orten deponiert werden, um negative Energien abzuwehren. Es gibt die Kerzen-Magie, Weihrauch-Magie, Kräuter-Magie, Aroma-Magie, Küchen-Magie, Edelstein-Magie, Farb-Magie, Mond-Magie, Flaschen-Magie, Kordel-Magie und Puppen-Magie, bei denen jeweils die Ausübung eines Zaubers zur Abwehr von Geistern das Ziel ist. Durch die Ausübung eines Rituals wird ein Wunsch in theatralischer Form geäußert und damit für die Hexe und ihre Umgebung als Ziel formuliert. Diese schamanische Tradition der Geistheilung hat auch in der Psychotherapie ihre Bedeutung.

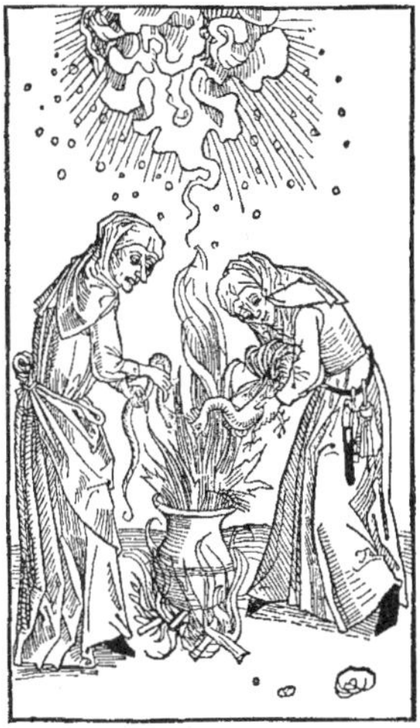

Hexen beim Wettermachen, ein Zerrbild des Mittelalters

Die Anbindung an die Natur und ihre Rhythmen gelingt am besten mit einer Begehung der Jahresfeste der Hexen, den Sabbaten. Am 31. Oktober werden Kürbisfratzen und Winterkränze gemacht, am 21. Dezember Winterbäumchen mit Birkenzweigen und Julbaum-Schmuck. Am 31. Januar werden diese Dekorationen in einem Freudenfeuer verbrannt und die Wohnung mit Lavendel geschmückt. Am 21. März schenkt man einander rot gefärbte Eier als Lebenssymbole, am 30. April werden Besen gebunden, um den Winter symbolisch auszukehren. Am 21. Juni schmückt man die Wohnung mit Sonnenblumen und anderen gelben Blumen, am 31. Juni bindet man Strohpüppchen und dekoriert die Wohnung mit Früchten. Am 21. September dankt man der Göttin für die Früchte und dekoriert mit getrockneten Blätterkränzen und Schalen voller Früchte.

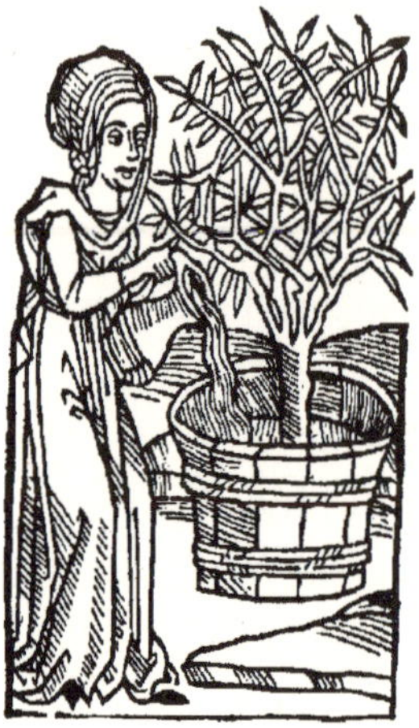

Hexe sein kann auch heißen, einen grünen Daumen zu haben.

Auch die Wahrsagekunst ist eine alte Hexentradition. Bei den Germanen wurde mittels Runen gewahrsagt. Heute bevorzugt man Tarotkarten. Es ist der Versuch, die Unberechenbarkeit des Lebens in einem Ritual, das verschiedene mögliche Entwicklungen aufzeigt, zu bannen. Letztlich ist alles Auslegungssache und das Legen der Karten ein Betrachten der Vielfalt des Lebens.

All das sind Beispiele für Meditationen über das Thema der Erdmutter, die Mutter allen Lebens. Der wesentliche Unterschied zur christlichen Meditation ist es, dass moralische Vorstellungen und die Ausrichtung auf ein Ideal fehlen. Man kann entweder mit der Erdmutter im Einklang sein – oder sich nicht konform zu ihren Rhythmen verhalten. Krankheit ist dann das Resultat eines »unnatürlichen« Lebens. Um ihr Leben wieder in natürliche Bahnen zu bekommen, muss sich die Hexe von allen Zwängen befreien. Das hat zur Folge, dass sie jeden Einfluss der Zivilisation ablehnen muss und durch Aufenthalte in der Natur, durch Rituale oder auch Rauschmittel die Anbindung an ihren inneren Kern wiederfindet, den ihr die Erdmutter geschenkt hat.

Schlussbetrachtung

Ein Einführungsbuch wie dieses kann nur einen Überblick über die Möglichkeiten der Traditionellen Europäischen Medizin bieten. Deren Reichtum ist unerschöpflich und wird von einer Einzelperson in einem einzelnen Leben nie umfassend erfahren werden können. Um aber nicht der Beliebigkeit zu verfallen, habe ich versucht, Wege aufzuzeigen, wie man systematisch in die einzelnen Therapieformen einsteigen kann. Das bedeutet in der Mönchsmedizin, die einzelnen Heilpflanzen nach dem Mischungsverhältnis der Elemente kennenzulernen und den Beschwerden, unter denen man leidet, zuzuordnen. Geht es um die Kräuterhexenmedizin, bedeutet das, sich vom Zerrbild der Giftmischerin zu befreien und das uralte Kulturgut, das sich in ihr äußert, sachgerecht anzuwenden. Denn auch die sogenannten Giftpflanzen, geprüft und sachgerecht aufbereitet von der Homöopathie, gehören in den Behandlungskanon der Naturmedizin. Am wichtigsten aber ist die Bereitschaft, einzelne Rezepte auch wirklich auszuprobieren und auf ihre Tauglichkeit für die eigene individuelle Situation zu überprüfen. Heilung ist eine sehr persönliche Sache, und nur wer den Mut findet, konsequent diesen persönlichen, individuellen Weg zu gehen, wird auch jene Gesundheit finden, die der Forderung der Weltgesundheitsorganisation entspricht: ein Zustand völligen geistigen, seelischen, körperlichen und sozialen Wohlbefindens.

Behandlungsregister »Traditionelle Europäische Medizin«

Im Folgenden sollen die Behandlungsvorschläge der Mönchsmedizin, Hildegard-Medizin und Volksmedizin/ Kräuterhexenmedizin erstmals gemeinsam präsentiert werden, um das ganze eindrucksvolle Spektrum der Traditionellen Europäischen Medizin aufzuzeigen. Dabei wurde darauf geachtet, für jede Beschwerde möglichst aus jedem Teilbereich eine charakteristische Empfehlung zu übernehmen. Im Bereich der Kräuterhexenmedizin habe ich mich auf jene Arzneien beschränkt, von denen historisch belegt ist, dass sie von Hexen angewandt wurden.

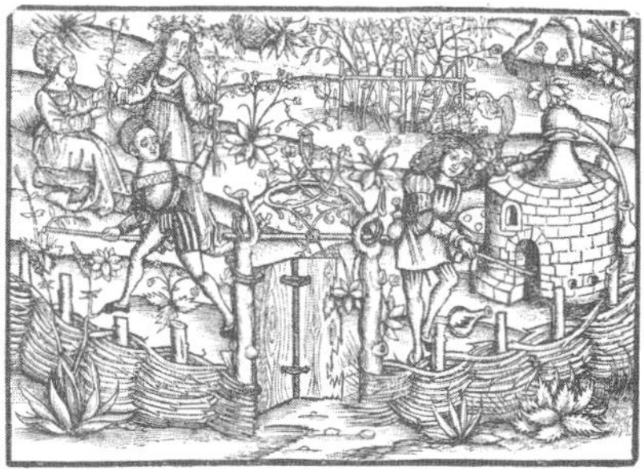

Mittelalterlicher Garten

Dazu einige Bemerkungen: Jedes Heilkraut kann als Teeaufguss oder auch in Form von Fertigpräparaten zugeführt werden. Für Letztere berät Sie Ihr Apotheker, aber Heilkräuter für Tees werden besser in der Apotheke besorgt, da sie dort dem Reinheitsgesetz unterliegen. Wenn Sie Pflanzen selbst in freier Natur pflücken, verletzen Sie oft Naturschutzbestimmungen und setzen sich der Gefahr aus, durch Umweltverschmutzung geschädigte Pflanzen zu verwenden. Probieren Sie auch die fertigen Teemischungen aus, je nachdem, welche Inhaltsstoffe Sie in der

Folge besonders angesprochen haben. In jedem Fall sollten Sie einer Heilpflanze drei Wochen Zeit geben, bei Ihnen zu wirken. Ein einmaliger Aufguss wird selten große Veränderungen hervorrufen können.

Wenn Sie schulmedizinische Mittel einnehmen, sollten Sie mit pflanzlichen Arzneimitteln vorsichtig sein. Patienten, die zum Beispiel Johanniskraut gegen ihre Depression nehmen, erleben dabei eine Anregung der Stoffwechselfunktion der Leber. Das kann dazu führen, dass schulmedizinische Medikamente rascher ausgeschieden werden und dadurch die effektiven Wirkspiegel sinken. Nach Organtransplantationen kann das zum Beispiel zu Organabstoßungen führen, bei Thromboseneigung zu neuen Thrombosen oder Embolien, bei Bluthochdruckbehandlung zu Blutdruckentgleisungen. Bei fortgeschrittenen Erkrankungen, bei denen schulmedizinische Therapien unvermeidbar sind, eignen sich Homöopathika weitaus besser – da sie nicht wie pflanzliche Arzneimittel bei ihrem Abbau die Leber beschäftigen.
Die homöopathisch aufbereiteten Arzneien zeigen mitunter vorübergehende Wirkungen, bei denen es sich um eine »Erstreaktion« oder auch »Erstverschlimmerung« handeln kann. Das kann bedeuten, dass für kurze Zeit Beschwerden verstärkt werden oder neue Beschwerden auftreten. Es gab noch keinen, der davon Schaden genommen hätte, und in den meisten Fällen tut man gut daran, diese Reaktion des Körpers nicht zu unterbrechen, da sie heilsam ist. Es gibt aber auch die Möglichkeit, dagegen anzugehen. Einerseits eignen sich dafür Genussgifte wie Kaffee, Tabak oder Alkohol, bei denen die Lebenskraft des Körpers geschwächt oder anderweitig beschäftigt wird. Ein gutes Gegenmittel ist Kampfer, der zum Beispiel im synthetischen Präparat Korodin® enthalten ist. Dann gibt es für jedes Homöopathikum

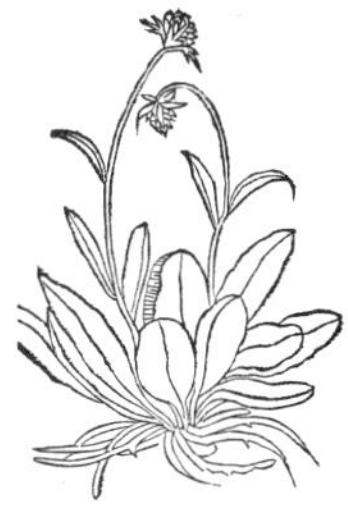

Kampfer

eines oder mehrere homöopathische Gegengifte. Welches davon jeweils infrage kommt, muss man in speziellen Arzneibüchern nachschlagen. Günstiger ist es aber, die gleiche Arznei noch einmal in Form einer sogenannten Akutlösung zu sich zu nehmen, bei der die Wirkung an Intensität verliert. Dabei gibt man einige Kügelchen des Mittels in der gleichen Potenz, die man eingenommen hat, in 100 ml Wasser, rührt sie mit Holz oder Plastik auf, deckt sie zu und stellt sie in einen dunklen Schrank. Am ersten Tag nimmt man 4 Esslöffel davon über den Tag verteilt ein, am zweiten Tag 3, am dritten Tag 2 und am vierten Tag 1 Esslöffel. Meistens hat sich schon in den ersten Stunden eine Besserung der Beschwerden gezeigt.

Abschließend soll davor gewarnt werden, seine Gesundheit zu selbstständig und unter Missachtung des technischen Fortschritts in der Medizin zu behandeln. Ein in der Naturheilkunde bewanderter Heilpraktiker oder Arzt hilft Ihnen im Zweifelsfall und kann Sie vor Schaden bewahren. Gerade bei fortgeschrittenen Erkrankungen kann es gefährlich sein, sich radikal auf Rezepte zu verlassen, die Zeit für eine Umstimmung des Körpers brauchen. Deshalb beschränke ich mich in diesem Behandlungsregister auf weniger dramatische Krankheiten und Missempfindungen.

Akne

Labkrautsaft: Frisches Labkraut waschen, feucht in den Entsafter geben, die betroffenen Stellen damit einstreichen und eintrocknen lassen. (MÖNCHSMEDIZIN)

Tee: Zu gleichen Teilen Bärlapp, Brennnesselblätter und Salbei mischen, 1 Esslöffel davon mit 1 Tasse kaltem Wasser übergießen, 20 Minuten aufkochen, abseihen, 1 Tasse morgens auf nüchternen Magen. (MÖNCHSMEDIZIN)

Umschläge mit Stiefmütterchenkraut oder Kamillenblüten. Ringelblumenblütensalbe. (MÖNCHSMEDIZIN)

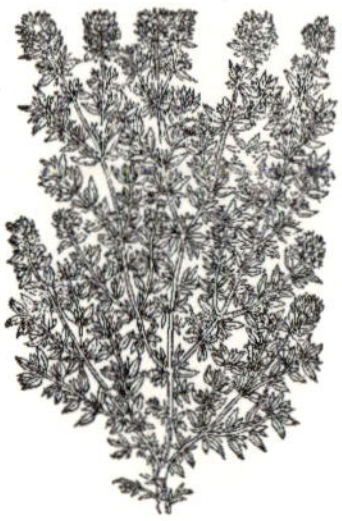

Thymian

Thymianöl auftragen. (MÖNCHSMEDIZIN)

Reichlich *Quendel*, gekochte *Rote Rüben* in die Nahrung einbauen. (HILDEGARD-MEDIZIN)

1 Esslöffel klein geschnittene *Walnussblätter* in 1/2 Liter Wasser 12 Stunden einweichen, abseihen, damit betroffene Hautstellen waschen. (VOLKSMEDIZIN/KRÄUTERHEXENMEDIZIN)

Ängste

Baldrian und *Johanniskraut* als Tees oder Fertigpräparate aus der Apotheke. (MÖNCHSMEDIZIN)

Tee: Je 1 Teil Anis, je 2 Teile Kamille und Schafgarbe und 3 Teile Baldrianwurzel, 1 Teelöffel mit 1 Tasse siedendem Wasser überbrühen, 10 Minuten ziehen lassen, 3 x täglich 1 Tasse trinken. (MÖNCHSMEDIZIN)

Weißdornessenz: 300 g frische Blüten und Beeren vom Weißdorn mit einer Flasche 40%igem Schnaps übergießen. 2 Wochen ziehen lassen, abseihen, täglich 10 Tropfen davon einnehmen. (MÖNCHSMEDIZIN)

Bei Angstträumen lege man ein Kissen an und fülle es mit trockenem *Betonikakraut.* (HILDEGARD-MEDIZIN)

Die »Gifte« der Kräuterhexenmedizin sind gerade dann, wenn man von Ängsten besessen ist, besonders wirksam:

- *Aconitum* D30 5 Kügelchen: Bei Alleinsein mit Todes- und Herzangst.
- *Arnica* D30 5 Kügelchen: Bei Angst vor Infarkt oder Schlaganfall.
- *Belladonna* D30 5 Kügelchen: Bei Angst vor Tieren und Gespenstern.
- *Conium* D30 5 Kügelchen: Bei Gehirnverkalkung im Alter mit Todesangst.
- *Hyoscyamus* D30 5 Kügelchen: Bei der Angst, vergiftet zu werden.
- *Stramonium* D30 5 Kügelchen: Bei der Angst, besessen oder verdammt zu sein. (VOLKSMEDIZIN/KRÄUTERHEXENMEDIZIN)

Arteriosklerose

2 *Knoblauchzehen* täglich mit Brot essen. 1 Schluck *Artischockenextrakt* zum Essen trinken. (MÖNCHSMEDIZIN)

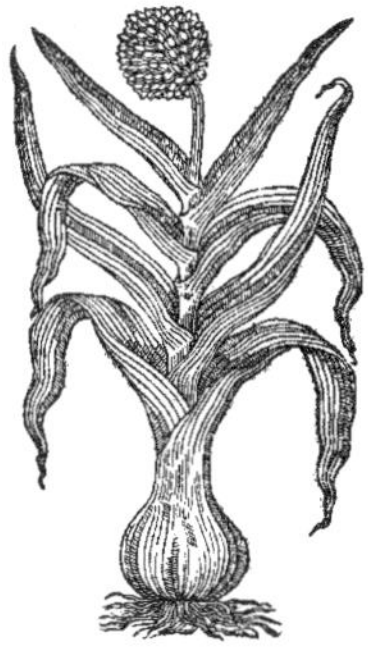

Knoblauch

Tee: 4 Teile Zinnkraut, je 2 Teile Mistel und Weißdorn, 1 Teil Arnika, 1 Teelöffel dieser Mischung mit 1 Tasse kochendem Wasser überbrühen, 10 Minuten ziehen lassen, abseihen, 3 Tassen täglich trinken. (MÖNCHSMEDIZIN)

Weißdorn-Borretsch-Wein: 1 Handvoll frische Weißdornblüten, Borretschblüten und Melisse mit 1 Flasche Weißwein 1 Woche lang ansetzen, abseihen, davon täglich 1 Likörglas trinken. (MÖNCHSMEDIZIN)

Tausendgüldenkekse: Je 1 Messerspitze Tausendgüldenkraut, Tausengüldenkrautwurzel, Hirschtalg, 1 Esslöffel Dinkelmehl,

1 Teelöffel Wasser. Miteinander vermischen und zu Keksen verbacken, davon 2 x täglich 1 Keks essen. (HILDEGARD-MEDIZIN)

Reichlich *Knoblauch* essen. (VOLKSMEDIZIN/KRÄUTERHEXENMEDIZIN)

Arthrosebeschwerden

Tees mit *Brennnessel* oder *Teufelskrallenwurzel*, *Rosmarinöl* lokal. Umschläge mit *Weißkraut* über Nacht. *Arnika* als Fertigpräparat aus der Apotheke. (MÖNCHSMEDIZIN)

Man verkoche die *Füße von Rindern* oder Kälbern zu einer Suppe und esse davon reichlich. (HILDEGARD-MEDIZIN)

Eschenblätterpackung: Eschenbaumblätter in Wasser kochen, Kochwasser abschütten, die warmen Blätter um das schmerzende Gelenk packen, einwickeln. (HILDEGARD-MEDIZIN)

- *Arnica* D30 3 x 5 Kügelchen: Bei Rötung und Schwellung, gebessert durch Wärme.
- *Belladonna* D30 3 x 5 Kügelchen: Bei Rötung, Schwellung, gebessert durch Kälte. (VOLKSMEDIZIN/KRÄUTERHEXENMEDIZIN)

Asthma

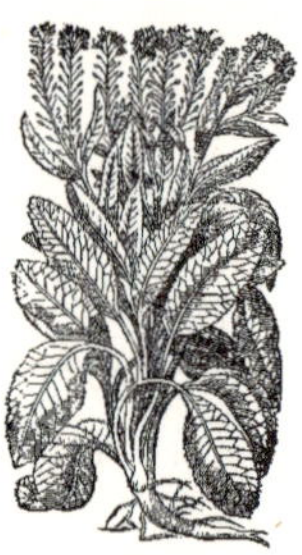

Meerrettich

Tee: Zu gleichen Teilen Eibischwurzel und Thymian mischen, 1 Teelöffel davon mit 1 Tasse kaltem Wasser übergießen, aufkochen, 10 Minuten ziehen lassen, abseihen, 3 x täglich 1 Tasse trinken. (MÖNCHSMEDIZIN)

Asthmahonig: 1 Teil geriebenen Meerrettich mit 3 Teilen Honig vermischen. Davon 3 x täglich 1 Teelöffel einnehmen. (MÖNCHSMEDIZIN)

Asthmatinktur: 30 g Thymian und 25 g Schlüsselblume mit $^1/_4$ Liter 70%igem Alkohol übergießen, 3 Wochen ziehen lassen, abseihen, 3 x täglich 20 Tropfen einnehmen. (MÖNCHSMEDIZIN)

Hirschzungenpulver: Die Hirschzunge ist ein Heilkraut, das über den Fachhandel bezogen werden kann. Das Pulver auf ein Butterbrot streuen und essen oder einfach vor und nach jeder Mahlzeit von der Hand lecken. (HILDEGARD-MEDIZIN)

Muskatnusssuppe: $^1/_4$ Muskatnuss, 10 g Galgantpulver, 10 g Iriswurzelpulver, 10 g Spitzwegerichpulver, 1 kleine Zwiebel, 3 Esslöffel Dinkelgrieß, 1 Liter Hühner- oder Gemüsebrühe, 1 Esslöffel Öl; Kräutersalz nach Geschmack
Zwiebel klein gehackt goldgelb braten, Grieß unterrühren, mit heißer Brühe aufgießen, Gewürze hinzurühren, aufkochen, 20 Minuten ausquellen lassen, mindestens 1 Teller täglich essen. (HILDEGARD-MEDIZIN)

- *Aconitum* D30 3 x 5 Kügelchen: Bei Asthma mit Angst und Empfindung von Trockenheit im Körper.
- *Belladonna* D30 3 x 5 Kügelchen: Bei Asthma mit Benommenheit und viel Schweiß.
- *Hyoscyamus* D4 mehrmals 5 Kügelchen: Bei Asthmaanfall beim Einschlafen. (VOLKSMEDIZIN/KRÄUTERHEXENMEDIZIN)

Ausfluss

Tee: 3 Teile Brennnesselblätter, 4 Teile Odermennig, 5 Teile Schafgarbe mischen, 1 Teelöffel davon pro Tasse Wasser 10 Minuten lang aufkochen, 5 Minuten ziehen lassen, abseihen, 3 x täglich eine Tasse trinken. (MÖNCHSMEDIZIN)

Metrakrautsuppe: 5 Metrakrautblätter zerkleinern und mit wenig Butter und 1/4 Liter Wasser 2 Minuten aufkochen. 3 Esslöffel Dinkelmehl, etwas Salz und 1 Messerspitze Bertram hinzufügen, zu einer cremigen Suppe köcheln. (HILDEGARD-MEDIZIN)

Bei weißlichem Ausfluss 1 Esslöffel klein geschnittene Walnussblätter in 1/2 Liter Wasser 12 Stunden einweichen, abseihen, Scheide damit äußerlich täglich waschen. (VOLKSMEDIZIN/KRÄUTERHEXENMEDIZIN)

- *Conium* D4 3 x 5 Tropfen: Bei weißem, scharfem, ätzendem, stinkendem Ausfluss.
- *Thuja* D4 3 x 5 Tropfen: Bei gelbem, grünem, hartnäckig wässrigem Ausfluss. (VOLKSMEDIZIN/KRÄUTERHEXENMEDIZIN)

Bindehautentzündung

Bei warmem Temperament: Feuchtkalte *Kompressen mit Berberitzen- oder Augentrosttee* für 20 Minuten auf die geschlossenen Lider legen oder ein kaltes Augenbad durchführen. (MÖNCHSMEDIZIN)
Bei kaltem Temperament: Warme *Umschläge mit Augentrost.* Dazu 1 Esslöffel Augentrost auf 1/2 Liter Wasser geben, 10 Minuten kochen, Tuch eintauchen und noch im angenehm warmen Zustand auf die Augen legen. (MÖNCHSMEDIZIN)

Mit fränkischem *Bocksbeutelwein* die Lider befeuchten, ohne den Augapfel zu benetzen. (HILDEGARD-MEDIZIN)

- *Aconitum* D30 3 x 5 Kügelchen: Bei Rötung mit Brennen.
- *Belladonna* D30 3 x 5 Kügelchen: Bei Rötung mit Sandgefühl. (VOLKSMEDIZIN/KRÄUTERHEXENMEDIZIN)

Blähungen

Tee: Je 1 Teil Blutwurzwurzel und Wiesenknöterich, 2 Teile Hirtentäschel mischen, 1 Teelöffel in 1 Tasse kaltem Wasser einige Stunden ansetzen, aufkochen, abseihen, täglich mehrmals 1 Tasse trinken. (MÖNCHSMEDIZIN)

Reichlich *Rehfleisch* und *Schafleber* essen. (HILDEGARD-MEDIZIN)

- *Lycopodium* D12 3 x 5 Kügelchen täglich. (VOLKSMEDIZIN/KRÄUTERHEXENMEDIZIN)

Blasenentzündung

Tee: Zu gleichen Teilen Bärentraube, Brennnessel, Goldrute, Hauhechel und Löwenzahn mischen, 1 Teelöffel davon mit kaltem Wasser übergießen, aufkochen und 5 Minuten ziehen lassen, abseihen, täglich 3 Tassen trinken. (MÖNCHSMEDIZIN)

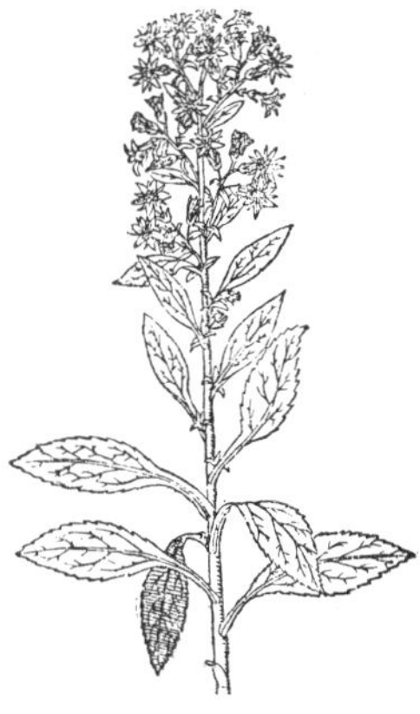

Goldrute

Brunnenkressesaft oder *Meerrettichwurzelsaft.* (MÖNCHSMEDIZIN)

Kürbissamen als Beimischung im Müsli. (MÖNCHSMEDIZIN)

Wenn man dabei das Wasser nicht halten kann: 1 Handvoll Salbei in 1 Liter Wasser kochen, durch ein Tuch durchseihen, das Wasser warm trinken. (HILDEGARD-MEDIZIN)

- *Aconitum* D30 3 x 5 Kügelchen: Bei Blasenentzündung im Rahmen einer Erkältung. (VOLKSMEDIZIN/KRÄUTERHEXENMEDIZIN)

Blinddarmreizung

Lokal kühle *Umschläge* machen. (MÖNCHSMEDIZIN)

Salbe: 2 Teile Rosenblätter, 1 Teil Salbei, dazu ausgelassenes frisches Schweineschmalz geben. Mit Wasser zu einer Salbe verkochen. Über der schmerzenden Stelle einreiben. (HILDEGARD-MEDIZIN)

- *Belladonna* D6 4 x 5 Tropfen: Bei klopfenden Schmerzen.
- *Bryonia* D3 alle 10 Minuten 5 Tropfen: Bei stechenden Schmerzen (VOLKSMEDIZIN/KRÄUTERHEXENMEDIZIN)

Blutarmut

Nahrung: Dunkelgrüne Blattgemüse, Linsen, Himbeeren und Brombeeren, Kohlgemüse, Weizen und Roggen essen. (MÖNCHSMEDIZIN)

Saft: Brennnesseln, Sanddorn und Zwiebeln im Entsafter frisch auspressen, jeden Tag 3 x 1 Teelöffel Saft einnehmen. (MÖNCHSMEDIZIN)

Tee: Zu gleichen Teilen Bockshornklee, Ehrenpreis, Salbei und Sauerampferwurzel, 1 Esslöffel davon mit 1 Tasse kochendem Wasser übergießen, 10 Minuten ziehen lassen, 1 Tasse davon täglich trinken. (MÖNCHSMEDIZIN)

Reichlich trockenen *Salbei* als Pulver auf das Brot streuen und essen. (HILDEGARD-MEDIZIN)

- *Ferrum phosphoricum* D12 5 x 5 Kügelchen täglich. (VOLKSMEDIZIN/KRÄUTERHEXENMEDIZIN)

Blutdruck, hoher

Tee: Zu gleichen Teilen Johanniskraut, Schafgarbenkraut, Weißdornblüten, Hirtentäschelkraut und Tausendgüldenkraut mischen, davon 1 Teelöffel mit kochendem Wasser übergießen, 10 Minuten ziehen lassen, abseihen, über den Tag verteilt 3 Tassen trinken. (MÖNCHSMEDIZIN)

Blutdruckelixier: 20 g Majoran, 30 g Mistelblätter, 20 g Thymian, 20 g Weißdornblüten, 10 g Weidenrinde in 1 Liter Weißwein und 200 ml 70%igem Alkohol 10 Tage lang ansetzen, abfiltern, täglich 3 Likörgläschen trinken. (MÖNCHSMEDIZIN)

Muskatnusssuppe (Zutaten und Zubereitung s. S. 193)

- *Aconitum* D30 5 Kügelchen: Bei Hochdruckkrisen als Ausdruck von Ärger, Aufregung, Schreck.
- *Arnica* D6 3 x 1 Tablette: Bei Hochdruck wegen Ärgers bei älteren Menschen mit Arterienverkalkung. (VOLKSMEDIZIN/ KRÄUTERHEXENMEDIZIN)

Blutdruck, niedriger

Rosmarin und *Kalmus* als ätherische Öle zum Riechen mitführen. (MÖNCHSMEDIZIN)

Tee: Zu gleichen Teilen Rosmarin, Melisse, Herzgespann und Weißdorn mischen, 2 Teelöffel davon mit 1 Tasse kochendem Wasser überbrühen, 10 Minuten ziehen lassen, abseihen und 3 x täglich trinken. (MÖNCHSMEDIZIN)

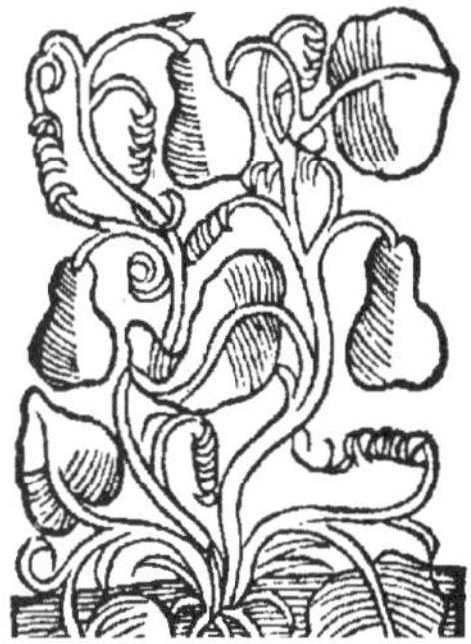
Lattich

Gemischtes *Lattichpulver:* Pulvis Aloe verae 10 g, Pulvis Myrrhae 10 g, Pulvis Cam-

phorae officinalis 7 g, Herba Prenauthis purpurea L. 10 g ad, Farina Speltae 100 g.
Dieses Rezept in der Apotheke anmischen lassen, davon täglich 2 Messerspitzen in 1 Tasse warmen Fencheltee geben, mit Honig und Rosenlakritzsaft süßen, 2 x täglich vor dem Essen einnehmen. (HILDEGARD-MEDIZIN)

- *Ferrum phosphoricum* D3 3 x 5 Kügelchen täglich. (VOLKSMEDIZIN/KRÄUTERHEXENMEDIZIN)

Bronchitis

Tee: 1/2 Liter Wasser mit 1/2 Zitrone und 1 Esslöffel braunem Kandiszucker aufkochen, 1/2 Esslöffel Spitzwegerich und Thymian hinzufügen, 1/2 Minute ziehen lassen, abseihen, 5 Tassen täglich möglichst heiß trinken. (MÖNCHSMEDIZIN)

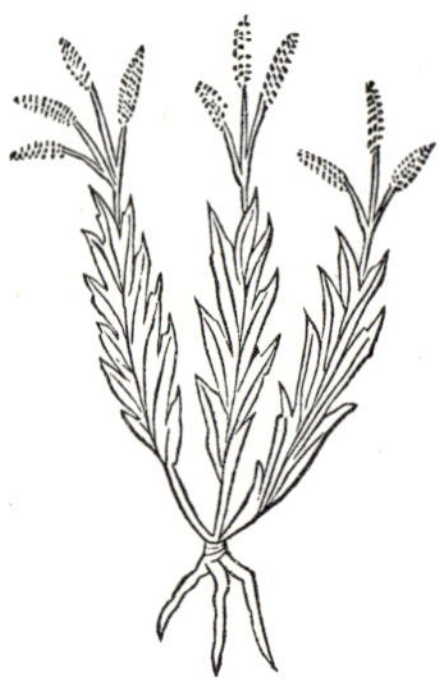

Huflattich

Huflattichsaft: Bei chronischer Raucherbronchitis Frühjahrskur mit 3 Teelöffeln frisch ausgepresstem Saft der Huflattichblätter in heißer Milch morgens. (MÖNCHSMEDIZIN)

Hirschzungenpulver lecken – s. S. 193 (HILDEGARD-MEDIZIN)

- *Aconitum* D30 stündlich 5 Kügelchen: Bei Erkältung, trockenem Fieber und ängstlicher Erregung.
- *Belladonna* D30 stündlich 5 Kügelchen: Bei Erkältung, Benommenheit, Schwitzen. (VOLKSMEDIZIN/KRÄUTERHEXENMEDIZIN)

Brustschmerzen

Pfefferminzöl oder *Weißkohl* als Umschlag auf die Brust, *Keuschlamm* als Fertigpräparat. (MÖNCHSMEDIZIN)
Eisenkraut zerstoßen, in Wasser kochen, abseihen, die Eisenkrautblätter in einem Mullsäckchen auf die Brust legen. (HILDEGARD-MEDIZIN)

- *Bryonia* D3 3 x 5 Tropfen: Bei Milchstau.
- *Conium* D4 3 x 5 Tropfen über 4 Wochen: Nach einem Stoß gegen die Brust mit Verhärtung des Gewebes. (VOLKSMEDIZIN/KRÄUTERHEXENMEDIZIN)

Darmstörungen

1 Esslöffel *Kalmuswurzel* in 1/4 Wasser 12 Stunden einweichen, davon schluckweise 1 Tasse am Tag trinken. (MÖNCHSMEDIZIN)

Brunnenkresse in einer Schüssel dünsten und regelmäßig essen. (HILDEGARD-MEDIZIN)

Frische, klein geschnittene *Käsepappelblätter* über Gerstensuppe streuen. (VOLKSMEDIZIN/KRÄUTERHEXENMEDIZIN)

Depressionen

Baldrian, *Johanniskraut* und *Melissenblätter* als Tees oder Kapseln aus der Apotheke. (MÖNCHSMEDIZIN)

Tee: 4 Teile Johanniskraut, 3 Teile Angelika und Rosmarin, 1 Teil Beifuß, Quendel und Salbei mischen. 1 Teelöffel davon mit 1 Tasse kochendem Wasser aufbrühen, abseihen, täglich 3 Tassen trinken. (MÖNCHSMEDIZIN)

1 Esslöffel *Flohsamen* in $^{1}/_{2}$ Liter Landwein 5 Minuten köcheln lassen, warm trinken. (HILDEGARD-MEDIZIN)

- *Arnica* D6 3 x 5 Tropfen: Bei allgemeinem Misstrauen und Apathie, nach einer Verletzung. (VOLKSMEDIZIN/KRÄUTERHEXEN-MEDIZIN)

Durchblutungsstörungen

Dachsfell über die Füße legen oder Dachsfellschuhe anziehen. (HILDEGARD-MEDIZIN)

Tee: Je 1 Teelöffel Arnika, Zinnkraut und Weißdorn mit 1 Tasse kochendem Wasser aufbrühen, 10 Minuten ziehen lassen, abseihen, 3 Tassen täglich trinken. (VOLKSMEDIZIN/KRÄUTERHEXENMEDIZIN)

Durchfall

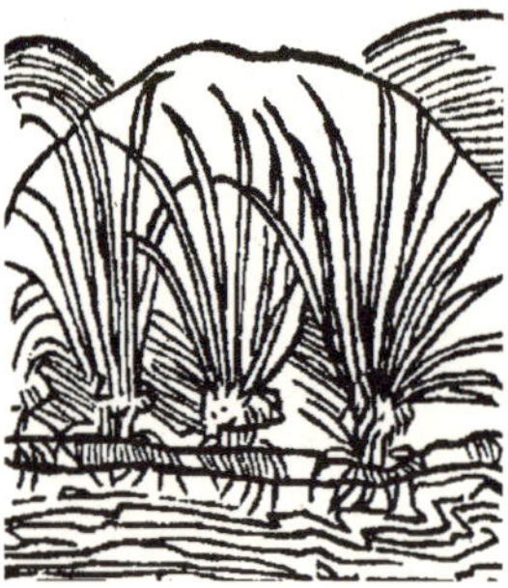
Kalmus

Tee: 1 Teelöffel Kalmuswurzel in 1 Tasse kaltem Wasser 12 Stunden einweichen, erwärmen und abseihen, über den Tag verteilt 1 Tasse trinken. (MÖNCHSMEDIZIN)

Heilkekse: 2 Eidotter mit 100 g Weizenmehl vermengen, kleine Kuchen daraus formen, bei niedrigster Hitze im Backofen trocknen lassen, abkühlen lassen. (HILDEGARD-MEDIZIN)

Tee: Je 1 Teil Blutwurzwurzel und Wiesenknöterich, 2 Teile Hirtentäschel und Eichenrinde mischen, 1 Teelöffel in 1 Tasse kaltem Wasser einige Stunden ansetzen, aufkochen, abseihen, täglich mehrmals 1 Tasse trinken. (VOLKSMEDIZIN/KRÄUTER-HEXENMEDIZIN)

Eierstockbeschwerden

Umschlag: Judenkirsche (*Physalis alkekengi* L.) zu gleichen Teilen mit Weizenkleie vermischen, in einem Topf erwärmen, auf ein Tuch geben und warm um Bauch und Nabel wickeln. (HILDEGARD-MEDIZIN)

- *Belladonna* D6 3 x 5 Kügelchen: Bei akutem Beginn, mit Klopfen und Krämpfen.
- *Thuja* D4 3 x 5 Tropfen: Bei chronischer Entzündung. (VOLKSMEDIZIN/KRÄUTERHEXENMEDIZIN)

Eifersucht

- *Hyoscyamus* D30 5 Kügelchen: Bei bösartigen Eifersuchtsausbrüchen mit angriffslustigem Verhalten.
- *Stramonium* D30 5 Kügelchen: Wenn man dabei jemanden umbringen möchte. (VOLKSMEDIZIN/KRÄUTERHEXENMEDIZIN)

Ekzeme

1 Teelöffel *Kamillenöl* mit 100 ml *Olivenöl* mischen. Mehrmals täglich dünn auftragen. (MÖNCHSMEDIZIN)

1 Esslöffel *Stiefmütterchenkraut* mit 1 Tasse heißem Wasser übergießen, 10 Minuten ziehen lassen, abseihen. Täglich 3 Tassen trinken. (MÖNCHSMEDIZIN)

Schöllkrautsaft und *Schweineschmalz* vermischen, in einer Pfanne zum Schmelzen bringen, sich damit einreiben. (HILDEGARD-MEDIZIN)

- *Belladonna* D6 3 x 5 Kügelchen: Bei akutem Auftreten mit Rötung, Schwellung und Hitze.
- *Lycopodium* D12 2 x 5 Kügelchen: Bei welkem, juckendem, alt aussehendem chronischen Ekzem.
- *Arnica* D4: Bei rotem, heißem, geschwollenem, chronisch nässendem Ekzem.
- *Thuja* D4 3 x 5 Tropfen: Bei fettigem, glänzendem, übel riechendem Ekzem, vor allem des Brustausschnitts. (VOLKSMEDIZIN/KRÄUTERHEXENMEDIZIN)

Epilepsie

Reichlich *Straußenfleisch* essen. (HILDEGARD-MEDIZIN)

- *Arnica* D4 3 x 5 Tropfen: Bei Epilepsie als Folge eines Geburtstraumas mit Blutung.
- *Hyoscyamus* D4 3 x 5 Tropfen: Bei Epilepsie mit blauer Verfärbung, verzerrtem Gesicht und Aufschreien.
- *Belladonna* D30 3 x 5 Kügelchen: Bei Röte, hitziger Haut und Erregung.
- *Stramonium* D12 3 x 5 Tropfen: Bei Röte, Geschwätzigkeit, Wut und Erregung. (VOLKSMEDIZIN/KRÄUTERHEXENMEDIZIN)

Drohende Fehlgeburt

Suppe: Zur Vorbeugung 1 Handvoll frische Blattspitzen der Hainbuche in 1/2 Liter Milch aufkochen, abseihen. 1 Eidotter einrühren, mit Mehlschwitze zur Suppe binden, 1 Teller zum Abend essen. (HILDEGARD-MEDIZIN)

- *Aconitum* D30 1 x 5 Kügelchen: Bei Schreck mit Angst vor einer Fehlgeburt. (VOLKSMEDIZIN/KRÄUTERHEXENMEDIZIN)

Fieber

Wollsocken in handwarmes Wasser tauchen, dem man 2 Esslöffel Essig zugefügt hat. Socken auswringen, dem Kranken anziehen, darüber ein Paar trockene *Wollsocken* ziehen. (MÖNCHSMEDIZIN)

Kichererbsen rösten und essen. (HILDEGARD-MEDIZIN)

- *Aconitum* D30 3 x 5 Kügelchen: Bei hitziger Röte, Trockenheit und ängstlicher Erregung.
- *Belladonna* D30 3 x 5 Kügelchen: Bei hitziger Röte und Benommenheit und Schwitzen. (VOLKSMEDIZIN/KRÄUTERHEXENMEDIZIN)

Fußschweiß

1 Teil *Zinnkraut* auf 5 Teile Branntwein in eine dunkle Flasche gießen, gut verschließen, täglich schütteln, 2 Wochen stehen lassen in der Wärme. Füße waschen, gut abtrocknen und mit Essenz einstreichen. (VOLKSMEDIZIN/KRÄUTERHEXENMEDIZIN)

2 Esslöffel klein geschnittene *Walnussblätter* mit heißem Wasser abbrühen, ziehen lassen, abseihen, ins Badewasser gießen, 20 Minuten baden. (VOLKSMEDIZIN/KRÄUTERHEXENMEDIZIN)

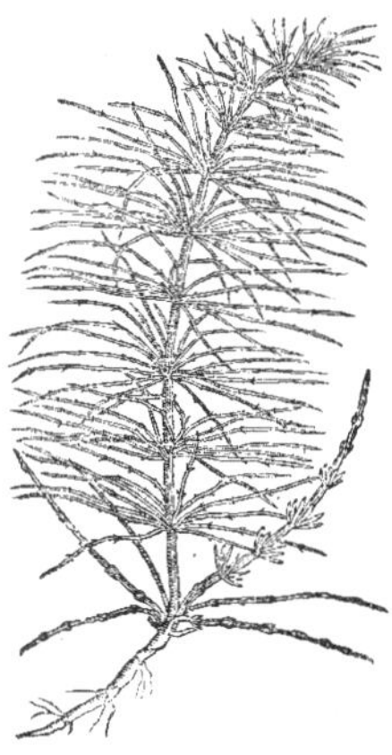

Zinnkraut

Gallenbeschwerden

Rettichwurzelsaft: 1 Glas frisch gepressten Saft vor den Mahlzeiten. (MÖNCHSMEDIZIN)

Artischocke als Fertigpräparat aus der Apotheke, 1 Messbecher voll vor den Mahlzeiten trinken. (MÖNCHSMEDIZIN)

Tee: Zu gleichen Teilen Pfefferminze, Löwenzahn, Mariendistel, Wermut und Wegwarte mischen, 2 Teelöffel mit 1/4 Liter kochendem Wasser aufbrühen, 10 Minuten ziehen lassen, abseihen, vor und während der Mahlzeiten 1 Tasse trinken. (MÖNCHSMEDIZIN)

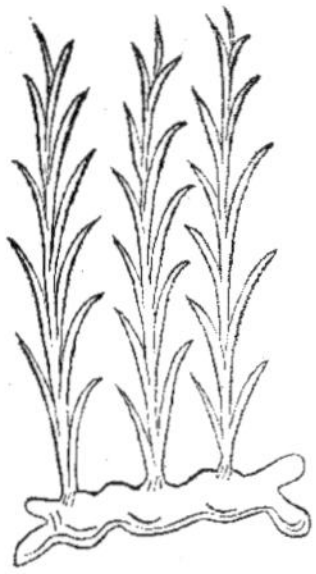

Ingwer

Zitwer-Ingwer-Ausleitungskekse
Folgendes Rezept in die Apotheke bringen: Rhiz. Zingiberis 12 g, Rad. Liquiritiae 6 g, Rhiz. Zedoariae 4 g, Sacchari albi 22 g, Farina Tritici aestivi albissima 5 g, Excide, rotulos; exsicca sole.
Täglich 1 Keks nüchtern vor dem Aufstehen essen. (Die Kekse senken auch den Cholesterinspiegel). (HILDEGARD-MEDIZIN)

- *Lycopodium* D4 3 x 5 Tropfen: Bei chronischer Gallenblasen- und Leberentzündung. (VOLKSMEDIZIN/KRÄUTERHEXENMEDIZIN)

Gelbsucht

- *Aconitum* D30 3 x 5 Kügelchen: Bei Gelbsucht als Folge von Aufregung, Ärger, Schreck oder Erkältung.
- *Bryonia* D3 3 x 5 Tropfen: Bei Gelbsucht als Folge von Aufregung, Streit mit Zorn.

- *Lycopodium* D4 3 x 1 Tablette: Bei chronischer Leberentzündung. (VOLKSMEDIZIN/KRÄUTERHEXENMEDIZIN)

Gelenksentzündung

Mit *Johanniskrautöl* einreiben. (MÖNCHSMEDIZIN)

Tee: Je 3 Teile Brennnessel und Löwenzahn, je 2 Teile Eisenkraut und Veilchen, je 1 Teil Mädesüß und Schlüsselblume mischen, 1 Esslöffel mit 1/2 Liter Wasser aufkochen und 5 Minuten ziehen lassen, abseihen, 3 Tassen täglich trinken. (MÖNCHSMEDIZIN)

Reichlich *Stabwurzkraut* und altes Schweinefett und etwas Olivenöl vermengen, in einer Pfanne dünsten lassen, dann warm auf das entzündete Gelenk geben und mit Verband festbinden. (HILDEGARD-MEDIZIN)

- *Aconitum* D30 3 x 5 Kügelchen: Bei Auslösung durch Ärger, Erkältung, Zugluft.
- *Bryonia* D3 3 x 5 Tropfen: Bei Ziehen und Reißen bei jeder Bewegung. (VOLKSMEDIZIN/KRÄUTERHEXENMEDIZIN)

Gesichtsallergie

Tee: Berberitzenwurzelrinde, Ehrenpreis, Klettenwurzel, Labkraut, Ringelblume, Stiefmütterchen zu gleichen Teilen mischen, 1 Esslöffel mit 1/2 Liter Wasser aufkochen, 10 Minuten ziehen lassen, täglich 3 Tassen trinken. (MÖNCHSMEDIZIN)

Irisblättersaft in frisches Quellwasser gießen, damit mehrmals täglich lauwarm das Gesicht waschen. (HILDEGARD-MEDIZIN)

2 Esslöffel *Käsepappelblätter* klein geschnitten über 12 Stunden in 1 Liter Wasser einweichen, erwärmen, abseihen. Mit lauwarmem Absud mehrmals das Gesicht waschen. (VOLKSMEDIZIN/KRÄUTERHEXENMEDIZIN)

Gicht

Tee: 1 Teelöffel Hagebutten mit 1 Tasse kochendem Wasser übergießen, 10 Minuten ziehen lassen, abseihen, 5 x täglich eine Tasse trinken. (MÖNCHSMEDIZIN)

Ehrenpreisessenz: 2 Handvoll blühendes, klein geschnittenes Ehrenpreis mit 1 Liter 40%igem Schnaps übergießen, 2 Wochen in einem warmen Raum ziehen lassen, abseihen, täglich mit der Essenz mehrmals einreiben und 3 x täglich 15 Tropfen mit Wasser einnehmen. (MÖNCHSMEDIZIN)

Gewürzmischung: 60 g Selleriesamen, 20 g Weinraute, 15 g Muskatnuss, 10 g Gewürznelken, 5 g Steinbrech in einem Mörser pulverisieren, miteinander mischen. Bei jeder Mahlzeit aufs Brot streuen und essen. (HILDEGARD-MEDIZIN)

- *Arnica* D30 3 x 5 Kügelchen: Bei Rötung und Schwellung, gebessert durch Wärme.
- *Belladonna* D30 3 x 5 Kügelchen: Bei Rötung und Schwellung, gebessert durch Kälte. (VOLKSMEDIZIN/KRÄUTERHEXENMEDIZIN)

Gliederschmerzen

Brennnesselkur im Frühjahr und im Herbst. Morgens und abends mit Fruchtsaft 2 Esslöffel Brennnesselsaft einnehmen. (MÖNCHSMEDIZIN)

Mariendistelmischung: 2 g Mariendistelkraut mit 1,5 g Salbeiblätter zerquetschen, mit 1 Glas Wasser übergießen, umrühren, abseihen, über den Tag verteilt schluckweise trinken. (HILDEGARD-MEDIZIN)

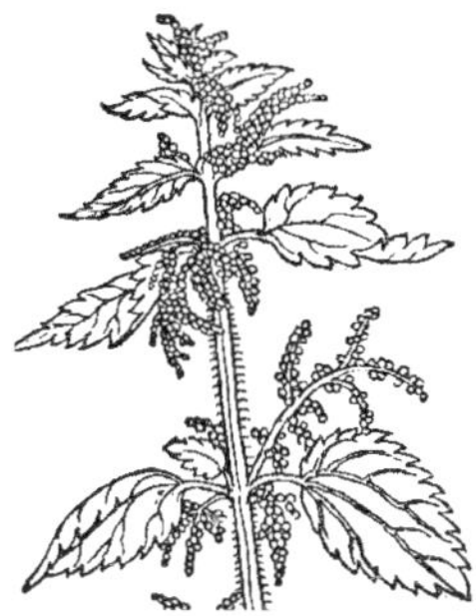

Brennnessel

Frische *Rosskastanien* schälen, weiße Kerne im Mixer zermahlen, in Tuch wickeln, auf schmerzende Stelle legen. (VOLKSMEDIZIN/KRÄUTERHEXENMEDIZIN)

Arnikablütenumschläge: 2 Esslöffel Arnikablüten mit 1 Tasse kochendem Wasser übergießen, 10 Minuten ziehen lassen, abseihen. Damit Leintuch befeuchten und noch warm auf schmerzende Stellen legen. (VOLKSMEDIZIN/KRÄUTERHEXENMEDIZIN)

- *Arnica* D30 abends 5 Kügelchen: Nach Prellung mit Kreuzweh und Gliederschmerzen, alles ist zu hart. (VOLKSMEDIZIN/KRÄUTERHEXENMEDIZIN)

Grippaler Infekt

Tee im Anfangsstadium: 1 Esslöffel Schafgarbe und 1 Esslöffel Fenchel in 1/4 Liter kaltem Wasser ansetzen, 15 Minuten kochen lassen, abseihen, täglich 3 Tassen trinken. (MÖNCHSMEDIZIN)

Tee für die Spätphase: Je 3 Teile Berberitze, Fieberklee und Holunder, je 2 Teile Angelika, Meisterwurz und Thymian, je 1 Teil Fenchel, Lavendel und Salbei mischen, 1 Teelöffel davon mit 1 Tasse kochendem Wasser überbrühen, 5 Minuten ziehen lassen, abseihen, 3 Tassen täglich trinken. (MÖNCHSMEDIZIN)

Geranienpulver: 3 Teile Kranichschnabel, 2 Teile Bertram, 1 Teil Muskatnuss zu einem Pulver verreiben und vermischen. Man kann damit bei Schnupfen das Pulver vor die Nase halten und einatmen, es auf das Brot streuen und mehrmals täglich essen oder aus der Hand schlecken. (HILDEGARD-MEDIZIN)

- *Aconitum* D30 3 x 5 Kügelchen: Bei Infekt als Folge von Unterkühlung und Zugluft.
- *Belladonna* D30 3 x 5 Kügelchen: Bei Infekt mit Hitzegefühl und Schwitzen nach Unterkühlung.
- *Bryonia* D4 4 x 5 Tropfen: Bei stechenden Beschwerden im Bereich von Magen und Gelenken. (VOLKSMEDIZIN/KRÄUTERHEXENMEDIZIN)

Haarausfall

Blätter und Rinde des *Pflaumenbaums* veraschen, 1:3 mit Wasser verdünnen und 1 Woche lang damit täglich die Haare waschen, nicht nachspülen, sondern einfönen. In der 2. Woche im Mischverhältnis 1:2, in der 3. Woche 1:1, in der 5. bis 8. Woche einmal wöchentlich mit möglichst wenig Wasser Haare waschen. (HILDEGARD-MEDIZIN)

1 Esslöffel *Walnussblätter* klein schneiden, mit 1 Tasse heißem Wasser aufbrühen, 1 Minute ziehen lassen, abkühlen lassen, abseihen, Kopfhaut damit einreiben. (VOLKSMEDIZIN/KRÄUTERHEXENMEDIZIN)

Halsschmerzen

Tee zum Gurgeln: Zu gleichen Teilen Salbei, Kamille, Thymian, Zinnkraut mischen, 3 Teelöffel davon mit 3 Tassen kaltem Wasser übergießen, aufkochen, 5 Minuten ziehen lassen, abseihen, mehrmals täglich damit gurgeln. (MÖNCHSMEDIZIN)

Tee zum Trinken: Zu gleichen Teilen Ringelblume, Holunderblüten, Schlüsselblumenblüten, Salbei und Bockshornklee mischen, 1 Esslöffel davon mit 1 Tasse kochendem Wasser überbrühen, 5 Minuten ziehen lassen, abseihen, täglich 3 Tassen trinken. (MÖNCHSMEDIZIN)

Tinktur zum Gurgeln: Je 3 Teelöffel Salbei und Thymian mit 100 ml 70%igem Alkohol ansetzen, 2 Wochen ziehen lassen, abseihen, 20 Tropfen davon in 1/2 Glas Wasser geben, den Mund mehrmals damit ausspülen und gurgeln. (MÖNCHSMEDIZIN)

2 Esslöffel *Andornkraut* schneiden, in 1/4 Liter Wasser aufkochen lassen, abseihen, 1/4 Liter weißen Landwein und etwas Butter und Sahne hinzufügen, nochmals aufkochen lassen. In eine Flasche abfüllen, 3 x täglich 1 Likörglas warm trinken. (HILDEGARD-MEDIZIN)

1 Esslöffel *Walnussblätter* klein schneiden, mit 1 Tasse heißem Wasser aufbrühen, 1 Minute ziehen lassen, abkühlen lassen, abseihen, morgens und abends damit gurgeln. (VOLKSMEDIZIN/KRÄUTERHEXENMEDIZIN)

- *Belladonna* D30 3 x 5 Kügelchen: Bei Angina, wenn sie mit Rötung und Klopfen einhergeht. (VOLKSMEDIZIN/KRÄUTERHEXENMEDIZIN)

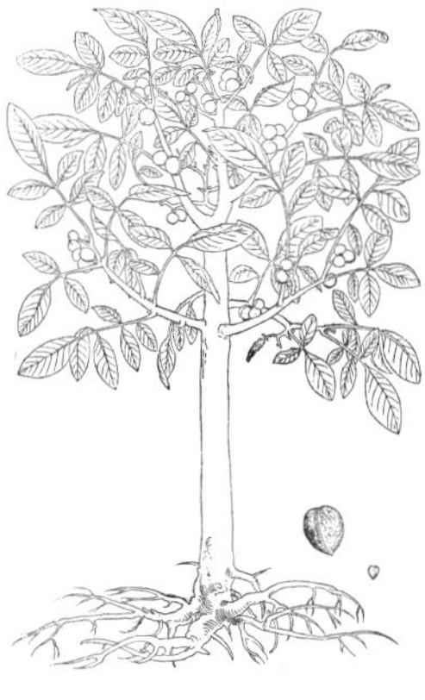

Walnuss

Hämorrhoiden

Sitzbäder mit Kamillenblüten- oder Schafgarbenaufgüssen. Mäusedorn oder Zauberstrauch als Fertigprodukte aus der Apotheke. (MÖNCHSMEDIZIN)

Dinkelmehl statt Weizenmehl verwenden. (HILDEGARD-MEDIZIN)

Eichenrindensitzbäder. (VOLKSMEDIZIN/KRÄUTERHEXENMEDIZIN)

Harnwegsinfekt

Frische *Brunnenkresse* pressen, vom Saft 1 Teelöffel nach dem Essen nehmen. Bis 1 Woche lang behandeln. (MÖNCHSMEDIZIN)

Etwas Essig und *Salbeiblätter* mit warmem Wein vermischen, zuckern, davon häufig schluckweise trinken. (HILDEGARD-MEDIZIN)

1 Esslöffel *Birkenblätter* mit 1 Tasse kochendem Wasser übergießen, 10 Minuten ziehen lasen, abseihen. Bis 6 Tassen täglich trinken. Zu jeder Tasse Tee 1 Glas Wasser nachtrinken. (VOLKSMEDIZIN/KRÄUTERHEXENMEDIZIN).

- *Aconitum* D30 3 x 5 Kügelchen: Bei Harnwegsinfekt als Folge einer Erkältung, mit trockener Hitze im gesamten Körper.
- *Belladonna* D30 3 x 5 Kügelchen: Bei Harnwegsinfekt als Folge von Erkältung, bei dampfender Hitze im gesamten Körper. (VOLKSMEDIZIN/KRÄUTERHEXENMEDIZIN)

Hautflecken (Altersflecken, Feuermale, Gesichtsflecken, Leberflecke, Muttermal)

Buchweizenkrautsalbe: 1 Esslöffel Buchweizenkraut mit 2 Tassen Wasser übergießen, 3 Minuten kochen lassen, 10 Minuten ziehen lassen, abseihen. 50 g Eucerin im Wasserbad erwärmen, mit Tee vermengen. Damit 2 x täglich Flecken betupfen. Die Salbe ist 4 Wochen haltbar. (MÖNCHSMEDIZIN)

Hainbuchenspäne am Feuer erwärmen und warm auf die Flecken drücken. (HILDEGARD-MEDIZIN)

Zedernblätter klein schneiden, mit 40%igem Alkohol übergießen, bis sie bedeckt sind, 2 Wochen in warmem Raum stehen lassen, mehrmals täglich Flecken damit abtupfen. (VOLKSMEDIZIN/KRÄUTERHEXENMEDIZIN)

Hautpilz

Thymianöl oder frische *Knoblauchscheiben* lokal aufbringen. (MÖNCHSMEDIZIN)

Ringelblumensalbe: 4 Handvoll frische Blätter, Stängel und Blüten klein schneiden, mit 1/2 kg Schweinefett, das in Pfanne erhitzt wurde, vermengen, abgedeckt 1 Tag stehen lassen, durch Leinentuch filtern und in kleine, verschraubbare Gefäße füllen. Täglich 2 x auf der befallenen Haut auftragen. (MÖNCHSMEDIZIN)

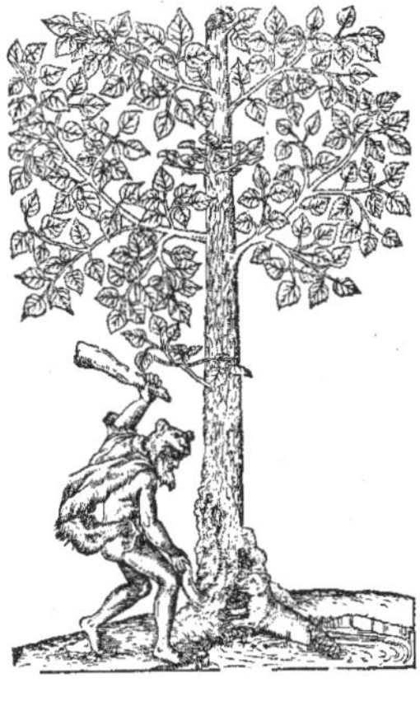

Pappel

Grüne *Pappelblätter* auf die betroffenen Stellen legen, mit Leintuch umwickeln. (HILDEGARD-MEDIZIN)

Heiserkeit

1 Esslöffel *Spitzwegerichblätter* in 1 Tasse kaltes Wasser geben, 2 Stunden ziehen lassen, abseihen. Mehrmals täglich damit lauwarm gurgeln. (MÖNCHSMEDIZIN)

1 Esslöffel *Königskerzenblüten* und 1 Esslöffel *Fenchelsamen* mit $^{1}/_{4}$ Liter Landwein übergießen, 5 Minuten köcheln lassen, abseihen. Tagsüber schluckweise warm trinken. (HILDEGARD-MEDIZIN)

- *Aconitum* D30 3 x 5 Kügelchen: Bei Erkältungskatarrh.
- *Arnica* D4 3 x 5 Tropfen: Nach Überanstrengung der Stimme.
- *Belladonna* D30 bei Bedarf 5 Kügelchen: Bei trockenem Hustenreiz und Heiserkeit. (VOLKSMEDIZIN/KRÄUTERHEXENMEDIZIN)

Herpes

Johanniskrautöl oder *Ringelblumensalbe* auf das Herpesgeschwür auftragen oder Knoblauchscheiben darauflegen. (MÖNCHSMEDIZIN)

Akelei zerstoßen, Saft durch Leintuch filtern, mit Wein vermischen, häufig trinken. (HILDEGARD-MEDIZIN)

Herzbeschwerden

Rosmarinöl morgens auf die Herzgegend massieren. *Tees* aus Baldrian, Weißdorn, Herzgespannkraut. (MÖNCHSMEDIZIN)

Herzkekse: 8 g Galgant, 8 g Bertram, 4 g weißer Pfeffer miteinander vermischen, mit 250 g Bohnenmehl vermischen,

5 g Bockshornklee mit Wasser zu kräftigem Tee aufkochen, mit Teig mischen, daraus Kekse formen. Im Backofen trocknen lassen. Morgens nüchtern und nachmittags je 1 Keks essen. (HILDEGARD-MEDIZIN)

- *Aconitum* D30 mehrmals 5 Kügelchen: Bei Infarktangst mit Herzklopfen.
- *Arnica* D30 mehrmals 5 Kügelchen: Bei Druck auf der Brust mit Beklemmung und Gesichtsröte. (VOLKSMEDIZIN/KRÄUTERHEXENMEDIZIN)

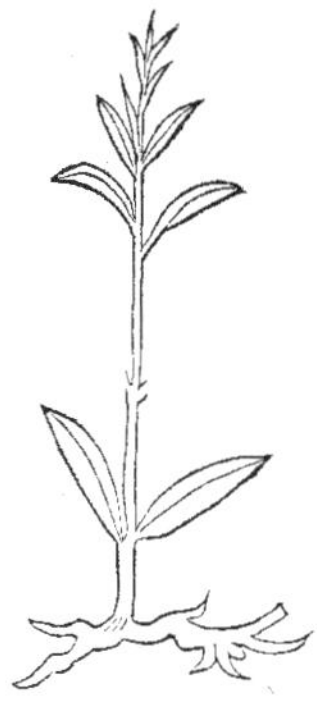

Galgant

Herzrhythmusstörungen

Tee: 3 Teile Herzgespann mit Melisse, 2 Teile Weißdorn und 1 Teil Johanniskraut kalt ansetzen, 10 Minuten ziehen lassen, abseihen, täglich 3 Tassen trinken. (MÖNCHSMEDIZIN)

Reichlich *Galgantpulver* essen. (HILDEGARD-MEDIZIN)

Herzschwäche

Tee: Meerzwiebel, Baldrian und Melisse zu gleichen Teilen, 1 Teelöffel davon mit 1 Tasse kochendem Wasser übergießen, 10 Minuten ziehen lassen, abseihen, schluckweise über den Tag verteilt 2 Tassen trinken. (MÖNCHSMEDIZIN)

*Königskerzen*blätter oder -blütenknospen als Würze beim Kochen von Fleisch- oder Fischgerichten verwenden. (HILDEGARD-MEDIZIN)

Tee: 2 Teelöffel Weißdornblüten oder Birkenblätter oder Brennnessel mit heißem Wasser übergießen, 10 Minuten ziehen lassen, 3 Tassen täglich trinken. (VOLKSMEDIZIN/KRÄUTERHEXENMEDIZIN)

- *Aconitum* D30 3 x 5 Kügelchen: Bei Angst, Ärger, Aufregung und Herzklopfen.
- *Arnica* D6 3 x 5 Tropfen: Bei Überanstrengung und bekanntem Fettherz. (VOLKSMEDIZIN/KRÄUTERHEXENMEDIZIN)

Heuschnupfen

Tee: Zu gleichen Teilen Ringelblume, Veilchen und Wermut mischen, 1 Teelöffel davon mit 1 Tasse kochendem Wasser überbrühen, 5 Minuten ziehen lassen, abseihen, täglich 3 Tassen trinken. (MÖNCHSMEDIZIN)

Kräuterpulveraufguss: Zu gleichen Teilen Anis und Tausengüldenkraut im Mörser zu feinem Pulver zerstoßen, morgens 1 Teelöffel in 1/2 Glas Zuckerwasser nüchtern zu sich nehmen. (MÖNCHSMEDIZIN)

Eibenholzrauch einatmen. (HILDEGARD-MEDIZIN)

2 Teelöffel *Fenchelkraut* und *Dillkraut* auf 1 Blumentopfscherbe auf der Herdplatte verräuchern, Rauch durch Mund und Nase einatmen. (HILDEGARD-MEDIZIN)

4 Tassen *Brennnesseltee* täglich trinken. (VOLKSMEDIZIN/KRÄUTERHEXENMEDIZIN)

Hexenschuss

Tee: 3 Teile Brennnessel und Löwenzahn, 2 Teile Eisenkraut und Veilchen, 1 Teil Mädesüß und Schlüsselblume mischen, 1 Teelöffel davon mit 1 Tasse kaltem Wasser übergießen, aufkochen, 5 Minuten ziehen lassen, abseihen, 3 Tassen täglich trinken. (MÖNCHSMEDIZIN)

Schmerzende Stelle mehrmals täglich mit *Johanniskrautöl* einreiben. (MÖNCHSMEDIZIN)

Petersilien-Weinraute-Fettpackung: 1 Teil Petersilie, 4 Teile Weinraute in einer Pfanne mit Olivenöl erhitzen, noch heiß über den Schmerzpunkt legen, festbinden. (HILDEGARD-MEDIZIN)

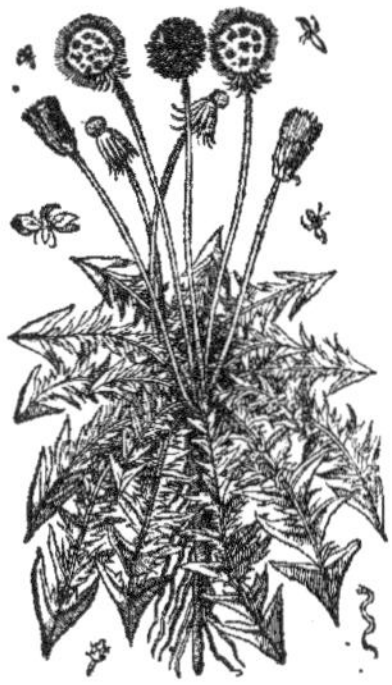

Löwenzahn

- *Arnica* D30 5 Kügelchen mehrmals hintereinander: Bei Hexenschuss nach Überanstrengung oder Sport. (VOLKSMEDIZIN/KRÄUTERHEXENMEDIZIN)
- *Bryonia* D3 5 Tropfen alle 2 Stunden bei anfallsweisem Auftreten, nach dem man sich nicht rühren kann. (VOLKS-MEDIZIN/KRÄUTERHEXENMEDIZIN)

Husten

Tee: 1 Tasse Wasser mit 1 Scheibe Zitrone und 1 Teelöffel braunem Kandiszucker zum Kochen bringen, $^1/_2$ Teelöffel Spitzwegerich und Thymian hinzufügen, $^1/_2$ Minute ziehen lassen, abseihen, täglich 3 Tassen trinken. (MÖNCHSMEDIZIN)

Knoblauchhonig: 2 Knoblauchzehen durchpressen, mit 3 Esslöffeln Honig vermengen, täglich 3 x 1 Esslöffel einnehmen. (MÖNCHSMEDIZIN)

Thymianwein: 1 Liter trockener Weißwein, dazu 300 g Thymian geben, 3 Wochen ziehen lassen, abseihen, 3 x täglich 1 Likörglas trinken. (MÖNCHSMEDIZIN)

Bei Reizhusten: 1 Teelöffel Fenchel oder Thymian in 1 Tasse Wasser 10 Minuten schwach kochen, abseihen, bei Bedarf mit Honig süßen, täglich 5 Tassen trinken. (MÖNCHSMEDIZIN)

Alternativ: Zu gleichen Teilen Alantwurzel, Huflattich, Salbei und Spitzwegerich mischen, 1 Esslöffel davon in 1 Tasse Wasser 5 Minuten kochen, abseihen, täglich 3 Tassen trinken. (MÖNCHSMEDIZIN)

Bei Schleimhusten: Thymiankraut, Fenchelfrüchte, Süßholzwurzel, Andornkraut, Bibernellwurzel, Brunnenkressekraut, Quendelkraut in Tees als Mischung. Erkältungsbalsam mit Kampfer. Rettichwurzelsaft. (MÖNCHSMEDIZIN)

Bei Schleimhusten: Brombeerwein. 10 g Bertramwurzel, 10 g Brombeerblätter, 8 g Ysopkraut, 5 g Oregano mit 50 g Honig 10 Minuten in 1 Liter Landwein köcheln lassen, abseihen, in Flasche füllen. Davon nach jeder Mahlzeit 1 Likörglas trinken. (HILDEGARD-MEDIZIN)

Bei trockenem Husten: 20 Pflaumenkerne mit Nussknacker aufknacken, das Innere mit $^1/_4$ Liter Landwein übergießen. 2 Tage quellen lassen. Täglich einige Kerne essen. (HILDEGARD-MEDIZIN)

Pro 1 Tasse kaltem Wasser 1 Esslöffel geschnittene *Käsepappel*blätter, -blüten und -stängel 12 Stunden einweichen, leicht erwärmt 3 Tassen täglich trinken. (VOLKSMEDIZIN/KRÄUTERHEXENMEDIZIN)

Insektenstiche

Spitzwegerichsaft auf Stichstelle träufeln. *Lavendelöl* in alkoholischer Lösung in Sprühflasche abfüllen und sich damit zur Vorbeugung einsprühen. (MÖNCHSMEDIZIN)

Arnika-Gel aus der Apotheke auftragen. (VOLKSMEDIZIN/KRÄUTERHEXENMEDIZIN)

Juckreiz

Umschläge mit Malve oder Kamille oder Ackerstiefmütterchen oder Ackerschachtelhalm, je 1 Esslöffel davon mit 1/4 Liter kochendem Wasser überbrühen, 10 Minuten ziehen lassen, abseihen, Tuch mit dem Sud tränken und auf die Haut legen, mit einem Handtuch abdecken. (MÖNCHSMEDIZIN)

Tee: Stiefmütterchen, 2 Teelöffel davon mit 1 Tasse kochendem Wasser überbrühen, 10 Minuten ziehen lassen, abseihen, 3 Tassen täglich trinken. (MÖNCHSMEDIZIN)

Mohnsamenkörner kauen. (HILDEGARD-MEDIZIN)

Brennnesseltee 4 x täglich trinken. (VOLKSMEDIZIN/KRÄUTERHEXENMEDIZIN)

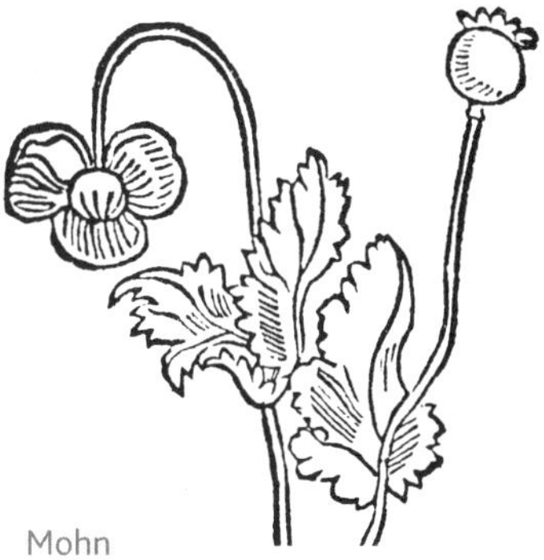

Mohn

Kopfschmerzen

Je 1 Esslöffel klein geschnittene *Weidenrinde* in 1/4 Liter Wasser geben, aufkochen, 20 Minuten ziehen lassen, abseihen, bis 8 x täglich trinken. (MÖNCHSMEDIZIN)

Pfefferminzöl auf Schmerzpunkte reiben oder als Tee trinken. *Lavendeltee* bei Überreizung und Depression. (MÖNCHSMEDIZIN)

Salbe: 50 g *Tannenrinde*, -nadeln und etwas Tannenholz zusammen fein hacken, 25 g *Salbeiblätter* zerkleinern, in 250 ml Wasser köcheln lassen, bis ein dicker Brei entstanden ist. Unter stetigem Rühren 75 g Butter hinzufügen. Durch ein Tuch abfiltern, in ein Töpfchen füllen. Im Kühlschrank aufbewahren. Mehrmals täglich zuerst die Herzgegend, dann die Stirn mit Salbe sanft massieren. (HILDEGARD-MEDIZIN)

- *Belladonna* D30 3 x 5 Kügelchen: Bei pulsierendem Schläfenkopfschmerz.
- *Bryonia* D4 3 x 5 Kügelchen: Bei berstendem Scheitelkopfschmerz.
- *Lycopodium* D4 3 x 5 Tropfen: Bei rechtsbetonten Kopfschmerzen im Rahmen einer Leberschwäche.
- *Arnica* D4 3 x 5 Tropfen: Nach Kopfverletzung. (VOLKSMEDIZIN/KRÄUTERHEXENMEDIZIN)

Krampfadern

Tee: Zu gleichen Teilen Brennnessel, Goldrute, Steinklee, Ackerschachtelhalm und Mariendistelsamen mischen, 1 Teelöffel davon mit 1/4 Liter kochendem Wasser überbrühen, 10 Minuten ziehen lassen, abseihen, 3 Tassen täglich trinken. (MÖNCHSMEDIZIN)

Mäusedorn und *Beinwell* in Fertigpräparaten. (MÖNCHSMEDIZIN)

Brennnesselsaftkur: Am 1. Tag Brennnesselsaft 1:5, am 2. Tag 1:3, am 3. Tag 1:1 mit Wasser verdünnt, ab dem 4. Tag pur in eine Spritzflasche geben und die Haut des betroffenen Beines damit einsprühen. Seilerhanf mit dem

Saft tränken und als Kompresse auf betroffene Stellen binden. (HILDEGARD-MEDIZIN)

Umschläge mit Arnikablüten, Kamillenblüten und Weißkohlblättern. (VOLKSMEDIZIN/KRÄUTERHEXENMEDIZIN)

Lungenentzündung

Diese schwerwiegende Erkrankung wird in der Regel am besten mit einem Antibiotikum behandelt. Im Frühstadium oder ergänzend kann man folgende Rezepte anwenden:

Lungenpulver: 1 Prise Galgant, 1 Prise Fenchel, 2 Prisen Muskatnuss, 2 Prisen Kamille zu einem feinen Pulver verreiben und täglich nüchtern auf eine Scheibe Brot streuen, gut kauen. (HILDEGARD-MEDIZIN)

- *Aconitum* D30 am Anfang 5 Kügelchen: Nach Zugluft und Kälte.
- *Bryonia* D4 3 x 5 Tropfen: Bei Reizhusten und Stechen beim tiefen Atmen.
- *Lycopodium* D4 3 x 5 Tropfen: Bei Heilungsverzögerung mit Hustenreiz. (VOLKSMEDIZIN/KRÄUTERHEXENMEDIZIN)

Magenvöllegefühl

Tee: Zu gleichen Teilen Kamille, Malve, Eibischwurzel, Süßholzwurzel und Fenchelsamen mischen, 2 Teelöffel davon in kaltem Wasser ansetzen, aufkochen, 10 Minuten ziehen lassen, abseihen, mehrere Tassen täglich trinken. (MÖNCHSMEDIZIN)

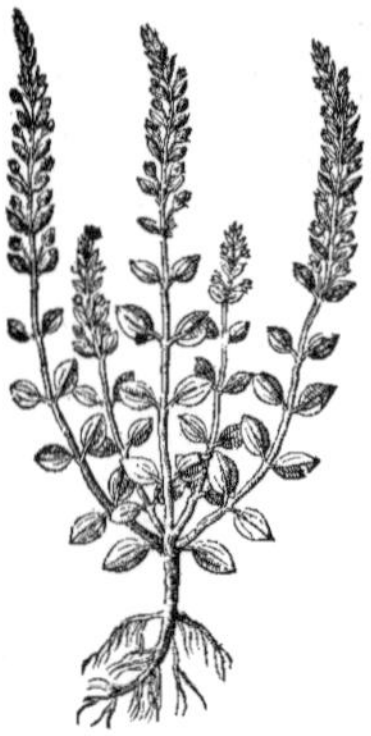

Ehrenpreis

Magenwein: 40 g Anis, 20 g Baldrian, 30 g Ehrenpreis und 50 g Süßholzwurzel in 1 Liter trockenem Weißwein 10 Tage ziehen lassen, abseihen, 1 Likörglas nach den Mahlzeiten trinken. (MÖNCHSMEDIZIN)

Leinsamen als Verdauungshilfe morgens im Müsli. (MÖNCHSMEDIZIN)

Rainfarnsuppe ohne Gemüse oder Kräuter essen. (HILDEGARD-MEDIZIN)

Aronstabwurzel in Wein in einem Edelstahltopf kochen, abkühlen lassen, mehrmals täglich trinken. (HILDEGARD-MEDIZIN)

25 *grüne Walnüsse* klein schneiden, mit 40%igem Branntwein abfüllen, 3 Wochen in gut verschlossener, dunkler Flasche in der Wärme stehen lassen. Davon täglich 1 Teelöffel einnehmen. (VOLKSMEDIZIN/KRÄUTERHEXENMEDIZIN)

Magenschleimhautentzündung

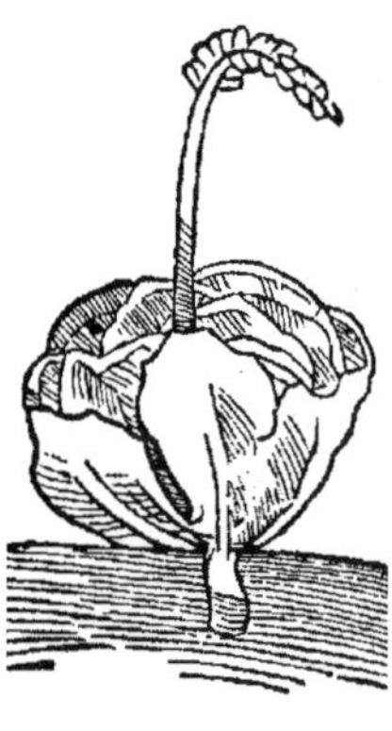

Aronstab

Tee: Zu gleichen Teilen Kamille, Leinsamen, Quendel, Kalmus und Thymian mischen, 2 Teelöffel davon mit $^1/_4$ Liter kaltem Wasser übergießen, aufkochen, abseihen, vor jedem Essen 1 Tasse trinken. (MÖNCHSMEDIZIN)

5 g *Aronstabwurzel* zerkleinern und 10 Minuten in 1 Liter Landwein köcheln lassen. Abkühlen lassen. Vor dem Trinken in Edelstahltopf erhitzen, 3 x täglich 1 Likörglas trinken. (HILDEGARD-MEDIZIN)

Schlehen-Kur: Schlehen mitsamt Kernen braten oder kochen und oft essen. (HILDEGARD-MEDIZIN)

- *Mandragora* D4 3 x 5 Tropfen: Bei Nüchternschmerz mit Aufstoßen. (VOLKSMEDIZIN/KRÄUTERHEXENMEDIZIN)

Mandelentzündung

Spitzwegerichblätter oder Salbeiblätter als *Tee. Warmer Wickel* mit Zwiebeln und Kartoffeln, die klein geschnitten und gekocht in ein Tuch gegeben und um den Hals gewickelt werden. (MÖNCHSMEDIZIN)

Andornbehandlung: 1 Esslöffel Andornkraut in 1/4 Liter Wasser 10 Minuten köcheln lassen, abseihen. Wasser mit 1/2 Liter Wein, etwas Butter vermengen. Täglich 3 Gläser davon trinken. (HILDEGARD-MEDIZIN)

1 Esslöffel *Käsepappel* 12 Stunden lang in 1 Liter Wasser einweichen, erwärmen, abseihen. Über den Tag verteilt schluckweise aus einer Thermoskanne warm trinken. (VOLKSMEDIZIN/KRÄUTERHEXENMEDIZIN)

Mattigkeit

Rosmarin- oder *Lavendelöl* abends ins Vollbad geben, danach kühl duschen. (MÖNCHSMEDIZIN)

Gemischtes Lattichpulver: Aloe und Myrrhe zu gleichen Teilen mit etwas weniger Kampfer und Waldlattich in einer Pfanne zerlaufen lassen, mit Dinkelmehl daraus Kekse backen, in der Sonne trocknen lassen. Dann zu Pulver zerreiben, mit Honig oder Rosenlakritzensaft 2 x täglich einnehmen. (HILDEGARD-MEDIZIN)

Tee: Je 1 Esslöffel Mistel 12 Stunden lang in je 1 Tasse kaltem Wasser einweichen. Danach aufkochen, abseihen, schluckweise bis zu 3 Tassen Tee am Tag trinken. (VOLKSMEDIZIN/KRÄUTERHEXENMEDIZIN)

Menstruationsbeschwerden

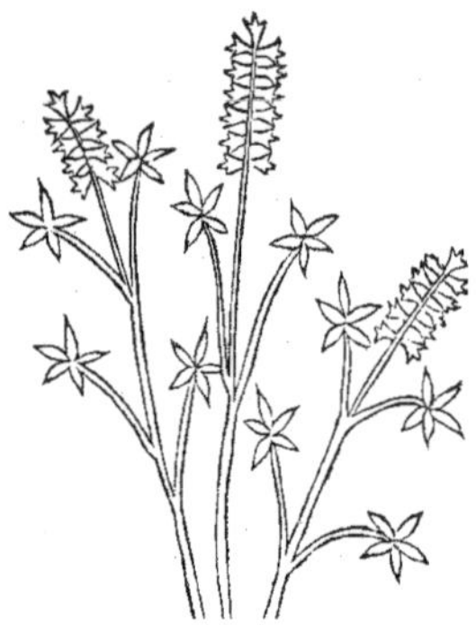

Keuschlamm

Bei Schmerzen: Tees mit Silberkerze, Gänsefingerkraut, Frauenmantelkraut. Borretsch- oder Nachtkerzenöl als Salatwürze. Keuschlamm oder Silberkerze als Fertigpräparat aus der Apotheke. (MÖNCHSMEDIZIN)

Bei Zyklusstörungen: Keuschlamm oder Silberkerze als Fertigpräparat aus der Apotheke. Tee mit Silberkerzenwurzel. (MÖNCHSMEDIZIN)

Bei schmerzhafter Blutung: Metrakrautsuppe. 5 Metrakrautblätter zerkleinern, mit wenig Butter und 1/4 Liter Wasser 2 Minuten lang aufkochen. 3 Esslöffel Dinkelmehl, Salz und 1 Messerspitze Bertram hineinrühren, zu einer cremigen Suppe köcheln.

Bei zu starker Blutung: Betonikakraut in Wein einlegen, bis er den Geschmack angenommen hat. Abseihen, Wein oft trinken.

Bei zu schwacher Blutung: Liebstöckel-Eiersuppe. 2 Eier mit einer dünnen Hühnerbouillon vermengen, 4 Esslöffel Butterschmalz oder Sahne hinzufügen. 1/2 Glas Wein und 2 Esslöffel Liebstöckelsaft einrühren. Aufkochen und 1 Tasse der Suppe mittags nach der Hauptmahlzeit trinken. (HILDEGARDMEDIZIN)

Regel kommt nicht durch: 100 g Heidelbeeren, 30 g Schafgarbe, 10 g Weinraute, 30 g Diptam im Mörser zerstoßen, mit 1 Liter Landwein 10 Minuten köcheln lassen. 1 Esslöffel Gewürznelken, 1 Teelöffel weißen Pfeffer und Honig nach Geschmack hinzugeben, aufkochen, abseihen, in Flasche abfüllen. Jeden Morgen auf nüchternen Magen und nach dem Frühstück je 1 Likörglas davon trinken. (HILDEGARD-MEDIZIN)

Regel ist zu stark: 1 Handvoll Betonienwurzel in 1 Liter Wein legen, 1 Woche in gut verschlossener Flasche auf der Fensterbank stehen lassen, davon 3 kleine Likörgläser täglich trinken. (HILDEGARD-MEDIZIN)

- *Aconitum* D30 5 Kügelchen: Bei Ausbleiben der Monatsblutung durch Schreck.
- *Arnica* D4 3 x 5 Tropfen: Bei Anschoppung von Blut und großer Wundheit.
- *Belladonna* D4 3 x 5 Tropfen: Bei hellrot pulsierender Regelblutung oder bei schmerzhafter, drängender, krampfender Blutung mit pulsierenden Kopfschmerzen.
- *Stramonium* D6 3 x 5 Tropfen: Bei dunkler, klumpiger Blutung mit üblem Körpergeruch.
- *Conium* D4 3 x 5 Tropfen: Bei verspäteter, schwacher, bräunlicher Blutung und ziehenden Schmerzen. (VOLKSMEDIZIN/KRÄUTERHEXENMEDIZIN)

Migräne

Tee: Zu gleichen Teilen Aurikelwurzel, Baldrianwurzel, Johanniskraut und Weidenrinde, 1 Esslöffel davon mit 1 Tasse kochendem Wasser übergießen, 10 Minuten ziehen lassen, abseihen, täglich 3 Tassen trinken. (MÖNCHSMEDIZIN)

Pfefferminze als Tee gegen Brechreiz, direkt auf schmerzende Stellen aufgetragen als Öl. (MÖNCHSMEDIZIN)

Ingwersaft zur Beruhigung des Magens. (MÖNCHSMEDIZIN)

Rosmarinöl im Bad, wenn heißes Bad Beschwerden lindert. (MÖNCHSMEDIZIN)

20 g *Apfelblütenknospen* mit 100 ml Olivenöl übergießen, in ein fest verschlossenes Glas geben, 1 Woche auf sonnige Fensterbank stellen. Mit diesem Öl die Schläfen sanft massieren. (HILDEGARD-MEDIZIN)

- *Belladonna* D30 3 x 5 Kügelchen: Bei rotem Kopf und pulsierenden Schmerzen.
- *Thuja* D6 3 x 5 Tropfen: Bei Migräne, Empfindung wie von einem Nagel im Kopf nach Genuss von Tee. (VOLKSMEDIZIN/KRÄUTERHEXENMEDIZIN)

Milchschorf

5 Tropfen *Kamillenöl* mit 100 ml frischem Olivenöl vermischen, mehrmals täglich auf die betroffenen Stellen aufstreichen. (MÖNCHSMEDIZIN)

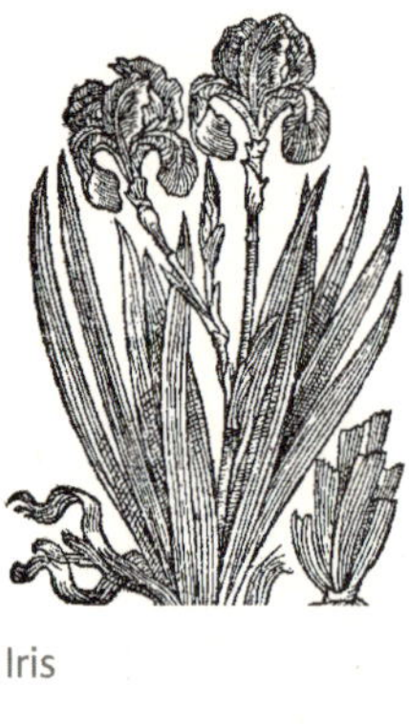

Iris

50 g *Haferstroh* mit 2 Litern Wasser übergießen, 30 Minuten kochen, abseihen und ins Badewasser gießen. Darin täglich 15 Minuten baden. (MÖNCHSMEDIZIN)

Irisblättersaft in frisches Quellwasser gießen, damit mehrmals täglich die betroffenen Stellen waschen. (HILDEGARD-MEDIZIN)

100 g frische *Rinde junger Eichen* 12 Stunden in 5 Litern Wasser einweichen, erwär-

men, abseihen, mit dem Absud 3 x täglich waschen. (VOLKSMEDIZIN/KRÄUTERHEXENMEDIZIN)

Mundschleimhautentzündung

Tee: Zu gleichen Teilen Rosmarin, Salbei, Thymian mischen, 1 Teelöffel davon mit 1 Tasse kochendem Wasser überbrühen, 10 Minuten ziehen lassen, abseihen, den Mund alle 2 Stunden damit gründlich spülen. (MÖNCHSMEDIZIN)

Tinktur: 10 g Arnikablüten, 20 g Blutwurzwurzeln, 20 g Eisenkraut, 30 g Goldrute in 1/4 Liter Weißwein und 1/4 Liter Weinessig 8 Tage ziehen lassen, abseihen, Mund alle 2 Stunden damit ausspülen. (MÖNCHSMEDIZIN)

Salatblätter mit reichlich *Kerbel* klein gehackt vermischen, mit Wein vermengen, kauen und eine Weile im Mund behalten. (HILDEGARD-MEDIZIN)

1 Esslöffel *Käsepappel* pro 2 Tassen kaltem Wasser 12 Stunden einweichen, erwärmen, abseihen, 3 Tassen täglich trinken. (VOLKSMEDIZIN/KRÄUTERHEXENMEDIZIN)

Muskelkrämpfe

1 Esslöffel *Buchweizenkraut* mit 1 Tasse kochendem Wasser übergießen, 10 Minuten ziehen lassen, abseihen, 1 Tasse täglich trinken. (MÖNCHSMEDIZIN)

Salbe: 12 g Beinwellwurzel zerkleinern, mit 100 g Eucerin, das im Wasserbad aufgelöst wurde, vermischen. 3 Tage zugedeckt ziehen lassen. Erneut erwärmen, abfiltern. Mit der Salbe 3 x täglich dick die Muskeln einreiben. (MÖNCHSMEDIZIN)

Krauseminzensaft mit Wein vermischen, 3 x täglich 1 Glas trinken. (HILDEGARD-MEDIZIN)

- *Belladonna* D30 3 x 5 Kügelchen: Bei anfallsartigen Krämpfen mit Muskelzuckungen. (VOLKSMEDIZIN/KRÄUTERHEXENMEDIZIN)

Nachtschweiß

Tee: 1 gehäuften Teelöffel Salbei abends mit 1 Tasse heißem Wasser aufbrühen, abseihen, morgens und abends 1 Tasse trinken. (MÖNCHSMEDIZIN)

1 Tasse *Lindenblütentee* morgens trinken. (VOLKSMEDIZIN/KRÄUTERHEXENMEDIZIN)

Nagelpilz

Brennnessel-Fußbad: Ganze Brennnesseln 12 Stunden in 5 Litern kaltem Wasser einweichen. Kaltansatz erwärmen, Fuß darin 20 Minuten baden. (VOLKSMEDIZIN/KRÄUTERHEXENMEDIZIN)

- *Thuja* D6 3 x 5 Tropfen: Bei weichen, spröden, brüchigen, verkrüppelten Nägeln. (VOLKSMEDIZIN/KRÄUTERHEXENMEDIZIN)

Nagelverletzung

1 Esslöffel *Walnussblätter* klein schneiden, mit 1 Tasse heißem Wasser aufbrühen, 1 Minute ziehen lassen, abkühlen lassen, abseihen, Fuß oder Hand 30 Minuten täglich darin baden. (VOLKSMEDIZIN/KRÄUTERHEXENMEDIZIN)

Nasenbluten

Tuch in kaltem Wasser einweichen, in den Nacken legen. (MÖNCHSMEDIZIN)

Bei Neigung zu häufigem Nasenbluten: *Tee:* 1 Teelöffel Schafgarbe mit 1 Tasse kochendem Wasser aufbrühen, 5 Minuten ziehen lassen, abseihen, 3 x täglich trinken. (MÖNCHSMEDIZIN)

Nasennebenhöhlenentzündung

Inhalationen mit Kamillenblüten, Pfefferminzöl oder Thymianöl. (MÖNCHSMEDIZIN)

Tee: Zu gleichen Teilen Anis, Augentrost, Leinsamen, Veilchenwurzel und Zinnkraut mischen, 1 Esslöffel davon mit 1 Tasse kochendem Wasser aufbrühen, 10 Minuten ziehen lassen, abseihen, 3 x täglich 1 Tasse trinken. (MÖNCHSMEDIZIN)

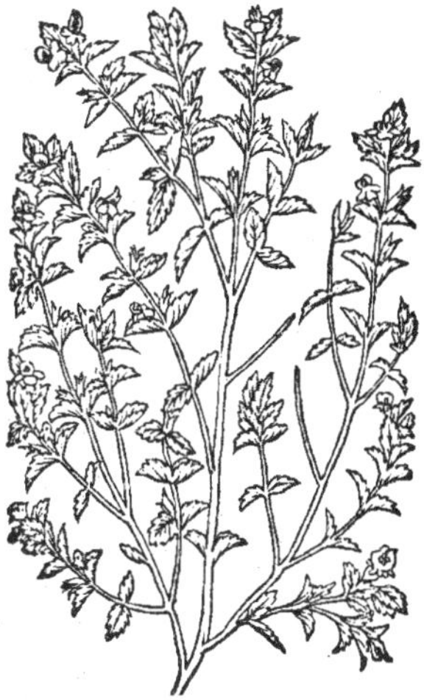

Augentrost

Holundersaft: 500 g reife Holunderbeeren, 1 Zimtstange und 2 Nelken 15 Minuten leicht kochen lassen, bei Bedarf Wasser dazugeben, durch ein Tuch filtern, mit 100 g Honig vermischen, in eine saubere Flasche einfüllen. (MÖNCHSMEDIZIN)

1 Teil *Fenchelkraut* und 4 Teile *Dillkraut* auf einem Ziegelstein über dem Feuer heiß machen und zum Verrauchen bringen, den Rauch einatmen. Die gerösteten Kräutlein

warm auf Toastbrot essen. 4 Tage lang wiederholen. (HILDEGARD-MEDIZIN)

- *Thuja* D4 3 x 5 Tropen: Bei zäher, dicker, grüner Schleimabsonderung. (VOLKSMEDIZIN/KRÄUTERHEXENMEDIZIN)

Nervenschmerzen

Tee: 3 Teile Baldrianwurzel, Engelwurz und Kamille, 2 Teile Borretsch, Hopfenknospen, Kümmel und Pappelknospen mischen, 1 Esslöffel davon mit 1 Tasse siedendem Wasser übergießen, 10 Minuten ziehen lassen, abseihen, täglich 2 x eine Tasse warm trinken. (MÖNCHSMEDIZIN)

Pfefferminzöl im heißen Bad. (MÖNCHSMEDIZIN)

Kalmuswurzelstock als Tinktur zum Einreiben. (MÖNCHSMEDIZIN)

Haferflocken morgens ins Müsli. (MÖNCHSMEDIZIN)

Pfeffergewächse mit Capsaicin lokal auf den Schmerz geben – heutzutage z. B. im Hansaplast ABC-Pflaster enthalten. (MÖNCHSMEDIZIN)

Aus *Baldrianpulver* mit etwas Katzenminze, Mehl und Wasser einen Kuchen machen und häufig davon essen. (HILDEGARD-MEDIZIN)

Einige Tropfen *Kiefernsprossenöl* oder Fichtenöl in ein heißes Bad geben. (VOLKSMEDIZIN/KRÄUTERHEXENMEDIZIN)

Nervöse Gereiztheit und Erschöpfung

Tee: 1 gehäuften Teelöffel Johanniskraut oder Schafgarbe mit 1 Tasse heißem Wasser überbrühen, 3 Minuten ziehen lassen, abseihen, abends vor dem Schlafengehen trinken. (MÖNCHSMEDIZIN)

Borretschmilch: 1 Handvoll Borretschblüten mit 1/4 Liter warmer Milch übergießen, kurz ziehen lassen, schluckweise trinken. Blüten können mitgegessen werden. (MÖNCHSMEDIZIN)

Nervenwein: 1 Teil frische Erdbeeren, 2 Teile Johanniskrautblüten, Borretschblüten, Melissenblätter und Fenchelblätter mindestens 1 Woche in 1 Liter Weißwein ziehen lassen, dann abfiltern und in eine Flasche füllen, täglich 1 Likörglas voll trinken. (MÖNCHSMEDIZIN)

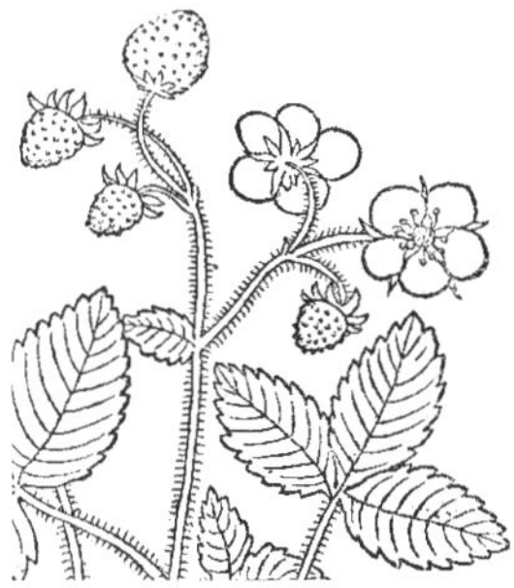

Erdbeere

Nervenkekse: 1 geriebene Muskatnuss, 1 geriebene Zimtstange, 2 Gewürznelken, pulverisiert, 500 g Dinkelmehl, 100 g Butter, 1 Ei, etwas Honig nach Geschmack.
Zutaten verkneten, Plätzchen formen, bei 180 Grad 10 Minuten goldgelb backen, je nach Bedarf essen. (HILDEGARD-MEDIZIN)

Nierenbeckenentzündung

Tee: Zu gleichen Teilen Ehrenpreis, Goldrute, Hagebutten, Petersiliensamen, Basilikum, Wacholderbeeren mischen, 1 Esslöffel davon mit 1 Tasse kochendem Wasser aufbrühen, 10 Minuten ziehen lassen, abseihen, 3 Tassen täglich trinken. (MÖNCHSMEDIZIN)

Weizenkleie und *Judenkirsche* in einem Topf erwärmen, in ein Tuch wickeln und auf Bauch und Hüften legen. (HILDEGARD-MEDIZIN)

- *Aconitum* D30 3 x 5 Kügelchen: Bei Erkältung mit trockenem Fieber.
- *Belladonna* D30 3 x 5 Kügelchen: Bei Erkältung mit reichlich Schweiß und Hitze. (VOLKSMEDIZIN/KRÄUTERHEXEN-MEDIZIN)

Nierenkolik bei Nierensteinen

Zur Unterstützung ein krampflösender, ausscheidungsfördernder *Tee*: 4 Teile Petersilienwurzel, 3 Teile Angelikawurzel, Hopfendolden und wilden Senfsamen mischen, 2 Esslöffel davon mit $^1/_2$ Liter kochendem Wasser aufbrühen und 10 Minuten ziehen lassen, abseihen, über den Tag verteilt trinken. (MÖNCHSMEDIZIN)

Weinrautensalbe: Weinraute und Wermut zu gleichen Teilen vermischen, mit Bärenfett und Rosenöl eine Salbe herstellen, damit mehrmals täglich einreiben. (HILDEGARD-MEDIZIN)

- *Arnica* D4 3 x 5 Tropfen: Bei Schmerzen und Blutabgang.
- *Lycopodium* D4 3 x 5 Tropfen: Bei Leber- und Nierenschmerzen, vor allem rechts. (VOLKSMEDIZIN/KRÄUTERHEXEN-MEDIZIN)

Prostatavergrößerung

Kürbissamen ins Müsli, *Brennnesseltee.* (MÖNCHSMEDIZIN)

Tee: 1 gehäufter Teelöffel Kleinblütiges Weidenröschen mit 1 Tasse heißem Wasser aufbrühen, 1/2 Minute ziehen lassen, 2 Tassen täglich trinken. (MÖNCHSMEDIZIN)

Rainfarnkraut zerstampfen, durch ein Tuch abseihen, eine kleine Menge Wein hinzufügen. Mehrmals täglich 1 Likörglas davon trinken. (HILDEGARD-MEDIZIN)

- *Thuja* D3 3 x 5 Tropfen: Bei verhärteter Prostata als Entzündungsfolge oder bei Krebs. (VOLKSMEDIZIN/KRÄUTERHEXEN-MEDIZIN)

Reizdarm

Diverses: Fenchel, Kümmel und Pfefferminze als Tee. Leinsamen oder Indische Flohsamenschalen zur Stuhlregulierung. Pfefferminzöl als Fertigpräparat, 3 Kapseln täglich. (MÖNCHSMEDIZIN)

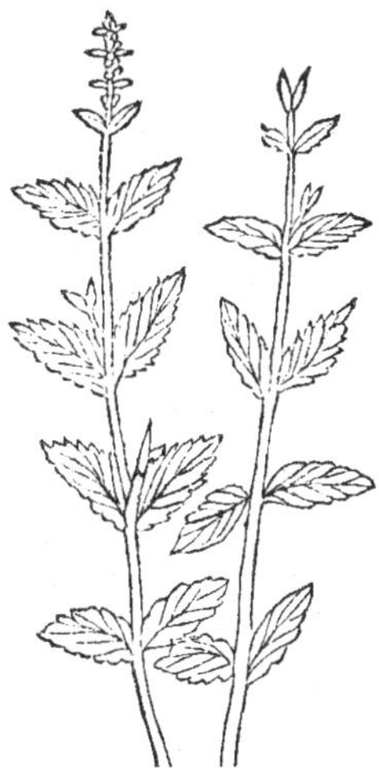

Melisse

Tees: 1 Teelöffel Sauerklee, Taubnesselblüten, Wegwarte oder Odermennig mit 1 Tasse kochendem Wasser überbrühen, 1/2 Minute ziehen lassen, abseihen, täglich 2 Tassen trinken. (MÖNCHSMEDIZIN)

Enzianwein: 40 g Enzian, 10 g Kalmus, 10 g Löwenzahn, 10 g Tausendgüldenkraut, 5 g Wermut in 1 Flasche Rotwein geben, 14 Tage lang ansetzen, abseihen, vor jeder Mahlzeit 1 Glas trinken. (MÖNCHSMEDIZIN)

Wermutelixier: 40 ml Wermutfrühlingssaft in 1 Liter Wein geben, mit 150 g Honig vermischen, jeden 3. Tag 1 Likörglas vor dem Frühstück trinken. (HILDEGARD-MEDIZIN)

25 *grüne Nüsse* klein schneiden, in eine dunkle Flasche mit 40%igem Branntwein geben, 3 Wochen in der Wärme stehen lassen, 1 Teelöffel täglich trinken. (VOLKSMEDIZIN/KRÄUTERHEXEN-MEDIZIN)

Rheuma

Öle: Mit Johanniskrautöl, Lavendelöl, Pfefferminzöl oder Rosmarinöl mehrmals täglich die schmerzenden Stellen einreiben. (MÖNCHSMEDIZIN)

0,6 g *Goldpulver* in 4 Esslöffel Dinkelmehl geben, etwas Wasser hinzufügen, kleine Küchlein formen, roh morgens auf nüchternen Magen essen. (HILDEGARD-MEDIZIN)

Tee: 2 Teile Arnikablüten und Borretsch, 3 Teile Artischockenblätter, Birkenblätter und Mädesüß, 4 Teile Eschenblätter, 1 Esslöffel davon mit 1 Tasse kochendem Wasser aufbrühen, 5 Minuten ziehen lassen, 3 x täglich eine Tasse trinken. (VOLKSMEDIZIN/KRÄUTERHEXENMEDIZIN)

Rosskastanienessenz: 6 in Scheiben geschnittene Rosskastanien samt Schale in 1 Liter 40%igem Alkohol 2 Wochen ansetzen, abseihen, 2 x täglich die betroffenen Stellen einreiben. (VOLKSMEDIZIN/KRÄUTERHEXENMEDIZIN)

Rückenschmerzen

Tee: 1 Teelöffel Schafgarbe mit 1 Tasse heißem Wasser überbrühen, 1/2 Minute ziehen lassen, abseihen, täglich 3 Tassen trinken. (MÖNCHSMEDIZIN)

Entspannungswein: 1 Esslöffel klein geschnittene Galgantwurzel in 1/2 Liter Landwein aufkochen lassen, warm trinken. (HILDEGARD-MEDIZIN)

Kastanienkissen: Frische Kastanien schälen, weißen Kern klein mahlen, damit einen Kissenbezug füllen und auf die schmerzende Stelle legen. (VOLKSMEDIZIN/KRÄUTERHEXENMEDIZIN)

Schlafstörungen

Tee: 1 Teil Baldrianwurzel, Hopfen und Johanniskraut, 3 Teile Lavendelblüten, 5 Teile Schlüsselblumen mischen, 1 Teelöffel davon mit 1 Tasse kochendem Wasser überbrühen, 5 Minuten ziehen lassen, abseihen, täglich abends 2 Tassen trinken. (MÖNCHSMEDIZIN)

Johanniskrautessenz: 2 Handvoll frisch gepflückte Johanniskrautblüten und -knospen mit 1 Flasche 40%igem Schnaps übergießen, 2 Wochen ziehen lassen, täglich aufschütteln, abends 10 Tropfen auf 1 Esslöffel mit warmem Wasser geben. (MÖNCHSMEDIZIN)

Passionsblume (einzeln) als Teeaufguss abends, wenn auch Herzschwäche und Verkrampfung vorliegen. (MÖNCHSMEDIZIN)

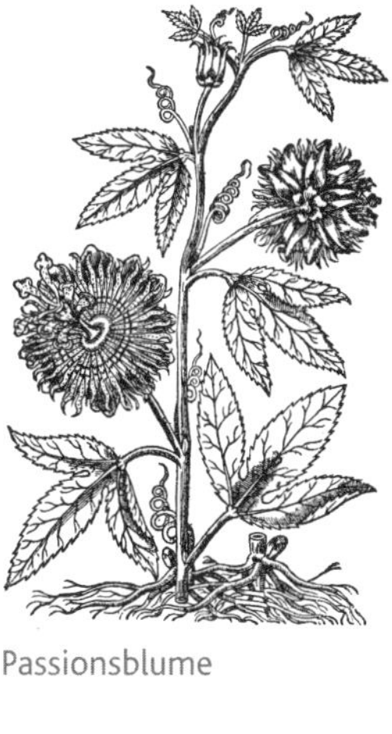

Passionsblume

Lavendelöl ist beruhigend und schlaffördernd, 10 Tropfen davon ins abendliche Bad. (MÖNCHSMEDIZIN)

Ein schlechter Schlaf ist meist Folge eines unruhigen Bauchs. Deshalb soll man im Frühjahr *Bärlauch* sammeln und als Salat oder Garnierung anderer Speisen essen. (HILDEGARD-MEDIZIN)

Bärlauchessenz: Klein geschnittene Bärlauchblätter mit 40%igem Alkohol übergießen, 2 Wochen in der Wärme ziehen lassen, abseihen, 4 x täglich 10 Tropfen einnehmen. (HILDEGARD-MEDIZIN)

- *Aconitum* D30 abends 5 Kügelchen: Bei Fieber, Angst und Herzklopfen.
- *Agaricus* D12 2 x 5 Tropfen: Bei unterbrochenem, nicht erholsamem Schlaf und reichlich Gähnen.
- *Arnica* D12 2 x 5 Tropfen: Wenn man im Bett keinen erholsamen Platz findet, weil alles zu hart ist.
- *Belladonna* D30 abends 5 Kügelchen: Bei innerlicher Hitze, Schweiß, Unruhe, Aufschreien und Zähneknirschen. (VOLKSMEDIZIN/KRÄUTERHEXENMEDIZIN)

Schlaganfall

1 Pfund frische *Knoblauchscheiben* in 1 Liter Branntwein ansetzen, 3 Wochen in dunkler Flasche in einem warmen Raum ziehen lassen, 40 Tropfen davon vor dem Frühstück einnehmen. (MÖNCHSMEDIZIN)

Pulver: Habichtskraut, Galgant und Diptam zu gleichen Teilen mischen und zu einem Pulver verarbeiten, davon täglich 1 Teelöffel voll aufs Brot streuen. (HILDEGARD-MEDIZIN)

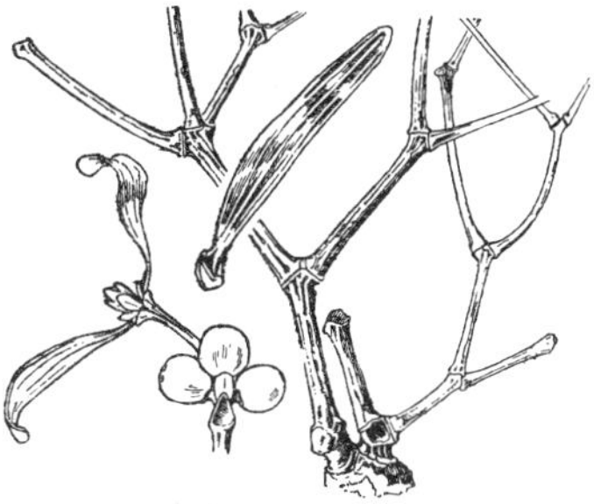

Mistel

Tee: 4 Teile Zinnkraut, je 2 Teile Mistel und Weißdorn, 1 Teil Arnika mischen, 1 Teelöffel davon pro Tasse Wasser aufbrühen, 10 Minuten ziehen lassen, täglich 3 Tassen trinken. (VOLKSMEDIZIN/KRÄUTERHEXENMEDIZIN)

Mistel-Teekur: 12 Stunden lang 1 gehäuften Teelöffel Mistel pro Tasse kaltem Wasser einweichen, aufwärmen, abseihen und in Thermoskanne füllen. In den ersten 3 Wochen 3 Tassen, dann 2 Wochen lang 2 Tassen und in der letzten Woche 1 Tasse Misteltee täglich trinken. (VOLKSMEDIZIN/KRÄUTERHEXENMEDIZIN)

- *Aconitum* D30 3 x 5 Kügelchen: Bei Angst vor Schlaganfall.
- *Arnica* D30 3 x 5 Tropfen: Bei rotem Gesicht, Hitze und Benommenheit.
- *Belladonna* D30 3 x 5 Kügelchen: Bei rotem Gesicht, Hitze, Schwitzen und starker Benommenheit. (VOLKSMEDIZIN/KRÄUTERHEXENMEDIZIN)

Schluckauf

Reichlich *Zucker* in etwas warmem Wasser auflösen und warm trinken. (HILDEGARD-MEDIZIN)

- *Belladonna* D30 5 Kügelchen: Bei zugleich bestehender Hitze, Blutandrang, Krämpfen und Koliken.
- *Hyoscyamus* D4 3 x 5 Tropfen: Bei erschwertem Schlucken, Würgen, Aufstoßen und Erbrechen.
- *Mandragora* D12 3 x 5 Tropfen: Bei Aufstoßen, Völlegefühl, Kollern im Bauch und Blähungen. (VOLKSMEDIZIN/KRÄUTERHEXENMEDIZIN)

Schnupfen

Kampfer und Thymian, Kamillenblüten und Lindenblüten in *Tees zur Schleimlösung*, Holunderblüten und Lindenblüten in den *Tee zum Schwitzen*, Weidenrinde in kochendem Wasser gegen die *Schmerzen*. (MÖNCHSMEDIZIN)

Bertrampulver als Gewürz aufs Brot streuen. (HILDEGARD-MEDIZIN)

- *Aconitum* D30 3 x 5 Kügelchen: Bei Erkältung mit Hitze und Trockenheit.
- *Belladonna* D30 3 x 5 Kügelchen: Bei Erkältung mit Hitze und reichlich Schweiß.
- *Thuja* D12 2 x 5 Tropfen: Bei chronischem Schnupfen mit dickem, grünlichem Schleim. (VOLKSMEDIZIN/KRÄUTERHEXENMEDIZIN)

Schwellungen

Bei Schwellungen der Unterschenkel und Füße, auch der Hände, 2 Handvoll frische *Käsepappelblätter* 12 Stunden in $^1/_2$ Eimer Wasser einweichen, erwärmen und ins Fußbadewasser schütten, 20 Minuten baden. (VOLKSMEDIZIN/KRÄUTERHEXENMEDIZIN)

Schwindel

Bibernell-Mischkeks: 3 Teile Mutterkümmel, je 1 Teil Pfeffer und Bibernell gemeinsam zu einem Pulver verarbeiten. Mit Dinkelmehl vermischen. Mit Eigelb und wenig Wasser Kekse daraus machen, im Herd aufbacken. Mehrmals täglich 1 Keks essen. (HILDEGARD-MEDIZIN)

- *Agaricus* D4 3 x 5 Tropfen: Bei Schwindel mit Taumeln und Muskelzucken.
- *Arnica* D4 3 x 5 Tropfen: Bei Schwindel auf der Straße.
- *Conium* D4 3 x 5 Tropfen: Bei Drehschwindel und Schwindel bei Hunger.
- *Hyoscyamus* D4 3 x 5 Tropfen: Bei Schwindel am Wasser.
- *Stramonium* D12 3 x 5 Tropfen: Bei Schwindel mit Taumeln und Reizbarkeit, vor allem in der Nähe von Wasser.

(VOLKSMEDIZIN/KRÄUTERHEXENMEDIZIN)

Sehnenscheidenentzündung

Beinwellbreiumschlag: 100 g Beinwellwurzel zermahlen, in Leinensäckchen füllen, über Wasserdampf erwärmen, auf erkrankte Stelle legen, mit einem Tuch abdecken, mit Binde leicht umwickeln, 3 x täglich wechseln. (MÖNCHSMEDIZIN)

Arnikatinktur: 20 g Arnikablüten mit 100 ml 70%igem Alkohol 3 Wochen ziehen lassen, abseihen, 1:6 mit Wasser verdünnen, damit ein Tuch tränken und 15 Minuten auf erkrankte Stelle legen. (VOLKSMEDIZIN/KRÄUTERHEXENMEDIZIN)

Arnika-Gel als Fertigpräparat aus der Apotheke. (VOLKSMEDIZIN/KRÄUTERHEXENMEDIZIN)

Sodbrennen

Tee: 4 Teile Pfefferminze, je 2 Teile Schafgarbe und Wermut mischen, 1 Teelöffel davon mit 1 Tasse kaltem Wasser übergießen, aufkochen, 10 Minuten ziehen lassen, abseihen, nach dem Essen 1 Tasse trinken. (MÖNCHSMEDIZIN)

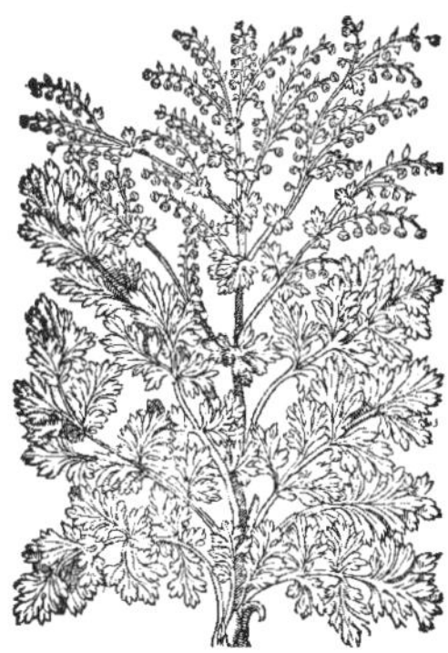

Wermut

Tees: Kamillentee, Pfefferminztee, Wacholdertee einzeln auf ihre Wirkung probieren. (MÖNCHSMEDIZIN)

Gewürze und Kräuter: Reichlich Beifuß und Poleiminze als Gewürz beim Kochen verwenden. Reichlich Fenchel essen. Bei Sodbrennen mit Magenschmerzen 1 Teil Weinraute mit 2 Teilen Salbei vermischen und mit Salz würzen und essen. (HILDEGARD-MEDIZIN)

Sonnenbrand

Umschläge oder Salben mit Kamille oder Ringelblume, Aloe-Gel aus der Apotheke. (MÖNCHSMEDIZIN)

Leinsamen in Wasser kochen, Samenkörner abseihen, Tuch mit dem Kochwasser befeuchten und noch warm auf die verbrannte Stelle legen. (HILDEGARD-MEDIZIN)

Arnika-Gel als Fertigpräparat aus der Apotheke. (VOLKSMEDIZIN/KRÄUTERHEXENMEDIZIN)

- *Belladonna* D30 3 x 5 Tropfen: Bei Rötung, Hitze und Klopfen, am besten wirksam bei Sonnenstich. (VOLKSMEDIZIN/KRÄUTERHEXENMEDIZIN)

Stuhlverstopfung

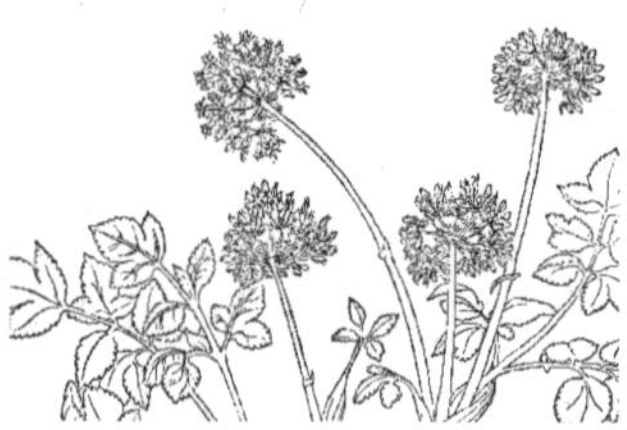

Angelika

Tee: Je 2 Teile Angelika, Engelsüß und Löwenzahn, je 1 Teil Blasenstrauch, Holunder und Melisse mischen, 2 Teelöffel der Mischung pro Tasse aufkochen, 5 Minuten ziehen lassen, abseihen, 3 Tassen nachmittags trinken. (MÖNCHSMEDIZIN)

Tee: 2 Teile Faulbaumrinde und Aloe mit 1 Teil Tausendgüldenkraut mischen, 2 Teelöffel davon in $^1/_4$ Liter Wasser ansetzen, 12 Stunden ziehen lassen, abseihen, mit Kamillentee zu gleichen Teilen mischen, über den Tag verteilt 3 Tassen trinken. (MÖNCHSMEDIZIN)

Flohsamentee: 1 Teelöffel Flohsamen auf 1 Tasse lauwarmen Tee geben, mindestens 3 Liter davon täglich trinken. (HILDEGARD-MEDIZIN).

1 Esslöffel *Walnussblätter* mit heißem Wasser überbrühen, $^1/_2$ Minute ziehen lassen, abseihen, 1 Tasse täglich auf nüchternen Magen trinken. (VOLKSMEDIZIN/KRÄUTERHEXENMEDIZIN)

Übelkeit

Tees: Aus *Pfefferminze, Fenchel* oder *Kalmus.* Zur Vorbeugung *Artischocken* zur Verdauungshilfe. (MÖNCHSMEDIZIN)

Brunnenkresse in einer Schüssel dünsten und essen. (HILDEGARD-MEDIZIN)

- *Hyoscyamus* D4 3 x 5 Tropfen: Bei Seekrankheit. (VOLKSMEDIZIN/KRÄUTERHEXENMEDIZIN)

Übergewicht

Beachtung der Ordensregel des heiligen Benedikt, *in allem Maß zu halten.* Eher wenige Mahlzeiten täglich. Dabei keine Vierbeiner essen, dafür Fisch. Mischbrot aus Gersten-, Hirse- und Dinkelmehl. Beim Kochen Olivenöl verwenden. Schonend gedämpftes Gemüse, frische Früchte, wenig Milch und Milchprodukte. In der Fastenzeit eine Fastenkur unter Anleitung. (MÖNCHSMEDIZIN)

Reichlich *Bachminze* als Küchengewürz verwenden. (HILDEGARD-MEDIZIN)

Tee: 1 gehäuften Teelöffel Maisbart oder Wegwarte mit 1 Tasse heißem Wasser überbrühen, $^1/_2$ Minute ziehen lassen, abseihen, täglich 3 Tassen trinken. (VOLKSMEDIZIN/KRÄUTERHEXENMEDIZIN)

Verbrennungen

Johanniskrautöl lokal auftragen. (MÖNCHSMEDIZIN)

Tee: Zu gleichen Teilen Blutwurz, Nelkenwurz und Salbei mischen, 3 Esslöffel mit $^1/_4$ Liter kochendem Wasser aufbrühen, 15 Minuten ziehen lassen, abseihen, mehrmals täglich feuchtkalte Umschläge damit machen. (MÖNCHSMEDIZIN)

Leinsamen in Wasser kochen, Samenkörner abseihen, Tuch mit dem Kochwasser befeuchten und noch warm auf die verbrannte Stelle legen. (HILDEGARD-MEDIZIN)

Arnika-Gel als Fertigpräparat aus der Apotheke. (VOLKSMEDIZIN/KRÄUTERHEXENMEDIZIN)

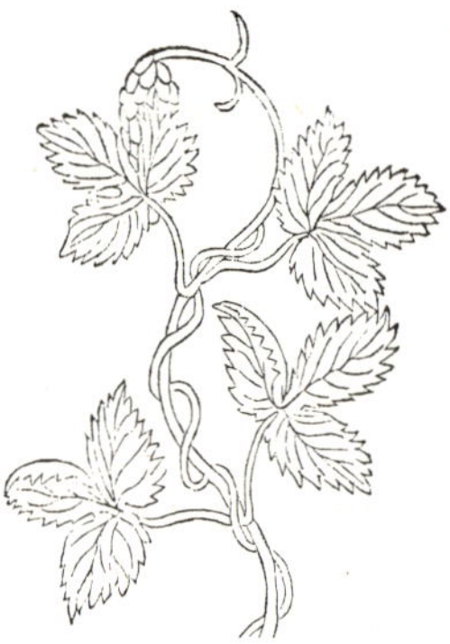

Hopfen

Vergesslichkeit

Tee: Hopfenblüten und Baldrianwurzel zu gleichen Teilen mischen, 1 Teelöffel mit 1 Tasse kochendem Wasser aufbrühen, 5 Minuten ziehen lassen, abseihen, abends 2 Tassen trinken. (MÖNCHSMEDIZIN)

Tee: Zu gleichen Teilen Bockshornkleesamen, Chinarinde, Enzianwurzel, Nelkenwurz und Tausendgüldenkraut mischen, mit 1 Tasse heißem Wasser aufbrühen, 5 Minuten ziehen lassen, 3 x täglich 1 Tasse trinken. (MÖNCHSMEDIZIN)

Brennnesseleinreibung: 2 Handvoll frisch gepflückte Brennnesseln in den Entsafter geben, Saft mit 50 g Olivenöl mischen, in dunkle Flasche füllen, abends auf Brustbein und Schläfen verreiben. (HILDEGARD-MEDIZIN)

- *Aconitum* D30 3 x 5 Kügelchen: Bei Folge von Angst, Schreck oder Fieber.
- *Agaricus* D6 3 x 5 Tropfen: Bei Lernschwierigkeiten bei Studenten.
- *Arnica* D4 3 x 5 Tropfen: Wenn man vergisst, was man gerade gesagt hat.
- *Lycopodium* D4 3 x 1 Tablette: Bei Verwechseln von Buchstaben und Worten. (VOLKSMEDIZIN/KRÄUTERHEXENMEDIZIN)

Verletzung

Öle: Prellungen mit Johanniskrautöl, Lavendelöl, Pfefferminzöl oder Rosmarinöl einreiben. *Beinwellbreiumschlag* (s. Sehnenscheidenentzündung). (MÖNCHSMEDIZIN)

Wunde mit *Wein* auswaschen, verbinden. *Schafgarbe* in Wasser aufkochen, ausdrücken und über Verband legen. Beginnt die Wunde zu heilen, Schafgarbe direkt auflegen. (HILDEGARD-MEDIZIN)

Arnika-Gel bei Prellungen. (VOLKSMEDIZIN/KRÄUTERHEXENMEDIZIN)

Verstopfung

Leinsamen, *Indischer Flohsamen* als Quellstoffe morgens ins Müsli, dazu reichlich trinken.

Tee: Zu gleichen Teilen Kümmel, Fenchelsamen, Sennesblätter, Schlehenblüten, Pfefferminze mischen, 2 Teelöffel mit kochendem Wasser aufbrühen, 10 Minuten ziehen lassen, abseihen, 3 Tassen täglich trinken. (MÖNCHSMEDIZIN)

Aloe als Fertigpräparat vorübergehend bis zu 2 Wochen. (MÖNCHSMEDIZIN)

Kopfsalat mit Dinkel: 1 Kopfsalat, 3 Esslöffel weich gekochte Dinkelkörner, je 2 Esslöffel Weinessig und Sonnenblumenöl, 1 Prise Salz, 1 Teelöffel Zucker. (HILDEGARD-MEDIZIN)

Meldensalat essen. (HILDEGARD-MEDIZIN)

- *Bryonia* D4 3 x 5 Tropfen: Bei hartem, wie verbrannt stinkendem Stuhl.
- *Belladonna* D30 5 Kügelchen: Bei Krämpfen und Blähungen und erfolglosem Stuhldrang.
- *Lycopodium* D4 4 x 5 Tropfen: Bei hartem, kleinstückigem Stuhl mit Krampf des Afters. (VOLKSMEDIZIN/KRÄUTERHEXENMEDIZIN)

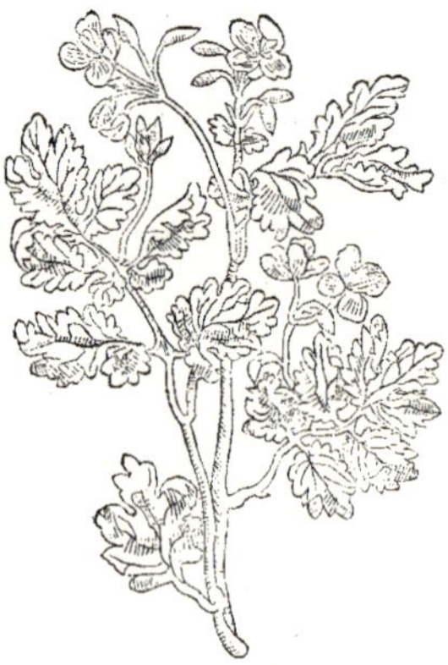

Schöllkraut

Warzen

Schöllkraut lokal auftragen. (MÖNCHSMEDIZIN/HILDEGARD-MEDIZIN)

Thujaöl lokal auftragen. (VOLKSMEDIZIN/KRÄUTERHEXENMEDIZIN)

Wassereinlagerungen

Tees mit Brennnessel, Goldrute, Zinnkraut, Spargelwurzel oder Löwenzahnwurzel. (MÖNCHSMEDIZIN)

Speisen reichlich mit *Nelken* würzen. (HILDEGARD-MEDIZIN)

- *Lycopodium* D4 3 x 5 Tropfen: Bei Leber- und Pfortaderstauung. (VOLKSMEDIZIN/KRÄUTERHEXENMEDIZIN)

Wechseljahresbeschwerden

Tee mit *Silberkerzenwurzel.* (MÖNCHSMEDIZIN)

Wacholderzweige auskochen, mit dem Wasser ein Bad machen. (HILDEGARD-MEDIZIN)

- *Aconitum* D30 5 Kügelchen: Bei Angst, Unruhe und Herzklopfen.

Wunden

Umschläge mit gleichen Teilen eines Breis aus Hirtentäschelkraut, Zinnkraut, Ringelblumen, Kamille, Thymian. (MÖNCHSMEDIZIN)

Frisch gepressten *Spitzwegerichsaft* auf Wunde träufeln. (MÖNCHSMEDIZIN)

Beinwellwurzelsalbe. (MÖNCHSMEDIZIN)

Schafgarbenkompresse: Wunde in Wein waschen, frische, in Wasser kurz aufgekochte und ausgedrückte Schafgarbe in einem Tuch über die Wunde legen. (HILDEGARD-MEDIZIN)

- *Arnica* D4 3 x 5 Kügelchen: Bei Prellungen und Quetschungen. (VOLKSMEDIZIN/KRÄUTERHEXENMEDIZIN)

Zahnfleischschwund

Mundspülung mit Salbei: 1 Esslöffel Salbei mit 1/4 Liter kochendem Wasser aufbrühen, zugedeckt 10 Minuten ziehen lassen, abseihen. Mehrmals täglich damit Mund ausspülen. (MÖNCHSMEDIZIN)

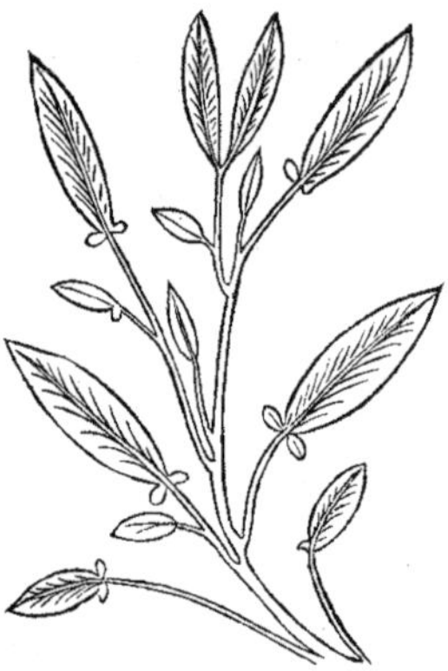

Salbei

Blutwurztinktur: 5 Esslöffel Blutwurzwurzeln mit 1/2 Liter 40%igem Schnaps ansetzen, 10 Tage ziehen lassen, dabei täglich aufschütteln, abseihen, ausdrücken, 3 Tropfen auf 1 Esslöffel Wasser und damit das Zahnfleisch betupfen. (MÖNCHSMEDIZIN)

Salatblätter und *Kerbelblätter* zerschneiden, Wein hineinmischen. Davon immer wieder einmal etwas eine Zeit lang in den Mund nehmen. (HILDEGARD-MEDIZIN)

1 Esslöffel *Walnussblätter* klein schneiden, mit 1 Tasse heißem Wasser aufbrühen, 1 Minute ziehen lassen, abkühlen lassen, abseihen, morgens und abends damit gurgeln. (VOLKSMEDIZIN/KRÄUTERHEXENMEDIZIN)

Zahnschmerzen

Tee: Je 1 Teil Bärlappkraut, Bertramwurzel und Bibernellwurzel, 3 Teile Pomeranzenschale mischen, 1 Esslöffel davon in 1/4 Liter Wasser aufkochen, 10 Minuten ziehen lassen, abseihen, täglich 3 Tassen trinken. (MÖNCHSMEDIZIN)

Zahnputzpulver: 50 g getrocknete Salbeiblätter mit 50 g Meersalz zu einem Pulver zerreiben, auf Zahnbürste streuen, damit die Zähne reinigen, gut nachspülen. (MÖNCHSMEDIZIN)

Einige Blätter *Wermut* und *Eisenkraut* in Wein einlegen, kurz aufkochen lassen, abseihen. Den Wein vor dem Schlafengehen trinken, die Kräuter in eine Mullkompresse geben und auf die schmerzende Stelle legen. (HILDEGARD-MEDIZIN)

- *Arnica* D4 3 x 5 Tropfen: Nach Zahnbehandlung.
- *Aconitum* D30 5 Kügelchen: Bei Schmerzen nach Erkältung oder Zugluft, besonders nachts.
- *Belladonna* D30 5 Kügelchen: Bei klopfendem Zahnschmerz, besonders beim Trinken kalter Flüssigkeiten.
- *Bryonia* D3 3 x 5 Tropfen: Bei Schmerzen beim Kauen, gebessert, wenn man auf der schmerzenden Backe liegt.
- *Lycopodium* D4 3 x 5 Tropfen: Bei Schmerzen beim Kauen mit dem Gefühl, die Zähne seien zu lang. (VOLKSMEDIZIN/KRÄUTERHEXENMEDIZIN)

Autorenporträt

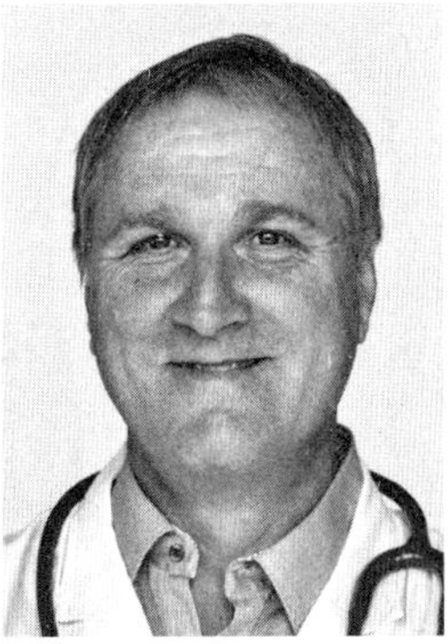

Dr. med. Berndt Rieger ist als Internist und Naturarzt in Bamberg niedergelassen. Er leitet das Zentrum für Traditionelle Europäische Medizin, eine Ausbildungsstätte für Ärzte und Heilpraktiker. Er ist Autor erfolgreicher Gesundheitsratgeber, unter anderem auch zur ganzheitlichen Schilddrüsentherapie.

Anhang

Nützliche Adressen

Sie können mich in meiner Praxis unter der Telefonnummer (0951) 9 17 99 44 erreichen. Meine Adresse ist:
Markusstraße 5,
D-96047 Bamberg.
Am liebsten ist mir der E-Mail-Kontakt:
zentrumTEM@gmx.de
weitere Informationen unter:
www.harmonie.org oder www.berndt-rieger.de

Die Autoren des »Handbuchs der Klosterheilkunde« sind Mitglieder der Forschergruppe Klostermedizin der Universität Würzburg, die sich in den letzten Jahren große akademische Verdienste auf dem Gebiet erworben hat. Sie betreiben die Webseite www.klostermedizin.de mit aktuellen Entwicklungen zum Thema.

Wer sich für Fasten im Kloster interessiert, wird zum Beispiel fündig im Zisterzienserkloster St. Marienstern in Panschwitz-Kuckau in Sachsen. Anmeldung und Informationen finden Sie unter: http://www.csb-miltitz.de/fastenwochen.htm. Ebenfalls in Sachsen liegt das Zisterzienserinnenkloster St. Marienthal (http://www.kloster-marienthal.de/Willkommen/Fastenwochen im Kloster/fastenwochen im kloster.htm). In Südwestdeutschland bietet das Kloster

Kirchberg Fastentage an (http://www.klosterkirchberg.de/Bhaus/kb002.htm). In Westdeutschland kommt das Kloster Springiersbach bei Bengel in der Eifel (nahe Reil an der Mosel) (http://www.moseltouren.de/2-bernkastel-kues-cochem/2-14a-springiersbach/) infrage. Diese Auswahl ist beliebig und soll nur als Orientierungshilfe gelten.
Neue Informationen zur Hildegard-Medizin finden Sie auf der Webseite St.-Hildegard.com, betrieben vom Verein der Wiederbeleber der Hildegard-Medizin, Dr. Hertzka und Dr. Strehlow. (http://www.st-hildegard.com/). Man findet dort auch Links zu den Herstellern von Hildegard-Produkten.

Der Bund deutscher Heilpraktiker bietet auf seiner Webseite Informationen über Heilpraktiker in Ihrer Nähe, die Hildegard-Medizin betreiben, an. Seine Webseite: http://www.bdh-online.de/. Telefonisch erreichen Sie den BdH unter: (02581) 6 15 50.

Informative Webseiten zum Thema Hexen sind http://www.hexen-online.org/, www.hexenwelt.de und www. hexen.de.

Wenn Sie einen klassischen Homöopathen in Ihrer Gegend suchen, der eine Einzelmittelhomöopathie durchführen soll, wenden Sie sich an den Deutschen Zentralverein homöopathischer Ärzte, Am Hofgarten 5, D-53113 Bonn. Die Webseite des Vereins, http://www.dzv.de, erlaubt Ihnen die gezielte Therapeutensuche.

Weiterführende Literatur

APULEIUS: Der goldene Esel. Frankfurt am Main 2003 (Der Autor lebte als Anwalt im kaiserlichen Rom im 2. Jahrhundert n. Chr. Als 33-Jähriger wurde er der Zauberei angeklagt. Das Buch ist ein Schelmenroman, in dem meist zwischen den Zeilen viel Hexenwissen weitergegeben wird.)

DRESSENDÖRFER, Werner: Blüten, Kräuter und Essenzen. Heilkunst alter Kräuterbücher. Ostfildern 2003 (Ein bibliophiles Buch mit zahlreichen Abbildungen aus alten Folianten.)

DORCSI, Mathias, GYÜRKY, Helmut und RUMPOLD, Ingrid: Handbuch der Homöopathie. Wien 1991 (Eine Einführung in die Homöopathie mit praktischen Rezepten zur Behandlung von Beschwerden.)

GAWLIK, Willibald: Hexen, Zauber und Arznei. Schäftlarn 1994 (Ein bezauberndes Buch eines umfassend gebildeten Homöopathen.)

GREEN, Marian: Das geheime Wissen der Hexen. 13 Monde, um Meisterschaft in natürlicher Magie zu erlangen. München 2001 (Ein Überblick über heutzutage geläufige Vermutungen zum Thema Hexen.)

GRÜN, Anselm OSB: Wunden in Perlen verwandeln. Münsterschwarzach 2004 (Der Verfasser war als Mönch Verwalter der Benediktinerabtei Münsterschwarzach und ist Autor zahlreicher ähnlicher geistlicher Beraterbücher. Das Buch legt die Legenden der 14 Nothelfer psychologisch aus, um heilende Wirkungen bei Notleidenden zu erzeugen.)

HERTZKA, Gottfried und STREHLOW, Wighard: Große Hildegard-Apotheke. Freiburg im Breisgau 1989 (Ein praxisnahes Buch von zwei Ärzten, die die Hildegard-Medizin bekannt gemacht haben.)

HILDEGARD VON BINGEN: Ursachen und Behandlung der Krankheiten. Übersetzt von Hugo Schulz. Heidelberg 1955 (Das Hauptwerk Hildegards, die beste Einführung in die Denkweise der heiligen Hildegard.)

KÖHLER, Peter K.: Klostergartenmedizin. Das uralte Heilwissen der Mönche und Nonnen wiederentdeckt. Augsburg 2004 (Ein schön bebildertes, sehr praxisnahes Buch, das sich gut für den Einstieg in die Mönchsmedizin eignet.)

KLUGE, Heidelore: Hildegard von Bingen – Gesundheitsfibel. Rastatt 1999 (Das beste Einsteigerbuch zum Thema, kurz und prägnant. Im selben Verlag ist eine lange Serie von Hildegard-Büchern erschienen.)

MAYER, Johannes G. et al.: Handbuch der Klosterheilkunde. München 2001 (Das beste mir bekannte Buch zu dem Thema.)

MÜLLER-EBELING, Claudia et al.: Hexenmedizin. Die Wiederentdeckung einer verbotenen Heilkunst – schamanische Traditionen in Europa. Aarau 2002 (Ein historischer Überblick über Heilmethoden, die mit Hexen in Zusammenhang gebracht wurden, von Adam und Eva bis zu Paracelsus.)

PARACELSUS: Medizinische Schriften. 2. Auflage. Basel 1990 (Ein »Grundnahrungsmittel« für alle Fans des Theophrastus Bombastus von Hohenheim).

PORTER, Roy: Die Kunst des Heilens. Eine medizinische Geschichte der Menschheit von der Antike bis heute. Heidelberg, Berlin 2003 (Ein Abriss der medizinischen Geschichte mit Schwerpunkt auf der Entwicklung der Schulmedizin.)

RIDDLE, John M.: Eve's Herbs. Cambridge, Massachusetts 1997 (Ein Überblick über naturheilkundliche Empfängnisverhütung und Abtreibung vom Anbeginn der Zeit.)

RIEGER, Berndt: Die Schmerzmittellüge. München 2004 (Ein Überblick über naturheilkundliche Schmerztherapien für die Eigenanwendung unter Einbeziehung der Kräuterheilkunde und Homöopathie.)

RIEGER, Berndt: Psychologische Schüßler-Salz-Therapie. Neckarsulm 2003 (Typgerechte Therapie seelischer Beschwerden mit Mineralsalzen nach der Biochemie nach Dr. Schüßler.)

RIEGER, Berndt: Homöopathische Schmerztherapie. Neckarsulm 2004 (Fallschilderungen, die bei der Auswahl homöopathischer Arzneien bei Schmerzen helfen. Ein guter Einstieg in die Homöopathie in der Eigenanwendung.)

SAUM, Pater Kilian OSB, et al.: Fasten nach der Klosterheilkunde. Durch Entgiften und Entsäuern zu neuer Vitalität und Lebenskraft. München 2004 (Ein praktischer Ratgeber, der nach der Säftelehre vorgeht und den einzelnen Temperamenten Heilpflanzen und Nahrungsmittel zuordnet).

STREHLOW, Wighard: Heilen mit der Kraft der Seele. Die Psychotherapie der heiligen Hildegard. Freiburg im Breisgau 1996 (Das im 12. Jahrhundert n. Chr. niedergelegte psychosomatische Heilkonzept muss durch seine differenzierte Betrachtungsweise und umfassende Bearbeitung jeden Wissenschaftler des 20. Jahrhunderts beschämen. Voraussetzung für die Akzeptanz ist allerdings eine christliche Grundeinstellung.)

TREBEN, Maria: Heilkräuter aus dem Garten Gottes. Guter Rat aus meiner Kräuterbibel für Gesundheit und Wohlbefinden. München 1987 (Ein bewährtes Nachschlagewerk der Volksmedizin.)

VAN DER SLUIS, Claudia: Alte Traditionen, moderne Hexen. Hexenwissen im Alltag für Jedefrau und Jedermann. Amsterdam 2001 (Ein kurzes, knappes, aber sehr informatives Buch mit zahlreichen praktischen Tipps.)

Bildnachweis

Medizinhistorisches Institut Zürich: Signatur BS a 29 1.20: 11, 13, 112, 121, 127; Signatur BS b 29 1.20: 172

Otto Delitsch, Illustrirte Pracht-Bibel. Leipzig und Dresden, Verlag der Englischen Kunst-Anstalt 1862: 22, 49, 52, 55, 72, 101, 104, 106, 110, 115, 116, 137 oben, 138, 145, 177, 181

Die Gartenlaube. Illustriertes Familienblatt. Leipzig, Ernst Keil's Nachfolger 1891: 132

Hermann Peters: Der Arzt und die Heilkunst in der deutschen Vergangenheit. Mit 153 Abbildungen u. Beilagen nach den Originalen aus dem 15.–18. Jahrhundert. Leipzig, Diederichs 1900: 25, 27, 28, 42, 54, 56, 60, 119, 125, 131, 135, 141, 143, 147, 155, 156, 183, 187

© *Stocksnapper-Fotolia.com:* 41

Aus alten Kräuterbüchern:

Hieronymus Bock: New Kreuterbuch, Straßburg 1450: 29, 31, 36, 45, 58, 64, 69, 71, 75 l., 75 r., 77, 122, 129, 179, 211, 227

Johann Wonnecke von Cube: Hortus sanitatis. Mainz 1485: 35, 74, 137 unten, 189, 198, 200, 204, 213, 217, 222, 231, 240, 242, 244

Peter Drach: De Crescentiis, Commodorum Ruralium Libri. Speyer 1493: 17, 21, 32, 37, 59, 68, 76, 82, 87, 92, 152, 184, 197, 220

Leonhard Fuchs: De Historia Stirpium. Basel 1542: 130, 166, 207, 209, 215, 229, 235, 238

Pieandrea Mattioli: Commentarii in sex Libros Pedacii Dioscoridis. Venedig 1544: 19, 67, 81, 83, 86, 134, 161, 167, 203

Jacob Theodor Tabernaemontanus: New Kreuter-Buch. Frankfurt 1588: 34, 50, 53, 70, 80, 88, 89 l., 169, 190, 191, 192, 195, 220, 237

Theodorus Zwinger. Theatrum Botanicum. Basel 1744: 89 r., 162, 165, 233

Autorenfoto:

Nils Schwarz: 247